조셉 필라테스의
필라테스 바이블

조셉 필라테스의

필라테스 바이블

PILATES EVOLUTION

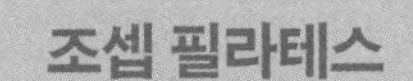
조셉 필라테스

저드 로빈스, 린 반 휴트-로빈스 엮음
원정희 옮김

판미동

옮긴이의 말

원정희
미국 PILATES PRINCIPLES 대표

미국의 대학들은 일반적으로 9월에 첫 학기를 시작한다. 하지만 이와 달리 역자는 유학생 신분으로 1993년 봄 학기 뉴욕대 대학원 과정에 입학하였고, 첫 학기에 필라테스를 선택하였다. 뉴욕대에서 '무용과 무용 교육 Dance and Dance Education'을 전공하며 필라테스가 무용인들에게 오랫동안 특별히 깊은 인연이 있다는 것을 알게 되었다. 나 또한 졸업 후 필라테스 지도자 자격증을 따낸 뒤, 20여 년간을 여러 나라에서 초청 강연과 워크숍, 강사 교육을 하고 있는 필라테스인으로 살아왔다.

이 책의 파트 I 『당신의 건강 Your Health』과 파트 II 『컨트롤로지를 통한 삶의 회복 Return to Life Through Contrology』은 필라테스를 창시한 조셉이 직접 집필한 유일무이한 책들이기 때문에 필라테스 전문가라면 꼭 읽어야 할 필독서다. 필라테스 전문가가 아닌 누구라도 건강에 대한 관심이 있다면 이 책의 파트 I과 파트 II를 읽어 보길 권한다. 1934년과 1945년에 각각 쓰인 이 글을 읽다 보면 필라테스 운동의 기초와 철학을 이해할 수 있고, 건강에 대해 다르게 접근하는 관점을 갖게 될 것이다. 상당히 오래전부터, 시대를 앞서가는 관점으로 '진정한 건강'에 대한 깊은 생각과 연구를 해 왔다는 사실이 매우 놀랍게 다가온다. 비록 모든 창조는 이전의 존재로부터 영향을 받아 생겨난다고 해도 말이다. 조셉이 1967년, 그의 나이 84세에 세상을 떠난 이후, 그의 예지대로 필라테스 운동은 세상에 널리 알려져, 현재 많은 이들의 사랑을 받고 있다.

역자에게는 조셉의 두 소책자가 오래전부터 매우 친근한 책이라 내용을 이해하는 데 어려움은 적었지만, 문장 한 줄 한 줄을 번역하는 데에는 꽤 어려움을 겪었다. 번역가라면 충분히 이해하겠지만, 1934년과 1945년에 쓰여진 영어는 그 표현이 다소 오래된 방식이다. 또 한국과 미국 문화 차이에 따른 어려움도 있다. 조셉은 자기주장과 믿음이 매우 강했던 인물로 그런 그의 모습이 이 책에서도 보인다. 번역할 때에도 그의 강한 글의 느낌 그대로 번역하였으므로 이 점을 이해하고 독자께서 읽어 주시기를 바란다.

이 책의 파트 III는 조셉 필라테스가 아닌 저드 로빈스와 린 로빈스가 직접 집필하였다. 파트 III에서 그들은 일반적인 모던/컨템포러리 필라테스를 집중 소개하고 있고, 필라테스 흐름에 대한 특정 부류의 개인적 견해가 반영되어 있다. 조셉 필라테스의 원형을 변함없이 따르고 그 본질에서 벗어나지 않은 전통/클래식 필라테스는 최근 다시 떠오르는 중이다. 지금도 필라테스 분야는 전통/클래식 필라테스 그리고 모던/컨템포러리 필라테스로 크게 나뉘어 있다. 갈라진 두 부류가 어떻게 하면 하나가 될까 많은 필라테스 전문가들이 고심해 왔지만, 아직도 그 통합이 쉬워 보이지는 않는다. 언젠가는 하나가 되기를 역자는 바란다.

어떠한 움직임이라도 글로 세세히 표현한다는 것은 그 움직임의 전문가들에게도 매우 어려운 일이다. 움직임의 전문가들에게는 해부학 용어나 움직임의 용어(특히 무용 용어는 움직임을 표현하는 데 있어서 가장 큰 발전을 이루어 왔고, 발레에서는 완벽한 전문 용어의 형태가 오래전부터 구축되어 왔다.)가 흔히 쓰이기 때문에 이해하기가 쉽지만, 일반인들이 이런 용어를 이해하기란 쉽지 않다. 그렇다고 그 용어들을 안 쓸 수도 없다. 움직임과 신체 특정 부위를 일반적인 글로 표현하는 데에는 한계가 있는데, 그래도 흔히 알려진 단어들을 골라서 번역하였다. 그렇기 때문에 이 필라테스 운동을 혼자 책을 보고 시도하기보다는 반드시 필라테스 전문 지식을 가진 강사의 지도 아래 시행하기를 권한다. 반드시 필라테스 전문가여야 한다. 전문가에게 테크닉을 배우는 것은 부상을 방지하기 위해 일반인들에게는 매우 중요한 일이다. 특히 필라테스는 생각보다 운동 강도가 매우 높으므로 제대로 이해하고 시행해야 할 것이다.

이 책의 역자로 지목해 주신 판미동 출판사, 그리고 오래된 특별한 인연이 있는 민음사의 남 이사님께 무한한 감사를 드린다. 처음 이 책의 번역 의뢰를 부탁받았을 때 기뻤던 생각이 난다. 조셉의 1세대 제자 로마나 크리자노스카의 제자로서 조셉 필라테스가 직접 집필한 책을 번역한다는 것은 최고의 영광이다. 필라테스에 대한 열정과 정신을 심어 주신, 지금은 돌아가신 나의 스승이자 영원한 멘토, 로마나 선생

님께도 감사드린다.

조셉 필라테스가 직접 집필한 이 책을 한국에 있는 학생들과 현직 강사님들과 원장님들 그리고 필라테스에 큰 관심을 갖는 분들과 함께 나눌 수 있음에 무척 설레고 행복하다.

미국 뉴저지에서
2020년 7월

엮은이의 말

저드 로빈스, 린 반 휴트-로빈스

조셉 필라테스는 몸과 마음이 완벽한 균형을 이루면 어떤 이점을 얻을 수 있는지 설파하였다. 그는 자신만의 교육 방식을 따랐는데, 신체 역학, 자세와 올바른 호흡에 대한 예리한 분석적 접근 방식, 그간 수련해 왔던 체조와 무술을 서로 연결했다. 이러한 기초들은 모두 우리에게 지적인 흥미를 일으킨다. 일단 그의 권유대로 운동을 하고, 자세를 바꾸고, 호흡 역학을 경험하고 나면, 우리는 진정한 변화를 느끼게 된다.

수년 전 치열했던 고등학교와 대학교 시절부터 우리는 피트니스와 운동 분야의 경력을 쌓기 시작했다. 린Lin은 체조를 하였고, 저드Judd

는 테니스와 스쿼시 선수였다. 대학 졸업 후 린은 에어로빅, 스트레칭과 유연성, 웨이트 트레이닝 등 다양한 프로그램을 짜고 학생들을 가르쳤다. 그녀는 캘리포니아 버클리 대학에서 석사 과정을 밟는 동안 운동생리학에서 진보적인 방법론을 공부했다. 미국운동협의회American Council on Exercise, ACE의 그룹 피트니스 트레이닝과 퍼스널 트레이닝 자격증을 소유하고 있으며, 미국 ACE 자격 심사 위원회의 위원이기도 하다.

저드는 미시간 대학과 캘리포니아 버클리 대학에서 물리학으로 학위를 받았다. 자신만의 분석과 경험을 토대로 고유의 운동을 발전시켜 왔다. 70년대에는 라켓볼 선수였고, 주짓수 검은 띠 3단 소유자며, ACE에서 그룹 피트니스 자격증을 받았다. 수년 동안 필라테스, 요가 그리고 다양한 운동을 발전시키고 가르쳐 왔다. 우리(린과 저드)는 뉴욕에 있는 피지컬 마인드PhysicalMind Institute에서 매트 필라테스 자격증을 받았다.

건강, 운동 그리고 피트니스 분야에는 좋은 책들이 많다. 우리는 요가에서부터 스트레칭, 근력 운동에 이르기까지 책들이 제시하는 원리들을 연구하고 사용해 왔다. 지금 우리가 하는 수업에서는 소도구를 가지고, 혹은 소도구 없이 앉아서, 서서, 누워서 하는 운동을 필라테스 훈련과 접목하고 있다. 조셉 필라테스가 모든 사람에게 효과가 있는, 체력 강화와 스트레칭이 결합된 효과적인 운동을 창조했다고 우리는 굳게 믿고 있다. 필라테스를 올바로 가르친다면, 사람들의 건강과 피트니스 수준을 확실히 향상시킬 수 있다.

이 새로운 책에는 조셉 필라테스가 1934년에 저술한 『당신의 건강』

이란 제목의 피트니스 원리에 대한 책과 1945년에 저술한 『컨트롤로지를 통한 삶의 회복』이 담겨 있다. 우리는 조셉의 오리지널 저술은 물론 이를 새롭게 접목한 이 책의 외국어 재출판과 번역에 대한 권리를 갖고 있다. 우리가 출간한 조셉의 오리지널 저술뿐 아니라 이 책에도, 조셉의 원본 사진과 각 동작의 자세와 설명이 들어 있다. 피트니스 분야에서 최근 새롭게 연구된 바에 따르면 필라테스의 몇몇 자세와 운동을 수행할 때는 각별한 주의를 요하는데, 20세기로 접어드는 시대에 발달한 이 운동은 21세기에도 여전히 피트니스 지지자들에게 놀라울 정도로 효과적이고 유익하다.

모든 운동 프로그램이 그러하듯 이 책에서 서술된 일부 혹은 모든 동작이나 자세를 행하기 전에 전문가와 상담하기를 권한다. 전반적으로 조셉 필라테스의 운동은 다양한 신체적 허약함으로 고생하는 누구에게나 대단히 유익한 영향을 줄 수 있다.

차례

Part II

컨트롤로지를 통한 삶의 회복 (오리지널 에디션) 105

자연스러운 신체 교육의 기본 원칙

34가지 오리지널 필라테스 동작

Part Ⅲ

21세기 필라테스의 진화 217

Part I

당신의 건강

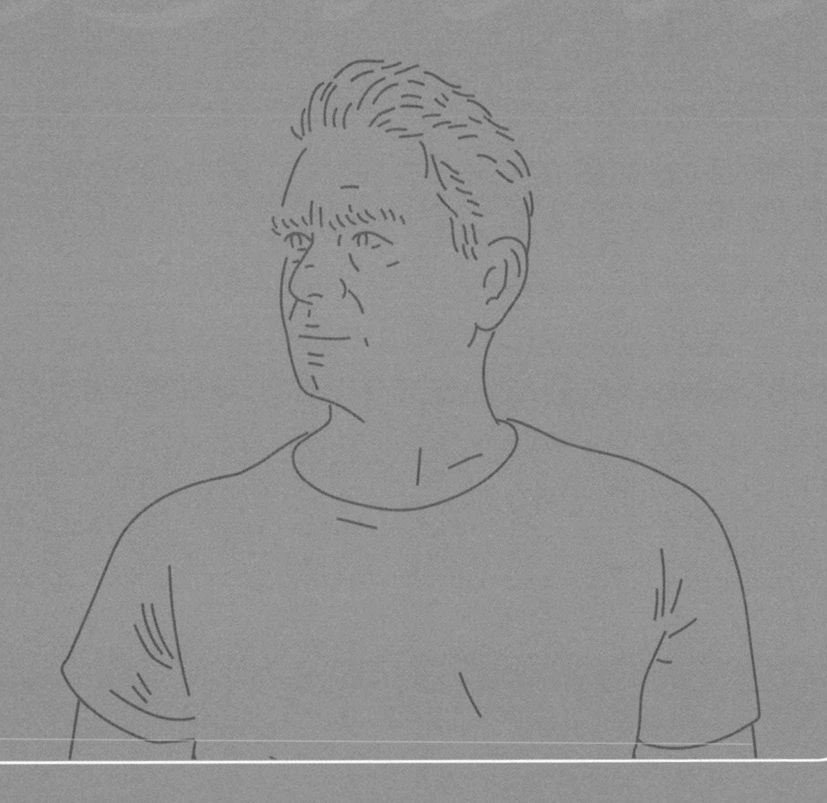

Part I 들어가며

『당신의 건강』을 읽기에 앞서

조셉 필라테스는 자기주장이 매우 강했던 사람이다. 1934년에 출간한 첫 책 『당신의 건강』에서 그는 부상을 예방하는 균형 잡힌 근육, 올바른 척추 정렬선을 위한 침대, 건강한 삶을 통해 병을 예방하는 통찰력 있는 이론을 자세히 설명한다. 건강 관리, 균형, 기능적 운동에 대한 조셉의 해설은 그가 살았던 시대보다 훨씬 앞서 있었다. 그래서 수십 년 동안 소수의 운 좋은 사람들만 이를 경험하고 누려 왔다. 하지만 의학 연구가 발달하면서 조셉의 발상과 주장은 점차 지지를 받게 되었다. 기능 운동이 가장 효과적인 운동이라는 그의 전제는 계속 발전해 왔고, 나아가 21세기에 필라테스 운동이 다른 운동들에도 영향을 주기에 이르렀다.

조셉은 과거 그리스 문화의 성공적인 전제에 대한 믿음을 바탕으로, 앞서 생각할 줄 아는 사람이었다. 오늘날 많은 피트니스 전문가, 트레이너, 트레이닝 프로그램들이 조셉의 작업을 따르고 있다. 그의 피트니스 훈련법과 연습법을 끊임없이 적용하고 확장하고 있는 증거들을 도처에서 볼 수 있다. 『당신의 건강』에서 여러분은, 각기 다른 수많은 운동에 대한 노력, 건강한 삶의 습관, 일상의 기능적 기술 세트 등을 모두 통합시킨 내용을 읽게 될 것이다. 이 모든 것들은 조셉이 1934년에 출간한 『당신의 건강』에 표현되었듯이, 그의 아이디어와 믿음의 정당성을 입증하고 있다.

조셉 필라테스는 도전적인 어법과 색채감 있는 이미지를 사용하여 그의 신체적 피트니스를 확신하고 강조했다. 성인이 되어 수년간 공부하고 연구하고 교육한 뒤, 우리는 필라테스의 피트니스 철학적 가치를 깨달았다. 2장에서는 "정상적인 건강과 행복을 찾는" 과정에서 "간단한 자연 섭리"를 잘못 이해하여 결국 "건강, 행복, 삶 등으로 이끌어 줄 최상의 상식이라는 산 정상으로 올라가는 대신 고통, 괴로움, 죽음으로 떨어지는 엉터리 치료의 골짜기에서 정처 없이 헤매게" 된다고 말한다. 그는 "내가 말하는 자연의 법칙에 대해서 잘 들어 보라!"고 말한다. 『당신의 건강』을 읽고 여러분은 수많은 "인간의 질병들"을 어떻게 다루는지, 어떻게 고통을 줄이고 치료하는지 알게 될 것이다. "단순히 증상을 다루기보다 정확한 원인을 이해하게" 될 것이다.

4장에서 조셉 필라테스는 몸과 마음의 균형을 얻기에는 이 사회가 너무나도 '허둥지둥' 정신없이 내리막으로 치닫고 있다고 주장한다.

이는 단순한 말장난이 아니다. 그는 우리의 문명사회가 자연스럽고 정상적인 신체 컨디션과 활동을 통한 피트니스, 건강, 행복 등의 가치를 훼손해 가며, 산업과 정신적 발달에만 치중하고 있다고 믿었다. 이 부자연스러운 상태의 원인을 바라보는 필라테스의 통찰은 아이들에 대한 관찰로 이어졌다. 20세기 중반, 필라테스의 주장 후 수십 년이 지난 뒤, 우리는 존 F. 케네디가 신체적 건강함과 그에 따른 교육을 강조했던 것을 알고 있다. 그리고 오늘날 우리는 말 그대로 '피트니스 교육과 훈련에 대한 관심과 중요성이 폭발하는 상황'을 목도 중이다.

필라테스는 아이들과 어른 모두 최신식 교육을 받길 강조하며 이렇게 조언한다.

> "나의 시스템은 가정에서 유아기부터 초중고, 대학 이후 장년기까지 점진적으로, 몸과 마음을 동시에 그리고 정상적으로 발달시킵니다."

특히 21세기에 진화된 필라테스 메소드는 뇌와 신체 모두를 배우고 성장시키는 것까지 도전한다.

시대를 앞서간 조셉은 5장에서 기능 운동의 처방이 인간의 일반적인 질환을 치료할 수 있다고 말한다. 그리고 21세기에 테라피스트와 의료인들은 모두 기능성 트레이닝을 일상에서 더 쉽게 움직이고 부상이 덜 생기게끔 직접적으로 적용할 수 있다는 사실을 깨달았다. 그 비결은 몸 근육을 제어할 수 있는 정신을 사용하는 것이며, 이 모두를 효과적으로 조화롭게 사용하는 데 있다.

6장과 7장에서, 조셉은 피트니스에 대한 자신의 철학을 '컨트롤로지Contrology(조절학)'라고 명명한다. 그는 옛 그리스식에 바탕하지만 과학적인, "최상의 신체적 건강, 최상의 정신적 행복, 최상의 성취"를 위한 접근법을 소개한다. 21세기에 우리는 필라테스를 주제로 한 운동에서, 필라테스에서 영감을 받은 수많은 전문가들이 느리고 점진적인 호흡법, 코어 근육, 어깨 견갑대, 팔다리 제어 등을 강조한 수많은 새로운 변형 동작을 많이 보아 왔다. 이러한 모든 새로운 발전의 기본 맥락은 다양한 근육과 관절의 균형과 정합, 지구력과 민첩함, 그리고 전반적인 정신과 신체의 힘과 관련되어 있다.

조셉 필라테스는 8장에서 컨트롤로지의 과학적 측면을 계속 이어서 확실하게 설명한다. "좋은 습관이든 나쁜 습관이든 습관은 쉽게 만들어진다."고 말하면서 아이들에게 좋은 습관을 만들어 주는 일의 중요성과 그 가치를 강조한다. 여기서 궁극적이고도 가장 우선 배워야 하는 것은 바로 올바른 호흡법이다.

> **"아이들은 최대한 가슴 윗부분을 충분히 팽창시켜 어떻게 길고 깊게 호흡하는지 배워야 합니다. 짧은 순간에 호흡을 멈춰 복부를 안으로 바짝 당겨 넣고 밀어내는 올바른 방법을 배워야 합니다. 그러고 나서 숨을 내쉬면서 어떻게 폐에서 완전히 공기를 빼내는지 올바르게 배워야 합니다."**

21세기의 연구자들은 올바르고 효과적인 호흡 패턴이 대단히 이롭다는 것을 잘 이해하고 있다. 또 운동선수들(프로 선수와 주말 아마추어 선수) 부상 예방과 재활에서, 근육의 밸런스 유지가 진정 가치 있다는 사실을 잘 이해하고 있다.

8장에서 조셉 필라테스는 운동을 설계할 때, 올바른 자세뿐만 아니라 균형과 대칭에 대한 "자연스러운 움직임의 법칙law of natural exercise"이 중요하다고 말한다. 필라테스에서 영감을 받은 최근 운동 연구 시설과 트레이닝의 최신 자격증 프로그램에서 흔히 다루고 있는 바로 그 내용이다.

8장과 9장에서 조셉은 수십 년 전에 "신체의 정상적인 발달에 있어서 자연스러운 움직임의 법칙은 '동반성companion' 혹은 대등한 움직임을 인식한다."고 썼다. 또한 그는 매우 구체적으로 올바른 자세가 일상에 매우 이롭다는 점을 강조한다. 구부정한 자세, 비만, 그 외의 "신체 메커니즘의 가장 단순한 법칙의 위반" 등으로 초래된 손상에 대한 해법으로 컨트롤로지(지금의 필라테스 운동)의 과학을 제시한다.

우리는 필라테스 운동의 혜택을 경험하고 수십 년이 지나서야 비로소 지난 세기 조셉의 충고를 이해하게 되었다. 그의 오리지널 운동법과 이 책에서 다루는 21세기 변형법을 모두 가르치며, 조셉의 견해를 전적으로 따르지 않을 수 없다. 그의 통찰력에 더욱 감탄하지 않을 수 없다!

YOUR HEALTH

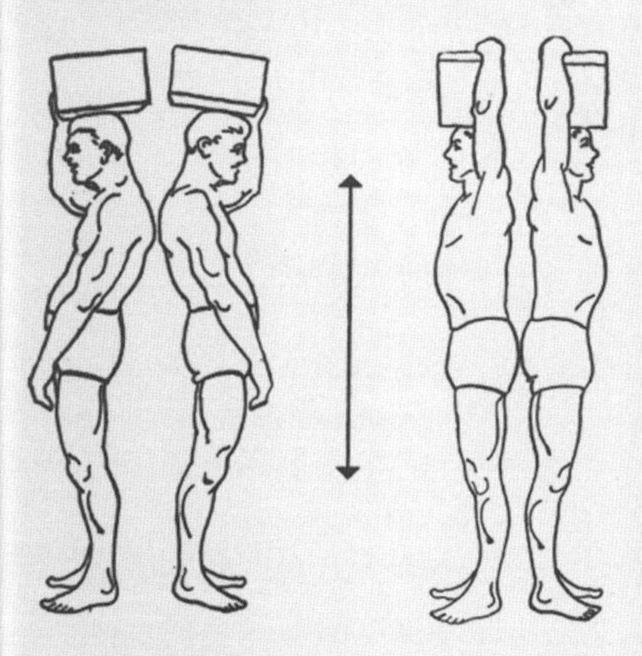

A corrective system of exercising
that revolutionizes the
entire field of physical education.

By Joseph Hubertus Pilates

『당신의 건강』

1934년 초판

차세대 생리학자들과 의학 연구학회에게

나에게 도움과 제안을 준 절친한 친구이자

스포츠와 체육 교육의 권위자

냇 플라이셔에게 감사를 드립니다.

그는 신체를 올바르게 발달시키는 교정 기구를 만들어

인류를 향상하려는 일을 추진하도록 힘을 주었습니다.

친애하는 윌리엄 밀러에게도 감사를 표합니다.

새로운 아이디어는 모두 혁명적이며,

이를 뒷받침하는 이론이 실제 적용되어 증명될 때,

그 발전과 번영의 시간만이 필요할 뿐입니다.

혁명적인 아이디어를 사람들이 무시하고 있을 수는 없습니다

그저 계속 뒷짐만 지고 지켜볼 수만은 없습니다.

시간과 진보는 동의어입니다.

어떤 것도 이들을 막을 수 없습니다.

진실은 승리한다는 것. 그것이 바로 나의 교육이 대중에게 전달되고

결국엔 전 세계에 수용될 거라고 믿는 이유입니다.

몸과 마음의 완전한 균형은 문명인의 자질입니다. 이는 미개인과 동물의 세계보다 우월함을 부여할 뿐 아니라, 인류의 목표인 건강과 행복을 얻기 위해 꼭 필요한 신체적·정신적 힘을 줍니다.

이 책의 목적은 오늘날 건강하지 않은 상태의 원인을 전파하는 것입니다. 태어나면서 물려받은 권리인 신체적 완벽함, 그것을 평범한 인간이 습득하지 못하게 방해하여 생긴 영향을 단순한 방식으로 전파하는 것입니다.

저는 독자들이 자신의 신체를 올바르게 이해하여, 그들 앞에 놓인 일상의 업무를 수행하기 위해 건강해지도록 도울 것입니다. 쉬운 언어로 오늘날 이 유감스러운 시스템을 바로잡는 방법을 가르치려고 노력할 것입니다.

조셉 후베르투스 필라테스

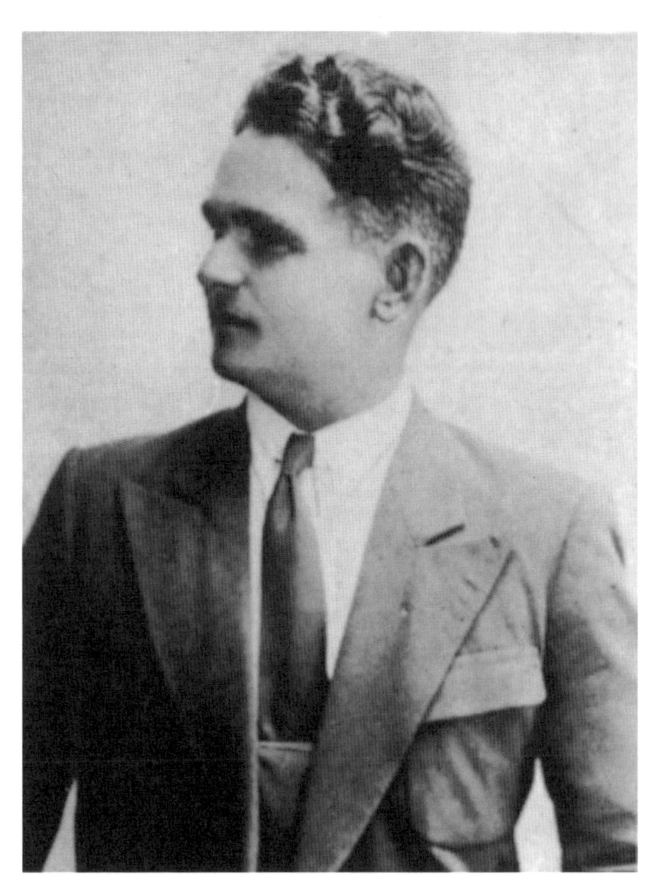

조셉 필라테스. 54번째 생일에 찍은 사진이다. 그는 신체와 정신의 균형을 교란시키는 문제점들을 과학적으로 연구하고 실험하는 데 30년 이상을 헌신하였다.

1 암울한 상황

우리는 아침에 눈을 떠 잠자리에 들 때까지 신문과 잡지, 방송에서 건강 관련 이야기를 끊임없이 듣고 접합니다. 건강해지려면 무엇을 먹고 마셔야 하는지, 심지어 어떤 마음가짐을 가져야 하는지, 각계각층의 전문가들은 다양한 이론과 주장을 쏟아 냅니다.

그러나 불행히도 이런 다양한 의견에 오히려 많은 사람이 혼란스러워졌습니다. 그 주장들이 서로 상충할 뿐만 아니라, 그들 자신의 실제 생각과 방법론에 일치하는 것도 드물기 때문입니다.

단순히 병을 치료하기보다는, 자연의 섭리에 순응하여 조화로운 신체적·정신적 건강과 그 예방법에 몸 바쳐 온 사람에게는, 그 이론과 방법들이 일종의 범죄로 여겨집니다. 왜 그럴까요? 그것들을 용인하면

경제적으로는 엄청난 금액의 돈을 낭비하기 때문입니다. 더 심각하게는 이 터무니없는 소리에 빠진 수많은 사람의 생명이 단축되기 때문입니다.

자연의 섭리에 맞춰 생활했다면 20년에서 40년은 족히 더 살았을 사람들이 일찍 생을 마감하는 경우가 얼마나 많습니까? 우리는 병원과 요양원, 정신병원과 소년원, 교도소 및 구치소를 찾는 사람들의 울음소리를 수시로 듣습니다!

이토록 슬프고 끔찍한 상황은 과연 누구의 책임일까요? 자신의 소견이 절대적 진리인 양 설파하고 다니는 소위 의료계 권위자들, 그리고 사람들에게 그들의 말이 마치 종교처럼 맹목적으로 수용되는 과학자들에게 그 책임이 있습니다. 본래의 직업적 소명을 다하지 않았다는 점에서 그들은 가장 먼저 비난받을 만합니다!

그리고 의료 시스템 역시 비난을 피할 수 없습니다. 자연의 섭리를 제대로 이해하지 못한 채 삶에 억지로 끼워 맞추는 상황을 막지 못했기 때문입니다.

숫자는 맞을 수도 틀릴 수도 있습니다만, 세계대전 당시 미국 육해공군이 조사한 통계는 우리가 건강을 위해 무엇을 받아들이고 무엇을 피해야 하는지 잘 보여 줍니다. 기록이 그것을 잘 말해 주고 있습니다!

이처럼 암울한 상황은 언제까지 계속될까요?

우리는 이 질문에 세심하게 주의를 기울여야 하지 않을까요? 비관

주의자들이야 어림없는 소리라고 지레짐작하더라도, 내가 주장하는 시스템의 가치를 잠시라도 편견 없이 따져 볼 이상주의자들과 공적 권한을 가진 사람들, 그들은 최소한 우리를 지지하지 않을까요?

그동안 나는 학생들과 환자들의 사례를 통해 내가 주장하는 시스템의 가치를 수차례 증명해 왔습니다. 그러나 오래된 시스템이 폐기되는 걸 싫어하는 사람들은 이를 인정하지 않으려고 합니다. 바로 이러한 고민을 안고 나는 이 책을 저술하였습니다. 이 책은 오늘날 사람들의 문제점을 이해하고 질병을 치료·예방하는 방법을 알려 주는 데 그 의의가 있습니다.

약으로 이 문제들을 해결할 수 있을까요? 아닙니다! 세심한 노력과 간단한 운동, 단순한 건강 규칙을 통해서만 해결할 수 있습니다.

진실은, 무지라는 이름의 구름 너머를 명확하게 인식하게 될 때, 지식이란 푸른 하늘에서 영원히 빛날 것입니다.

진실은 반드시 승리합니다. 수동적인 태도에서 벗어나 능동적으로 적절한 교정 훈련을 거친다면 건강과 활력, 행복을 얻을 수 있습니다. 실제로 신체적·정신적으로 피폐했던 사람들이 나의 운동법으로 건강해졌습니다. 직접 확인하고 실천해 보십시오.

내가 주장하는 내용은 다음과 같습니다.

1 **지금껏 건강한 상태가 어떤 것인지 증명해 주는 시스템 및 규범, 표준 수치가 없었다. 이런 상황에서 나의 방법은 독보적이고 혁명**

적이다.

2 전문 의료협회조차 자연의 섭리에 맞는 정상적인 삶에 대한 이해가 부족하다. 그로 인해 사회적으로 건강에 대한 올바른 가르침과 그 혜택을 알리는 데 실패했다.

3 올바른 방법으로 스스로 '정상적인 건강'을 누리고 있는 의료계 권위자와 과학자들이 거의 없다.

4 개인 혹은 병원 간호사, 민간 혹은 전문 안마사, 운동 및 라이프 스타일 physical culture 전문가 등 건강과 관련된 일을 하는 사람 중 그 누구도 '정상적인 건강'이 무엇인지, 자연적인 건강 철학의 살아 있는 본보기가 무엇인지, 정확하고 올바르게 설명하지 못한다.

5 앞선 사실을 생각해 볼 때, 이런 정보가 없는 당국의 관계자들이 건강한 사람의 연령별 상태, 외양, 반응 등을 평가하기에는 인정상 불가능하다.

6 교육자들은 대체로 이상적인 건강 상태를 누리지 못하고 있으며, 자신들이 가르치는 아이들의 해롭고 부자연스러운 습관들을 없애 주거나 바로잡아 주지 못한다.

7 뛰어난 소수의 운동선수들과 트레이너들은 정보가 부족함에도 불구하고 어떤 상태가 더 건강한지 알고 있다. 비록 자연스럽지는 못하지만 인위적인 훈련을 통해서라도 완벽한 신체를 얻으려고 열망하기 때문에, 결과적으로 일반인들보다 나은 몸과 마음의 균형을 만들어 간다.

8 실제로 질병은 나쁜 습관에서 비롯된다. 따라서 올바른(자연적이고 정상적인) 습관을 빨리 익힐수록 건강해질 수 있다.

9 신체 건강에만 주의를 기울이는 보건부의 노력은 수포로 돌아갈 것이다.

10 건강하고 온전한 '운동 및 라이프 스타일'의 기준이 공인될 때까지 현재 상황은 지속될 것이다. 건강에 대한 이해를 높이는 신체적·정신적 활동의 조화, 이에 적합한 자연의 섭리를 근거로 기준을 세워야 한다.

11 O형 다리, 안짱다리, 평발, 척추만곡, 심장병은 물론, 결핵과 그 외 가벼운 증상의 질병들을 예방할 수 있다.(하지만 지금 같은 방법으로는 불가능하다.)

12 오늘날 엄청난 금액의 돈이 체육관 장비를 사거나 유지하는 데 쓰이고 있다. 차라리 그 돈을 건강에 대해 입으로만 떠드는 사람들이 아니라 온몸으로 보여 주는 교육자들을 훈련하는 데 쓰는 게 훨씬 현명하다.

13 소위 건강 식품과 건강 상담, 기사나 사설 등에 엄청난 돈이 쓰이고 있지만, 실제로 건강에 도움이 된다고 증명된 바는 없다.

14 비교해서 말하자면, 현재 쓰는 돈의 극히 일부라도 올바른 방향으로 쓰인다면 가장 가치 있는 목표를 이룰 수 있을 것이다. 즉 사람들이 자연스럽게 건강을 회복할 것이다.

15 몇 세기가 지나도 우리는 여전히 비과학적으로 만들어진 의자에 앉고 침대에서 잔다.

16 오늘날에야 우리가 안절부절못하는 진짜 원인이 현대식 의자와 벤치, 침대에 있다는 사실이 과학적으로 밝혀졌다. 그것들은 끊임없이 자세를 바꿔야만 편안함과 휴식을 취할 수 있도록 디자인되었다.

17 의자와 벤치, 등받이 의자, 소파, 긴 의자, 침대 등은 긴장 완화나 수면, 휴식 외에 다른 목적으로 디자인된 듯하다. 그것들은 나쁘고 해로운 자세를 취하는 습관이 일상에서 몸에 배게 하는 주요 원인이 된다.

18 의자나 침대와 마찬가지로, 건강과 관련된 체력 단련법과 스포츠 역시 잘못 이해되고 있다.

19 몸과 마음이 완벽하게 균형을 이룰 때, 무엇이 우리를 진정으로 건강하게 하는지 깨닫게 된다.

20 나는 25년 이상 나 자신과 제자들의 몸을 과학적이고 실용적인 노선에 따라 혁신적인 실험을 해 왔다. 그리고 그 광범위한 연구의 결과를 집대성하여 '컨트롤로지'라는 새로운 이름으로 이 책에 구체화했다. 컨트롤로지는 단순하지만 포괄적인 운동 및 라이프 스타일 시스템으로, 새로운 기술과 과학의 형태로 나타난다. 교육기관들이 이를 폭넓게 수용하고 가르친다면 인간의 불필요한 고통을 없앨 뿐 아니라, 병원과 요양원, 장애인 주택, 정신병원과 소

> 년원, 교도소 및 구치소에 대한 필요성을 줄일 수 있다. 나아가 '건강'과 '행복'은 단순히 이론적 상태가 아니라 실재하는 상태를 지칭하는 단어가 될 것이다.

용기를 가진 사람이라면 누구라도 '컨트롤로지'의 가치를 검증할 의무가 있습니다.

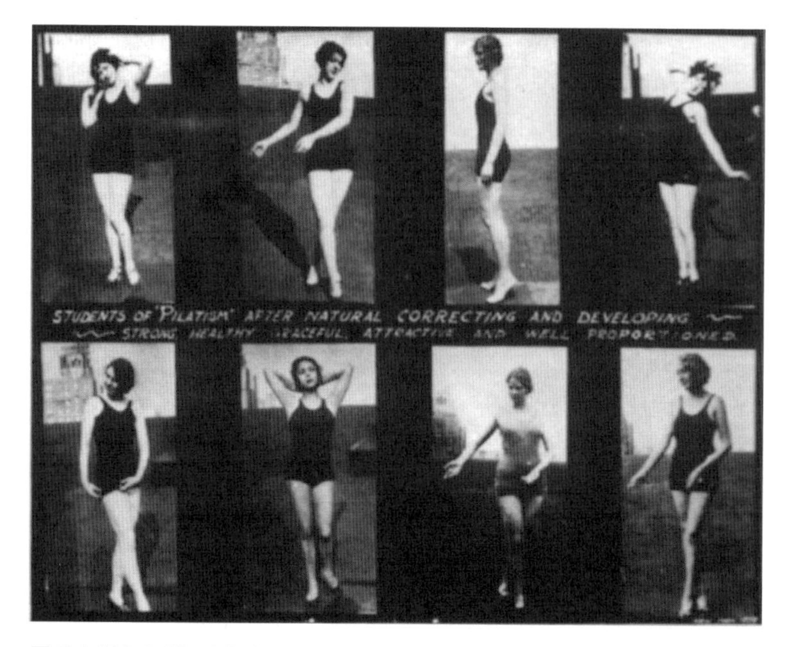

위 사진들은 유익한 교육용 차트다. 이 여학생들은 프로 가수들이거나 배우와 무용수들인데, 직업적으로 신체를 단련하기 위해 스튜디오를 방문했다. 이들에게 직접 석 달간 운동법을 지도했고, 그 결과 위 사진과 같이 완벽한 상태와 자세를 얻었다.

2 건강-자연스럽고 정상적인 상태

일반적으로 말해서, 보통 사람들이 건강에 대해서 적게 이야기하는 편이 오히려 그들의 건강을 위해서는 더 바람직합니다. 건강은 정상적인 상태일 뿐만 아니라, 그것을 만들고 유지하는 것은 우리의 의무이기 때문입니다. 우리가 그저 단순히 자연의 섭리를 이해하고 따르기만 했다면, 온 세상은 건강과 번영의 시대를 맞았을 것입니다.

이타적인 마음으로 그 불필요한 고통을 줄이는 방법들을 연구해 온 사람들이 있습니다. 그들은 매일 대다수의 동료들이 자연의 법칙에 반하는 중대한 과실을 자신도 모르게 범하는 모습을 어쩔 수 없이 지켜보게 됩니다. 그 동료들은 자신이 노력하기만 하면 삶을 성취할 수 있다고 확신하듯 행동하지만, 무의식중에 자신의 건강을 위협하고 해치고 있다는 사실은 알아차리지 못합니다.

과도하게 낭비하고 유해하게 소비돼 온 에너지 대신, 최소한의 저항력을 갖춘 자연적인 길, 즉 정상적인 건강의 길이 수많은 사람에게 어떤 영향을 미칠지 상상해 보십시오! 얼마나 유용하고 행복한 나날들이 그들의 삶에 펼쳐질지 상상해 보십시오! 얼마나 그들이 오래 사는 삶을 누릴지 상상해 보십시오!

우리 중 얼마나 많은 사람이 삶이 무엇인지 진실로 깨닫고 있을까요? 불행히도 건강을 향유하는 소수만이 이러한 삶의 환희를 느낄 수 있습니다.

우리는 현대의 시스템이 오늘날의 신체 질환을 불러일으킨다는 점을 어느 정도 알고 있지만, 어디에 결함이 있는지 명확하게 지적하려고 하지는 않습니다. 지식인들이라 불리는 대다수 사람들은 정말 간단한 자연 섭리에도 완전히 무지합니다. 그래서 '정상적인' 건강과 행복을 측은할 정도로 찾아 헤매고 있다고, 여전히 불필요하고 부주의하게도 목적과 희망 없이 헤매고 있다고, 지금은 그렇게만 말해 두겠습니다. 그들은 건강, 행복, 삶 등으로 이끄는 상식이라는 산 정상으로 올라가는 대신 고통, 괴로움, 죽음으로 떨어지는 엉터리 치료의 골짜기에서 정처 없이 헤매고 있습니다.

병약한 삶의 '나그네traveler'가 잘못된 희망의 신기루에 유혹을 당하지 않았다면 어땠을까요? 신기루를 완전히 무시하고 용기 있게 방향을 바꿨을 거라고 합리적으로 추론할 수 있지 않을까요? 하지만 누가 나그네에게 '신기루'에 대해 경고하여 건강이라는 지식의 '오아시스'로 이끌 것입니까? 이러한 안타까운 상황을 자연법칙에 대한 이해, 즉 단순히 증상에 대처하기보다는 실제로 원인을 고쳐 바로잡는 것에 대한 이해가 부족한 탓으로 돌릴 수는 없습니다. 나아가 이를 질병을 줄이고 치유하는 데 유용하게 적용하지 못한 탓으로 돌릴 수는 없습니다.

정상적인 신체를 위해서 지금보다 '시간'과 '돈'을 더 쓴 시절은 없었습니다. 건강을 향한 부질없는 열망이 오늘날보다 정당화된 적은 없었습니다.

위대한 군대의 승리, 도의적 긍지, 과학적 성취와 산업의 진보가 인간의 기억 속에 지울 수 없는 조각처럼 새겨져 있습니다!

대사업가들은 자신의 건강에 소홀히 하고 일확천금을 쌓는 데에만 바빴습니다. 물질적 부를 획득하느라 귀중한 보석과도 같은 진정한 정신적 행복을 경솔하게 희생하였고, 그 사실을 깨달았을 때는 이미 늦어 버리고 말았지요. 나아가, 그들은 부를 축적하는 '가장 빠른 방법'을 좇던 자신의 가족과 친구들 역시 나쁜 건강 상태에 대해 끊임없이 불평하고 있다는 점에도 주목하게 되었습니다.

그들은 계속되는 육체적 통증과 정신적 고통으로 여생이 단축되고 망가지는 모습들도 지켜봤습니다. 많은 사람이 삶의 전성기에서 죽음을 맞이했습니다.

지난날 소홀했고 혹사당했던 몸은, 결국 사업가가 계획했던 부富라는 형태의 이자까지 그 대가로 요구됩니다. 그뿐만 아니라 다른 이들이 부와 건강을 통해 누리는 혜택과 즐거움마저 부인합니다. 그렇게 쓰디쓴 교훈을 배웠는데, 이미 때는 너무 늦어버렸습니다!

이제야 그들은 "자신의 행복은 스스로 만들어 간다."는 사실을 완전히 이해했습니다. 행복은 사회적 지위나 금전적 부가 아니라, 본질적으로 건강에 달려 있음을 배웠습니다. 실제로 경험하여 깨달은 것입니다.

건강 전문가들, 흔한 돌팔이 의사들, 의학 특허 소유자들, 다양한 의료 기기의 제조업자들(램프, 롤러, 마사지 벨트, 로잉 기계, 만병특효약, 혈청과 기타 주사액 등)이 광고로 유혹하는 상황이 자연스러운 일이 되지 않았습니까? 돌팔이 의사들은 대중들에게 자신만의 방식이 건강을 회복시킨다는 확신을 심어 줍니다. 사람들을 유혹해 처방 및 치료, 서비스에 대한 부당한 비용을 많이 얻어 내려고 탐욕스러운 능력을 쏟아 냅니다. 그러나 이러한 치료들로는 원하는 결과를 얻을 수 없을뿐더러 오히려 많은 경우 해롭기까지 합니다. 광고주들은 늘 순진무구한 희생자들에게서 이득을 챙깁니다.

이런 엉터리 같은 수작으로 무엇을 얻을까요? 대중들에게 그에 상응하는 혜택도 주지 않고 돈만 얻어 낸 채, 종종 고통과 비탄을 되돌려 줄 뿐입니다.

정말로 분별력 있고 지적인 사람들이 이렇게 적극적으로 추천받은 '치료들'을 입증하려고 시도해 볼 생각이라도 하는지 매우 의심스럽습니다. 누군가의 건강을 개선하는 데 조금이나마 도움이 되는지 말입니다.

이렇게 생각하는 저를 부디 용서하길 바랍니다. 하지만 비유적으로 말해, 탐욕적이고 파렴치하며 책임 의식 없는 자들에게 코가 꿰이도록 놔두는 것은 비상식적이지 않습니까? 그들은 허위 광고와 거짓 자료, 부당한 방법으로 대중의 순수한 믿음을 속이고 있습니다. 여러분은 안 그런지 한번 생각해 보십시오.

속임수는 그저 속임수일 뿐입니다!

이상적인 상태에서만, 일반 대중뿐만 아니라 의사들도 건강한 삶을 누리게 될 것입니다.

미래에 건강을 누리는 상상만으로도 가슴이 벅차오릅니다. 고통받는 인류를 위해 법률을 만들어야 합니다. 그리하여 사람들이 자신의 신체 상태와 건강에 대해서 알 수 있는 효과적인 방법으로 치료받기를 고대합니다.

나는 테스트를 거칠 준비가 되었습니다. 나의 방법은 세부적인 면들까지 모두 충분히 입증돼 왔습니다. 가장 비판적인 전문가의 까다로운 테스트도 통과할 수 있습니다.

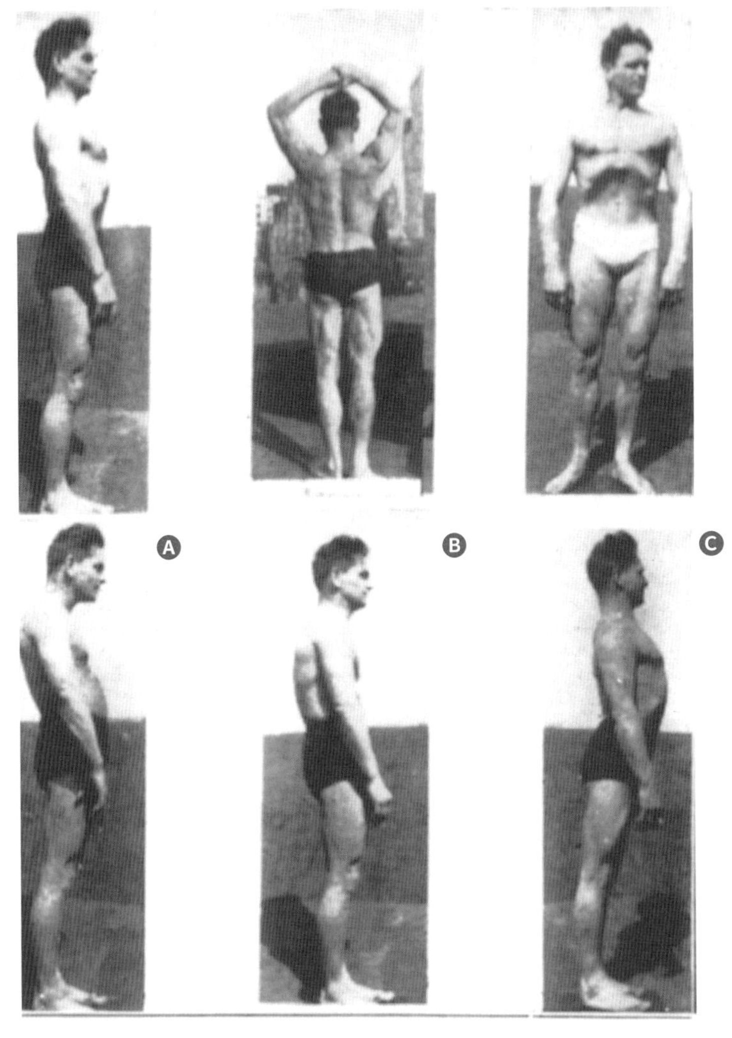

각각의 자세를 주목해 보자. 우리는 여기서 바른 직립 자세와 바르지 않은 직립 자세를 볼 수 있다. 윗줄 사진에는 옆면, 뒷면, 앞면의 세 가지 자세가 있다. 그 완벽한 신체에 주목하라. 아랫줄 사진을 보면 Ⓐ는 요추 부분이 움푹 패어 있는 잘못된 자세다. Ⓑ는 많은 근육과 넓은 어깨를 가진 운동인의 일반적으로 잘못된 자세다. Ⓒ는 95%의 사람들이 가진 평범한 자세로, 배 부위가 앞으로 나와 있으며 요추와 경추 부분에 만곡이 있다.

3 열악한 조건

크리스천 사이언스 교인을 비롯한 사람들은 말합니다. '정신이 절대적으로 신체를 지배한다.' 그러나 그 견해와 믿음은 수 세기에 걸친 건강 문제의 올바른 해결책이 아닙니다. 다양한 기계와 기구들로 근육을 키우는 소위 전문 트레이너와 운동 및 라이프 스타일 전문가들도 말합니다. '신체가 절대적으로 정신을 지배한다.' 그 견해와 믿음도 마찬가지로 올바른 해결책이 아닙니다.

신체와 정신은 함께 정상적으로 발달해야 합니다. 이 사실을 깨달아야만 오늘날의 건강 질환이 바르게 해결됩니다. 신체에 정신을 맞추거나 반대로 정신에 신체를 맞추는 게 아닙니다. 정신과 신체의 완벽한 조화를 달성하기 위해 정신의 심적 기능과 신체의 체력적 한계를 지각해야 한다는 것입니다.

필자가 주장하는 이론은 안전하고 건전하며 건강합니다. 반면 다른 이론들은 대부분 안전하지 않고 건강하지도 않습니다. 삶의 가장 빛나는 시기에 생을 마감한 저명인사들—교육자, 과학자, 발명가, 의사, 제조업자, 은행가, 정치가, 배우, 변호사, 예술가 등—을 보십시오. 매일 그들의 이름이 실리는 신문의 부고난이 이를 간접적으로 보여 줍니다. 너무도 자주 재능이 최고치에 도달한 순간 불행히도 죽음이 덮칩니다. 그들이 살아 있었다면 세상을 위해 공헌했을 귀한 일들도 사라집니다.

수많은 저명인사들이 수년간 말 못 할 고통을 침묵 속에 견디며 자신의 목표를 달성하겠다는 야망을 품고 건강을 소진하며 박차를 가해 왔습니다. 그 사이 당사자와 가족들은 그 건강 상태를 잘 알고 있었지만, 일반 대중들은 전혀 모르고 있었습니다. 이런 잘못된 건강 이론의 희생자들은 비교적 젊은 나이에 죽습니다. 그들의 가족은 유족이 되며, 친구들은 몹시 슬퍼하고, 세상은 돌이킬 수 없는 손해를 입게 됩니다.

수많은 유명 운동 및 라이프 스타일 전문가와 트레이너, 운동가와 챔피언들이 수년간 다양한 질환으로 고통을 겪고 있는데, 그 사실은 일반적으로 잘 알려져 있지 않습니다. 특히 그들은 끔찍한 심장질환을 앓아 왔습니다. 그리고 이들 중 다수가 전성기나 그 전에 유명을 달리하고 말았습니다.

그들에게 우발적 사고가 일어난 경우를 제외하더라도, 이러한 기록들은 그들이 가르치고 따라왔던 건강 이론과 방법들이 잘못되었음을 보여 주고 있지 않습니까? 그것을 받아들여 건강이 개선되고 수명이 연장되는 것이 아니라, 오히려 건강을 해치고 수명이 줄어들고 때아닌 죽음을 맞이한 것입니다. 그런데 이와는 완전히 상반된 의견의 운동 및 라이프 스타일 전문가들이 실제로 장수한 기록의 증거가 있다고 합시다. 어느 쪽이 맞는 것입니까? 후자의 시스템이 맞습니다. 상반된 이론과 방법론을 받아들여 결과적으로 건강이 증진되고 수명이 연장된 것입니다. 간혹 예외적으로 더 무병장수하는 사람들도 있습니다.

극소수의 운동 및 라이프 스타일 주창자들은 그들의 학설이 사람들을 더 행복하고 장수하게 한다고 증명할 수 있습니다. 어떠한 종류의 인위적 운동이라도 빠져 본 적 없는 사람들보다 말입니다.

소위 '운동 및 라이프 스타일 전문가physical culturist'라고 불리는 극소수의 사람들은 젊음을 설파하며 60여 년 넘게 운동을 하고 있습니다. 또 그들 중 오래 사는 사람들은 그 몸 상태를 근거로 자신의 주장을 입증할 수 있습니다.

이런 사람들은 그 수가 매우 적어서 찾아내기가 무척 어려울 것입니다. 공명정대한 조사만이 그들의 주장을 제대로 밝혀낼 것입니다.

이제 영향력 있는 저명인사들로 위원회를 구성하여 널리 알려야 할 시기입니다. 가장 단순해 보이는 신체와 정신의 균형이라는 자연의 섭리가, 실제 체육 교육과 트레이닝 프로그램에 적용되지 않고 무시당하는 통탄스러운 현 상황을 연구하기 위해서 말입니다.

요즘엔 정신적 트레이닝이 점차 증가하고 있습니다. 그런 인간 시스템은 신체의 활력에 더욱더 의존하게 됩니다. 활력 자체는 신체와 정신의 완벽한 조화, 완벽한 균형에 전적으로 달려 있습니다!

신체와 정신의 균형이란 무엇일까요?

이것은 신체의 모든 근육 운동을 의식적으로 '조절control'하는 것입니다. 신체의 골격 구조를 형성하는 뼈에 의해 구현되는 지렛대 이론을 올바르게 활용하고 적용하는 것입니다. 신체 메커니즘에 대한 완벽한 지식으로 신체의 활동과 휴식 그리고 수면에 적용되는 평정과 중력의 원리를 완전히 이해하는 것입니다.

'컨트롤로지'라고 명명한 이 지식이 없다면 정상적인 삶의 결과물인 신체의 완전함을 얻을 수 없고, 비교적 이른 시기에 찾아오는 죽음도 피할 수 없습니다.

컨트롤로지의 기술과 과학을 무시하는 오늘날의 시스템을 바꾸지 못한다면, 이로움보다 해로움이 더 크다고 손쉽게 예측할 수 있습니다.

반면, 컨트롤로지의 기술과 과학이 널리 받아들여지고 실행된다면 정신적 번민과 신체의 고통은 세대가 지날수록 점차 줄어들 것이며, 많은 사람이 지금처럼 삶을 저주스럽게 여기기보다는 진정으로 즐겁게 누릴 것이라고 자신 있게 예측할 수 있습니다.

따라서, 모두 컨트롤로지의 기술과 과학 지식을 습득하길 권합니다.

컨트롤로지는 자연의 섭리를 지배하고 뒷받침하는 원리를 평생토록 연구하고 그를 통해 얻은 경험을 토대로 합니다.

모두 그런 건 아니지만 대부분의 질병은 잘못된 습관에서 비롯된다고 해도 과언이 아닐 것입니다.

나쁜 습관을 바로 잡기 위해서는 올바른 교육을 받아야 합니다. 개인의 상태와 나이에 따라 필요한 시간이 다르고 상대적으로 얼마 안 되는 비용이 들기도 하지만, 이로써 건강을 되찾고 행복을 회복할 수 있습니다.

이런 정보는 어디서 얻을 수 있을까요? 누가 이런 것을 제공할 자격이 있을까요? 건설적인 의견을 내놓지 못하고 증명도 못 하면서 비판하는 자는 차라리 아무것도 비판하지 않는 게 낫습니다.

이상주의자와 인도주의자들은 오늘날 신체 교육과 트레이닝 시스템이 해롭다는 점에 대해 건설적으로 비판하고, 문하생 및 학생들과 함께 몸소 실연해 입증해야 할 의무가 있습니다. 현재 시스템을 대신할 올바른 이론과 실행으로 즉각 변화하라고 지지를 보내야 합니다.

그런 이유로 컨트롤로지의 과학과 기술의 기초가 되는 신체와 정신의 균형을 포함하는 이론과 일반적인 방법론을 상세히 설명해야 합니다. 이타적이고 박애적인 관점에서, 자신에게 협력해 주길 바라는 누구에게라도 자기주장의 진실성을 증명해야 합니다. 시스템의 이론을 전파하고, 정상적 건강을 얻고 유지하는 것과 관련한 '긴장tension'과 '이완relaxation'에 대한 정보를 자세히 제공해야 합니다. 이로써 세상 사람들 모두가 혜택을 받을 수 있게 말입니다.

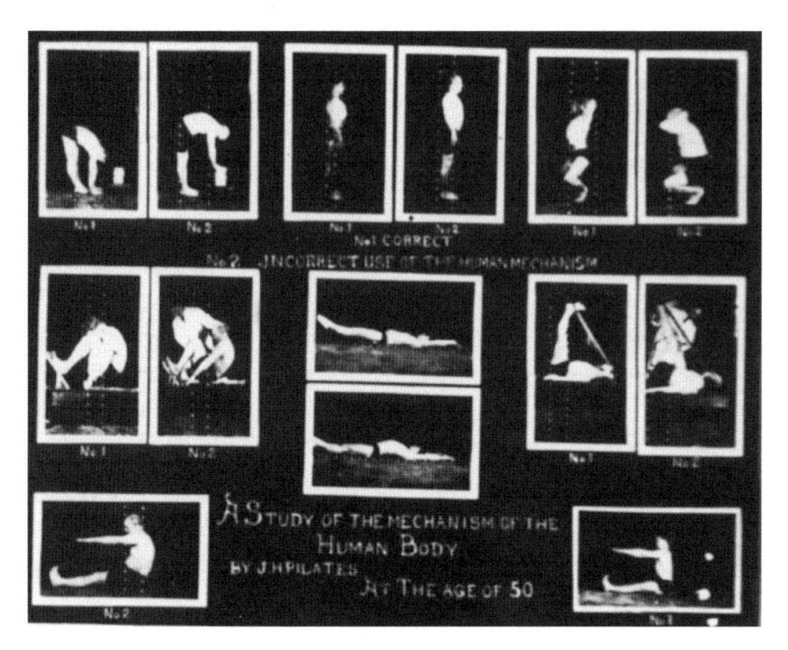

학생과 교수가 신체 메커니즘을 바르고 그르게 쓰는 실연을 보여 주는 사진이다. 필자의 교정 운동을 통해 몸이 어떻게 변화될 수 있는지 살펴보자.

4 하락으로의 길

우리는 하락의 길을 밟아 가고 있을까요?

아닙니다. 하락의 길을 '밟아 가고' 있지 않습니다. 오히려 대혼란을 향해 '전속력으로 치닫고' 있습니다. 우리는 '몸과 마음의 균형'이라는 가치 있는 목표를 깨닫지 못한 채 인류의 종말로 이끄는 길로 굴러떨어지고 있습니다.

여기에 단 한 가지의 해결책이 있습니다. 마지막까지 여론의 관심을 불러일으켜, 최소한 과학적으로 '멈추고, 보고, 경청하며Stop, Look and Listen' 공명정대하게 연구 조사하는 것입니다. 내가 주장하는, 건강을 얻고 유지할 수 있는 간단하고 건전하며 안전하고 타당한 방법에 대해서 말입니다. 그러한 연구와 조사를 통해 파렴치한들의 부당한 착취를 막고 나의 교수법이 인류에게 이롭다는 사실이 증명될 것입니다.

과학이 주어진 문제들만 국한하지 않고 종래의 통상적인 활동의 좁은 지평을 넘어 모든 것을 과감하게 조사해 나간다면, 빈곤, 질병 그리고 불행을 타개할 수 있습니다. 나는 지식인층에게 구식 시스템을 버리고 건강을 얻고 유지할 수 있는 나의 과학적 시스템을 활용하기를 호소합니다.

문명이 발달할수록 감옥, 정신병원, 병원에 가는 사람들이 꾸준히 줄어들어야 합니다. 하지만 현시대에 우리는 이런 모습을 보고 있을까요? 결코 그렇지 않습니다! 하지만 인류에게 스스로 올바르게 돌보는 법을 가르친다면 이런 시설들도 사라질 것입니다.

우리 문명사회에 통탄할 만한 '대역병plague'을 잘만 다루면 무력하게 만들 수 있다고 알려야 한다니, 이 얼마나 슬픈 비평입니까! '치유cure'가 제공되는데 저급한 정책과 경계심으로 받아들여지지 않는다니, 이 얼마나 한심스러운 사실입니까!

수많은 경이로움을 만들어 온 자랑스러운 과학과 발명의 시대에, 왜 우리는 인간이 물질적 진보와 완성을 위한 경쟁에서, 모든 창조물 중 가장 복합적이고 훌륭하다는 사실을 간과합니까.

인간이 만들어 왔던 것들에 기울인 만큼의 시간과 열정을 스스로에게도 바쳤다면, 놀랍고 믿기 힘든 진보가 있었을 겁니다. 인간이 지금껏 성취해 온 것들을 능가하는 커다란 진보 말입니다. 이 얼마나 기적적입니까! 벗들이여, 생각해 보십시오.

"너무 덜하지도 과하지도 않게.Not Too Much, Not Too Little"라는 그리스인들의 교훈을 마음에 새기고 깊이 생각해 보아야 합니다.

인간이 자신을 소홀히 하면 신체적·정신적 효율성이 파괴되고, 서서히 점진적으로 도덕성이 약화됩니다. 부정직함과 부도덕이 점차 증가하고, 자신과 주변 사람들에 균형 잡힌 책임감을 상실합니다. 이상주의와 윤리적 문화도 잃게 됩니다. 이는 그저 말만 그런 게 아니라 사실입니다.

문명은 오늘날 인간의 신체적·정신적 상태에 대한 책임이 있을까요? 우리 스스로 조물주의 눈으로 보고자 한다면 이 질문에 대답하기란 그다지 어렵지 않습니다.

현대 과학과 문명이 정신적 역량을 개선한다는 점에서 미개인들에게 실질적으로 이로운 것은 없지만, 적어도 그들이 자신의 신체적 발달의 관점에서는 훼손되었거나 '장애자'인 것은 아닙니다. 이러한 사실은 보통 미개인의 신체적 상태와 보편적으로 '문명화'된 사람의 신체적 상태를 비교함으로써 단번에 증명할 수 있습니다.

필연적으로, 인간은 정신적 발달과 함께 동시에 신체적 상태를 발달시켜야 합니다. 한쪽을 위해 다른 한쪽을 희생해서는 안 됩니다. 그렇지 않으면 '몸과 마음의 균형'은 얻을 수 없으며, 그 결핍의 일차적 원인은 오늘날 인간의 불행한 신체적·정신적 상태에 있습니다.

인간이 스스로를 소홀히 하거나 지금의 통상적인 치료 방법에 계속 의존한다면, 시간이 갈수록 희망은 점점 줄어들 것입니다.

자연의 섭리대로 인간이 '정신적·신체적 균형'을 발견하고 적용하기 위해서는, 철저하게 다른 방향에서 접근해야 합니다.

"몸 또는 마음이 아니라, 몸과 마음입니다! NOT MIND OR BODY BUT MIND AND BODY"

일반적인 미개인들의 수려한 체격과 짐승 같은 체력을 보십시오. 제대로 균형 잡힌 몸은 육체적 아름다움의 진수입니다. 이 경우, 주를 이뤄 왔던 것은 근력입니다.

일반적인 문명인들의 체력이 빠진 볼품없는 체격을 보십시오. 비판적인 시선에서 보면 불균형한 몸은 대개 보기 좋지 않습니다. 이 경우, 주를 이루어 왔던 것은 두뇌입니다.

미개인은 정신적인 발달이 부족하고, 문명인은 신체적인 발달이 부족합니다. 만약 이들의 결핍이 현재 각자 소유하고 있는 상태 그대로 서로 교환된다면 이상적인 신체적·정신적 상태에 도달할 수 있을 것입니다. '몸과 마음의 균형'을 이뤘을 것입니다. 이 얼마나 완벽한 인간의 표본입니까!

비교하여 말하면, 미개인은 육체적으로 동물과 같은 수준에 있고, 문명인은 육체적으로 그보다 모자라지만 정신적으로는 뛰어납니다.

간단히 말해, 우리는 '인생의 길'을 여행하며 '몸과 마음의 균형', 즉 신체적·정신적 평형 상태를 교란하고 망치는 것들을 발견하기 위해, 태어나서부터 청년과 중년에 이르기까지의 삶 자체를 따라가 보아야 합니다. 그러면 원인을 파악하고 이해하여, 자연의 절대적인 법칙에 따라 바로잡는 일이 비교적 쉬울 것입니다. 요컨대 자신의 몸에 무엇이 좋고 나쁜지를 가려내어, 나쁜 것을 없애고 좋은 것을 향상시키면 어떤 결과를 얻게 될까요? 신체적으로 그리고 정신적으로 완벽한 사람이 됩니다.

관습이나 방법을 수정하거나 개선하려고 시도하기에 앞서 먼저 해야 할 일이 있습니다. 무엇이 올바른지 제안하기에 전에 무엇이 잘못되었는지 알아내는 것입니다. 그 진실은 다음과 같습니다.

아이들은 보통 신체적·정신적 균형이 깨져 있거나 아마도 그 균형을 한 번도 얻은 적 없는 부모로부터 태어납니다. 종종 이러한 부모들은 그런 사실을 내·외부적으로 인식하지 못한 채 신체적 결함을 안고 있습니다.

이러한 근본적으로 타고난 신체적 결함은 보통 물려 받는 것입니다. 그러니 아이들에게 영향을 미치지 않을 수 없습니다. 높은 비율의 아이들이 비정상적인 상태로 태어나며, 많은 아이들이 태어날 때 몹시 심한 고통으로 괴로워하고, 가끔은 목숨을 잃기도 합니다.

그 아이들은 말 그대로 고통받기 위해 태어난 것이나 다름없습니다. 부모의 신체적 상태 때문에 불필요한 고통을 겪습니다. 병든 아이들, 팔이나 발의 기형, 허약한 몸, 그 외의 문제들을 일으키는 명백한 잘못들 몇 가지를 이야기해 보겠습니다.

- 모유 대신 인공 대체물을 먹인다.
- 배고프지 않은데도 먹인다.
- 춥지 않은데도 옷을 너무 많이 입힌다.
- 졸리지 않은데도 억지로 재운다.
- 아기들의 팔과 다리를 억지로 늘리거나 구부린다.
- 몸무게를 버티지 못할 정도로 아직 근력이 강하지 않은데 강제로 일으켜 세운다.
- 움직임을 제어할 정도로 아직 힘이 세지 않은데 강제로 걷게 한다.
- 차라리 바닥에 웅크리고 앉는 자세 squat를 더 좋아하는데도 (요즘 의자들로는 얻을 수 없는) 휴식을 위해 강제로 의자에 앉힌다.
- 활동적으로 움직이고 싶어 하는데 억지로 못 움직이게 한다.
- 조금 나이가 들면 자연스럽게 나무를 타거나 울타리에서 뛰어내리는데, 이를 금지한다.
- 활발하게 움직이고 싶어 하는 아이들을 강제로 조용히 시킨다. 관심이 없는데 공부하라고 강요한다. 아이들은 '맹목적인' 부모를 기쁘게 하기 위해 공부하는 척한다.
- 아이들은 진실을 말하려는 자연스러운 성향을 갖고 있는데, 가끔 부모들이 거짓말을 하라고 가르친다.
- 매우 자주 아이들에게 일부러 잘못된 정보를 주거나 이해 못 하는 것

들을 가르친다.

- 자연스럽게 변비 예방 훈련을 하기보다는 변비약을 먹인다.
- 음란하면서 고상한 척하는 오늘날, 아이들은 성에 대한 잘못된 정보를 배우거나 올바른 교육을 받지 못한다. 몸과 마음에 결정적인 파탄을 가져올 지식과 정보를 되는대로 거리나 다른 곳에서 주워듣게 묵인한다. 그렇게 방치된 결과, 남녀 모두의 자위행위, 인류 등에 대한 혐오를 일으킨다.
- 방과 후 아이들은 부모들이 자식들에게 가장 좋다고 여기는, '절대 확실한 지혜'로 결정한 전문적인 교육이나 직업 훈련을 받도록 강요받는다. 부모의 권위에 반항하는 경우도 있지만 '희생자들'은 결국 자신의 운명을 포기하고 사회와 스스로에게 손해를 끼친다.
- 성공은 돈으로 측정된다는 생각을 주입받은 아이들은, 그로 말미암아 가능한 한 빨리 부자가 되는 것을 목표로 삼을 것이다.
- 체육 교육을 위해 확립된 루틴에 따라 아이들은 절차대로 움직이도록 강요받는다. 트레이닝 시스템에 대한 제대로 된 이해 없이, 건강에 유익한 루틴이라는 잘못된 인상을 가지며, 대부분 기계적으로 따라 한다.

요람에서 무덤까지 수많은 사람이 자신에 대해 제대로 알지 못한 채, 본질이 무엇인지 제대로 모른 채 살아갑니다. "너 자신을 알라."라는 그리스 격언을 알았다면, 그들은 자신을 그렇게 두지 않았을 것입니다. 이러한 아이들은 청소년기와 성년기에 정상적인 독창성, 식욕, 열정, 경쟁력 등이 부족해집니다. 비유적으로 말하자면 서서히 가라앉아 버려, 인생의 희열이나 성취의 영광, 넘치는 활기와 건강을 경험하지 못합니다. 만약 그들이 삶의 문제들과 신체를 올바르게 조절하는 법을 배웠더라면 이러한 환희들을 느낄 수 있었을 겁니다.

훗날 그들의 활력이 쇠퇴했을 때, 사지는 오그라들기 시작하고 혈압은 표준 이하나 비정상이 됩니다. 머리는 너무 따뜻하고 손발은 너무 차가워집니다. 그렇게 정신력이 약해지면서 '옷걸이'처럼 생명력을 잃게 됩니다. 이는 매우 심각한 문제입니다. 다시 한번 생각해 보십시오. 이는 모든 사람이 깊이 생각해 보아야 할 문제입니다.

한편으로, 아이들은 운동부에 참여하여 냉혹한 훈련 체제에 순응하게 됩니다. 일반적으로 아이들은 정신적인 통제력을 습득하고 발전시키기보다는 신체를 발달시키고 강화하는 데 집중하고 있습니다. 그들의 몸은 부적합한 곡예를 부리도록 반복 훈련을 받습니다. 신체 발육이 부진하든 과도하든 간에 정신적 통제력은 절대적으로 간과되고 맙니다.

여러분의 아이들이 이런 식의 지도를 받기를 원합니까? 이런 시스템을 없앤다면 인류는 더 나아지지 않을까요?

단순한 자연의 섭리를 위배하는 모든 것들이 우리를 하락의 길로 이끄는 건 아닐까요? 현재의 관습적인 방법론을 받아들이는 대신, 인류에게 과학적인 '컨트롤로지'를 배우고 실행하여 '신체와 정신의 균형'이라는 혁명적인 대안과 결과를 얻기를 제안합니다. 나의 시스템은 가정에서 유아기부터 초중고, 대학 이후 장년기까지, 점진적으로 몸과 마음을 동시에 그리고 정상적으로 발달시킵니다.

그러나 이 하락의 원인인 관습적인 시스템이 과연 나의 새롭고 혁명적인 훈련 시스템을 받아들일까요? 대중의 여론이 형성되기 전에는 그렇지 않을 것입니다. 하지만 사람들이 깨달아 나의 시스템이 널리 받아들인다면—앞으로 그렇게 되겠지만—어떻게 될까요? 이는 감히 여러분에게 건강을 증진하는 방법이라고 제안하면서도 그 진정한 훈련법은 경험해 보지도 못한 돌팔이 의사들과 사기꾼들의 종말을 의미할 것입니다.

5 일반적인 질환 상식적인 해법

의식하고 있건 안 하고 있건 우리가 평범한 삶을 살고 있다면, 일상적인 활동을 통해 자연적인 움직임의 혜택을 얻게 되는 것은 사실입니다. 이러한 움직임은 매 순간 이루어지고 있습니다. 이는 평상시에 경험하는 기능적인 활동으로, 우리는 어떤 인위적인 움직임도 할 필요가 없습니다.

'스턴트'와 같은 맹렬한 훈련에 빠지지 않고서는 강하고 건강해질 수 없다는 믿음은 순전히 거짓입니다. 그러나 불행히도 이런 잘못된 발상은 대중의 머릿속에 깊이 박혀 있습니다. 보편적으로 받아들여진 이 난센스를 없애 버리려면, 아마도 신의 전능한 힘이 필요할 것입니다.

그렇지만 일상 활동에서 건강이라는 최고의 혜택과 결과를 얻으려면 활동, 휴식, 수면을 할 때 인체 메커니즘을 지배하는 가장 기초적이고 근본적인 몇 가지 원리들을 최소한 이해해야 합니다. 예를 들어 골격 구조를 구성하는 뼈의 활용 가능성, 올바른 근육 수축과 이완의 범위와 한계, 평형과 중력의 법칙, 마지막으로 가장 중요한 숨을 들이쉬고 내쉬는 방법, 즉 올바른 호흡법 등입니다. 이런 지식을 갖고 있어야 어떤 운동으로부터 혜택을 누릴 수 있습니다.

대중은 이러한 원리들을 잘 모르거나 잘못 알고 있는 듯합니다. 따라서 그들은 필연적으로 혜택도 볼 수 없습니다. 신체 교육 지식에 관해 통달한 사람이 건강의 측면에서 평가할 때, 이는 너무도 자명한 사실입니다. 이런 지식이 보편적으로 퍼지고 시스템이 그 보급을 받쳐 준다면, 비전문가와 전문가를 아울러 적절하게 구성된 보건 당국이 이를 채택한다면, 우리는 아주 멋진 인류를 보게 될 것입니다.

인위적인 신체 운동이라는 편법에 의존하지 않고도 완전한(정상적인) 건강을 달성하고 유지할 수 있다는 것, 이 단순한 진리가 또다시 반복됩니다. 동물의 왕국에서, 신체적 형태, 힘, 우아함, 민첩함, 인내력, 건강과 장수의 완벽함 등을 관찰해 보면, 이러한 진술은 충분히 입증된 것으로 보입니다. 하지만 인간은 이와 상반됩니다.

동물의 자연적인 아름다움과 좋은 건강 상태에서 잘 나타나듯이, 그들의 타고난 자연스러운 움직임이 이상적인 신체 조건을 얻고 유지하는 일과 상관이 있는 것입니까? 인간에 의해 지지되어 온 인위적 움직임에 대한 방종이 그 한결같은 실패와 상관이 있는 것입니까?

인간의 사고 능력과 동물의 본능을 교환하면 동물의 삶에 득이 될까요, 아니면 인간에게 득이 될까요?

동물들의 신체적 조건에 대한 편견 없는 연구로 판단컨대, 한 가지 인정할 것이 있습니다. 동물의 본능과 인간의 사고 능력을 서로 교환한다면 동물은 '죽 한 그릇', 즉 눈앞의 이익을 위해 타고난 권리를 파는 반면, 인간은 적어도 한계를 잴 수 없을 만큼의 신체적 완벽성을 얻게 된다는 것입니다.

동물이 자신의 욕구를 충족시키기 위해 인위적인 움직임을 하려고 동물 체육관을 세웠다는 말을 들어 본 적 있습니까?

동물이 자연적 상태와 서식지에서 자연스럽게 움직이는 것은 당연한 사실 아닙니까?

동물은 자연의 법칙에 맞춰 스스로 다스리고 있을까요? 그 답은 '그렇다'입니다. 본능은 인간을 포함해 살아 있는 모든 생물체를 한 치의 오차도 없이 정확하게 안내하기 때문입니다.

신생아의 움직임을 주의 깊고 면밀하게 살펴본 적이 있습니까? 동물의 생태를 연구한 적 있다면, 신체적 활동과 움직임 면에서 동물은 인간이고 인간은 동물이라는 사실에 감명받았을 것입니다. 갓 태어난 신생아의 움직임에서 그 점을 알 수가 있습니다.

동물과 인간 모두 가능한 모든 방향으로 몸을 움직입니다. 신체 활동의 자유는 매우 중요하지요. 아기가 끊임없이 움직이려는 것은 그저 수많은 자연법칙 중 하나인 활동의 법칙이 발현되는 것뿐입니다. 통제받지 않는다면, 동물과 인간 모두 이러한 법칙을 따릅니다.

동물의 왕국에서 어린 새끼들이 위험에 처하지 않는 한, 어미들은 자연적 본능에 따라 '그대로 흘러가도록' 놔둡니다. 그런데 거대한 가족 구성원 중 한 마리가 게으른 성향을 보이고 활발하게 '놀고' 싶어하지 않으면 어떨까요? 어미는 새끼를 움직이게 하여 혈액 순환을 증진시킴으로써 근육을 제대로 발달시키고 힘을 길러 줍니다. 심지어 '문제적 새끼'의 목을 입에 물고서 반복적으로 흔들고 바닥에 떨어뜨려 적절하게 반응하도록 넌지시 암시합니다. 여러분은 고양이와 그 새끼 혹은 개와 강아지를 살펴본 적 있습니까?

인간의 부모와는 얼마나 다르게 행동합니까.

아기와 어린이들이 자연적인 '본능'에 충실하도록 내버려 두면, 작은 몸과 팔다리를 뻗고 늘이며, 구부려 물건을 잡고, 계속 돌고, 바닥을 기어 다니고, 모래나 풀밭에서 뛰놀다가 피곤해지면 또 다른 자연의 법칙에 따라 자연스럽게 쓰러져 잠이 듭니다. 이것이 건강한 것입니다. 하지만 자애로운 엄마들은 이러한 기회를 주지 않고 문자 그대로 음식으로 자식의 배를 가득 채우고는 (전적으로 아이에 대해 무심하거나 무지하거나 잘못된 정보로 인해서) 잔혹하게도 그 여린 몸을 엉덩이와 무릎의 관절이 고정되도록 꽉 '싸맵니다.'

이런 비인간적인 돌봄에 저항하기 위해 아이는 울고, 그 울음을 진정시키기 위해 엄마는 계속 아이를 흔들어 재웁니다. 이것은 아이들을 위한 자연스러운 수면일까요? 아닙니다. 작고 순진한 아이들은 속이 메스껍거나 그저 지쳐서 반쯤 무심결에, 혹은 둘 다의 경우로 마침내 잠이 드는 것입니다.

말 못 하는 짐승과 인간은 이 얼마나 다르게 행동합니까.

동물의 어미는 본능에 따라 새끼를 먹인 뒤, 보통은 따뜻한 자신의 품에서 자연스럽게 기대어 자도록 내버려 둡니다. 이로써 새끼들은 최상의 안락함을 느낄 수 있는 신체적 저항을 얻을 뿐만 아니라, 어미의 몸이 주는 건강한 감응이라는 혜택도 얻습니다. 이는 새끼들의 행복을 위해 필요한 생명의 중요한 요소입니다.

이를 이해하는 데 대학 교육이 필요한 건 아닙니다. 다시 말하자면, 우리 아이들을 양육할 때 눈으로 똑똑히 관찰하고 상식을 활용해야 합니다. 현재 연구에 쓰이는 시간과 돈의 극히 일부만이라도 자연법칙을 위반한 것들을 연구하는 교육적인 목적으로 쓰인다면, 지금보다 얼마나 훨씬 더 많이 삶을 즐기고 누릴 수 있을까요?

이러한 주제를 이해하려는 것은 학위를 가진 박사들과 과학자들만이 토론하던 주제에 실례를 무릅쓰는 일로, 그들에게 용서를 빌어야 할지도 모릅니다. 그러나 이상주의의 축복을 받은 상식과 인도주의적 동기에 고무된 모든 자연인은 본능적으로 (자신이 아는 지식을) '아낌없이 베푸는' 게 의무라고 느낍니다. 인간관계를 지배하는 윤리적 규범을 여전히 지키려고 하는 구성원들이 그 혜택을 받도록 말입니다.

누구나 옳고 그름을 가려 보고, 이에 따라 적절하게 자신만의 의견을 가져야 합니다. 누군가는 이러한 진술의 진실성을 테스트해 보려는 생각으로, 소년기부터 중·장년기까지의 삶을 추적하여 밝혀내려는 지적 여정을 시작할 수도 있습니다.

요람에서 천진난만하게 잠들어 있던 아이는 이제 잠에서 완전히 깨어 그 작은 등을 대고 누워 있습니다. 믿거나 말거나, 거슬리는 포대기 없이도 아이는 배고픔이 만족스러울 만큼 충족된 채, 팔다리와 신체를 움직이며 완전한 해방의 자유를 누리고 있습니다.

아기를 재울 때 엉덩이와 다리를 단단하게 싸매 놓고도 구속받지 않는다고 생각하는 것이 오히려 이상하지 않습니까?

그러나 대부분 다리가 곧게 자라기 위해서는 아이들이 잘 때와 쉴 때 엉덩이와 다리를 꼭 싸매야 한다고 생각하는 듯합니다. 이 얼마나 어리석은 일입니까!

동물들이 새끼들의 다리를 곧게 만들기 위해 싸매 둔다거나 그와 비슷한 인위적인 수단을 쓴다는 말은 들어 본 적이 없습니다. 미개인들이 이런 것들에 의지했다는 사실 또한 발견하지 못했습니다. 사고를 당한 경우를 제외하곤, 자연 속의 미개인과 동물들은 정상적인 육체를, 축복을 받아 균형이 잘 잡힌 신체를 갖고 있습니다. O자 다리, 안짱다리와 척추만곡도 없습니다. 여기서 우리는 신체적 기형을 가진 아이들은 대개 어린 시절에 받은 끔찍한 처치로 인해 고통받았다는 필연적인 결론에 도달하게 됩니다.

독자들이 이 논의의 궁극적인 결론을 따라갈 의욕과 인내심을 가졌다면 곧 확신하게 될 것입니다. 아이의 몸을 싸매는 케케묵은 관례에 집착하는 것, 그것이 결국 무지한 부모가 힘없는 자식들에게 강요하는 수많은 잘못된 습관 중 하나라는 점을 말입니다. 이런 상황은 건강 권위자들에게 책임이 있습니다.

싸매 두지 않은 평범하고 정상적인 아이는 근육을 움직이려는 지극히 자연스러운 욕구를 채우려고 합니다. 자연스럽게 일명 '날개를 편 독수리spread-eagle' 자세로 끊임없이 팔다리를 뻗었다가 접고, 고개를 들었다가 내리고, 몸을 왼쪽에서 오른쪽 혹은 그 반대로 돌립니다. 이런 움직임을 방해하지 않고 놔두면 아주 큰 만족감과 기쁨을 드러내지만, 싸매 둔 상태로 다소 시간이 흐르면 확실히 불쾌하고 불만스러워져 곧 울음을 터트리게 됩니다. 그 울음을 달래 주지 않으면 아이는 진이 빠질 것입니다. 부모가 다른 자세로 바꿔 주지 않는다면 말입니다. 아이는 아직 혼자서 자세를 바꿀 정도로 힘이 세지 않습니다.

실제로 엄마들 열에 아홉은 아이가 우는 이유가 품에 안기길 원해서라고 생각합니다. 일부는 맞는 말이긴 합니다. 적어도 엄마의 몸에 작은 다리를 얹고 편히 쉴 수 있고, 울음을 멈추기 때문입니다.

그런데 이는 깨뜨려야 할 일반적인 오류 중 하나일 뿐입니다.

아이가 우는 진짜 이유는 무엇일까요?

그 답은 빠르고 명확하게 찾아낼 수 있습니다. 등을 대고 누운 아이와 같은 자세와 동작으로 실험자가 20분에서 40분 동안 있어 보면 됩니다. 그러면 그 결과 무슨 일이 벌어지는지 알게 되고, 아이가 쉬지 못하고 우는 이유도 알게 될 것입니다.

지금 상황에서는 정말 무슨 일이 벌어지는지 아무도 모르는 듯합니다. 그렇지 않다면 오래전에 이런 끔찍한 행위는 사라졌을 것입니다.

골격 구조의 해부학적 균형과 근본 원리에 따라 편안하도록 설계된 평범한 침대 위에서라면 어떨까요? 아이는 과도하게 긴장하지 않은 채 일정한 자세로 한 번에 몇 시간이라도 누워 있을 수 있습니다. 이처럼 과학적으로 설계되고 만들어진 침대가 아니라면, 필요에 따라 때때로 이 자세에서 저 자세로 바꿀 수밖에 없겠지요. 등을 대고 누워 있다가 우는 아이를 발견했을 때, 엎드린 자세나 그 반대로 바꾸어 주면 곧 울음을 멈출 것입니다.

아이를 안락하게 하기 위해서는 꼭 이런 자세로 바꿔 주어야 합니다. 자주 바꿔 준다면 아이가 자연스럽게 움직임을 연습하는 데 실질적인 도움을 줄 것입니다. 아이의 올바른 성장에 꼭 필요하고 매우 중요한 일입니다. 이런 방식을 따르면 아이는 안도감과 행복을 느끼고, 튼튼하고 건강하게 자랄 것입니다.

어린 자녀들을 잘못 돌보는 방식이 또 하나 있습니다. 의자에 똑바른(등을 수직으로 세운) 자세로 얌전하게 앉아 있게 하는 것입니다. 비교적 짧은 시간이지만 현대식 식당, 부엌과 여타 다른 곳에 있는 의자에 얌전히 앉는다는 것, 그것이 무엇을 의미하는지는 이를 연구하는 곳에서조차 알지 못합니다. 제대로 알고 있다면 오늘날의 의자는 진즉 수 세기 전에 밀려났을 게 분명합니다.

누구든 현대식 의자에 한 시간 동안 꼼짝도 안 한 채 앉아 있어 보길 바랍니다. 그 일이 아이에게 어떤 의미인지 곧바로 깨닫게 될 것입니다. 근육에 쥐가 나고 감각이 점차 사라지다가 더 이상 어떤 감각도 민감하게 반응하지 못하게 됩니다. 그런 자세로는 누구도 편하게 쉴 수 없습니다. 그 자체로 가장 부자연스러운 자세이기 때문입니다. 최고의 휴식과 편안함을 보장하는 올바른 자세를 알려면, 아이들이 혼자 있을 때 자연스레 취하는 자세를 관찰해 보세요.

불편한 자세를 취하고 있습니까? 물론 아니지요. 그렇다면 왜 아이에게 자연스럽고 편안하며 건강에 좋은 '쪼그려 앉는 자세squat', 터키식 자세Turkishfashion, 아메리칸-인디언식 자세, 일본식 자세 등을 취하지 못하게 합니까?

유아기의 아이들은 바닥에 앉고, 곰처럼 '네 발'로 이리저리 움직이고, 손과 무릎으로 기는 걸 좋아합니다. 이 모든 동작은 아이의 등과 다리, 배와 어깨의 큰 근육들을 발달시킵니다.

아이는 근육이 몸무게를 지탱하기 적당할 정도로 충분히 발달하여 움직일 때 평형 상태를 통제하는 지능을 갖습니다. 그러나 그러기도 전에 자부심이 강한 (그리고 본의 아니게 잔인한) 부모들은 아이를 강제로 걸리거나 일으켜 세워 자연스러운 신체 발달 과정에 심각한 지장을 줍니다. 일반적인 아이들은 걷거나 설 때 부모님의 가르침이나 도움이 필요하지 않습니다. 홀로 놔두면 넘어지지 않고 똑바로 서거나 스스로 걷는 능력을 자연스럽게 시도하며 배우기 때문입니다.

이처럼 자연스럽지 않은 방법을 따르도록 아이들에게 강요하면, 아무리 좋은 의도였다고 하더라도 건강을 해칩니다. 척추만곡, O형 다리, 안짱다리, 잘못된 자세와 후천적 평발은 그러한 그릇된 생각에서 시작됩니다. 안타깝게도 이런 자세들은 다정하지만 무지한 부모에게서 비롯됩니다.

말 못 하는 동물들이 인간보다 얼마나 더 많은 상식이나 자연적인 본능을 갖고 있을까요? 이들이 새끼를 '양육하는' 방법은 어떻게 인간과 완전히 다를까요? 동물의 어미, 특히 고양이가 새끼를 단련하려 연습시키는 모습을 지켜보는 것만으로 얼마나 즐거운가요?

동물의 어미가 우리에게 알려 주는 훈련법이라니요!

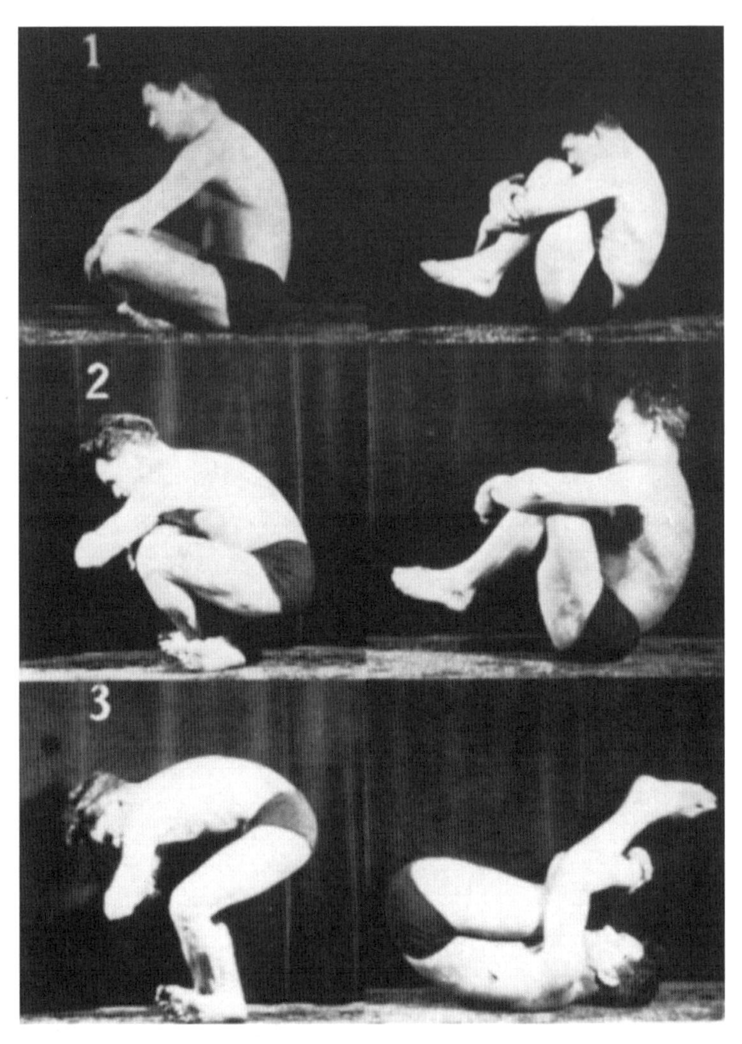

직립 자세에서 몸을 낮춰 바닥에 앉는 좌식 자세를 시도해 본 적 있는가? 시도해 보라. 어려운가? 당연히 어려울 것이다. 조정력이 부족하기 때문이다. 여기에 실린 사진은 컨트롤로지를 통해서 이러한 동작을 쉽사리 할 수 있음을 보여 주니 참고하라. 척추의 완벽한 곡선과 탄력성, 유연성 그리고 엉덩이와 무릎, 발목 관절의 완벽한 메커니즘에 주목하자.

6 컨트롤로지

고대 그리스인들은 '몸과 마음의 균형'의 진정한 의미를 누구보다 잘 알았을 것입니다. 이는 인류 진보의 길을 따르는, 최상의 신체적 건강, 최상의 정신적 행복, 최상의 성취를 명확하게 표현한 말입니다. 그들은 영혼 자체가 인간 몸의 신체적 기능과 정신적 현시와 불가분하게 밀접한 관계를 맺고 있다고 믿었습니다.

그들은 몸이 완벽한 신체 상태에 가까워질수록 마음도 완벽한 정신 상태에 가까워진다는 사실을 완전히 이해하고 있었습니다.

그들은 몸과 마음을 자발적으로 조절하는 능력을 동시에, 그리고 동등하게 발달시키는 것이 중요한 자연법칙임을 알고 있었습니다. 몸과 마음이 동등하지 않게(비정상이거나 평균 이하) 발달하거나 그중 하나 혹은 둘 모두에 태만하다면 생명의 보존이라는 문명의 첫 번째 법칙을 실현하지 못할 거라고 생각했습니다. 여기서 생명의 보존이란 완벽한 육체와 정신을 달성하고 유지하는 것입니다. 바람직한 목표를 실현하는 데 실패한다는 것은, 이를테면 몸이 마음의 '적enemy'이 되거나 마음이 몸의 '적'이 되는 것입니다. 그러므로 마음이 몸이 '친구friend'가 되거나 몸이 마음의 '친구'가 되어야 할 것입니다.

오늘날 수많은 사람과는 달리, 그리스인들은 스스로 설파한 것을 독실하게 실천했습니다. 그리스의 훌륭한 조각상들은 그들이 믿기 어려울 정도로 멋지고 완벽한 신체를 성취했음을 잘 보여 줍니다.

그리스인들의 독특한 신체적·정신적 발달에 비추어볼 때, 그들은 지혜로운 사람들이며, 문명의 '수레 바퀫살spokes' 속 '중심축hub'이라 해도 과언이 아닙니다. 수레 바퀫살은 중심축 없이 존재하지 못합니다. 중심축과 수레 바퀫살이 있어야 수레바퀴는 그 기능을 제대로 합니다.

그런데 불행하게도 그들의 매력적인 교훈은 현대 문명에서 완전히 사라져 가는 것처럼 보입니다. 애석한 일이지요!

여러 방면에서 우리는 발전해 왔지만, 몸과 마음의 조화롭고 과학적인 발달이라는 측면에서는 그 높은 기준으로부터 사실상 퇴보해 왔습니다. 비교해서 말하자면, 먼 옛날의 사람들이 실제로 '건강과 행복이라는 산 정상'에서 살았던 반면, 오늘날 우리는 '질병과 불행이란 정글'에서 살고 있는 셈입니다.

그리스인들은 화려하고 널찍한 원형 경기장에서 공공연하게 자신의 강건한 운동 실력을 끊임없이 선보였습니다. 그리고 대중들은 선수들의 완벽한 신체를 보며 그들을 모방하려 시도할 수 있었습니다.

균형이 잘 잡히고 아름답게 발달한 그들의 몸은 조각가들에게 영감을 불러일으켰습니다. 조각가들은 눈앞의 '살아 있는 예술'을 바로 알아보았고, 오늘날 그 결과물들은 세계 유명 박물관들에 훌륭한 고대 그리스식 대리석 동상들로 남아 있습니다. 그것이 바로 그리스 문명이 우리에게 남긴 값진 유산 중 하나입니다.

이는 진실로 우리 현대인들이 간과하지 말아야 할 좋은 본보기입니다. 특히 우리 보건 당국이 유념해야 합니다. 그리스인들이 그랬듯이, 완벽한 신체와 정신을 얻고 유지하기 위해 '몸과 마음의 균형'의 근본 원리를 인식하고 실천해야 합니다.

고대 그리스인의 일반적인 생활양식은 당연히 오늘날과 완전히 달랐습니다. 그들은 자연을 사랑하는 사람들이었습니다. 나무, 개울, 강, 바람, 바다 같은 자연 그 자체와 교감하기를 즐겼습니다. 야외 생활을 좋아하는 그리스인들에게는 이러한 것들은 자연의 음악이고 시이며 희곡이었습니다.

그들의 몸은 우리가 오늘날 추측하는 바와 달리 굳이 옷으로 가릴 필요가 없었습니다. 그들은 상쾌한 공기와 생기를 불어넣는 태양 광선에 몸을 드러내기를 즐겼으며, 당연히 오늘날 현대인들보다 육체와 정신의 완벽함이라는 목표를 훨씬 더 잘 이룰 수 있었습니다.

오늘날 운동선수들이 그리스인들의 시스템을 추구하려고 한다면, 현재 우리가 아는 '컨트롤로지'의 지식을 통해 그 신체적·정신적 완벽함이라는 높은 수준과 동등해질 수 있을 뿐만 아니라 (믿기 힘들겠지만) 능가할 수도 있을 것입니다. 우리의 인간성을 하나의 '커다란 집단en masse'으로 보고 고대 그리스에서 확립된 '집단'의 기준과 비교할 때 특히 그렇습니다.

그러나 그리스인들은 오늘날 우리가 이해하는 만큼 '몸과 마음의 균형'을 완전히 이해하지는 못했습니다. 우리가 현재의 생활 방식과 신체 훈련 시스템을 버리는 대신, '컨트롤로지'의 과학에 기반하는 훈련을 선택한다면, 몸과 마음이 도로 젊어지는 결과를 얻을 것이고, 생활 자체가 고대 그리스 시대처럼 다시 예술이 될 것입니다.

인위적인 훈련과 운동보다는 자연스러운 습관이 완벽한 신체와 정신 상태를 유지해 줄 것입니다.

다음 장에서는 수년간 연구해 온 '몸과 마음의 균형'의 일반 원칙을 간략히 설명하겠습니다.

7 몸과 마음의 균형

온전치 않은 몸에 '깃든' 온전한 마음(50%의 균형)은, 모래 위에 지은 순동純銅 지붕 집처럼 구조적 결함이 있지만, 그래도 바람직한 신체 상태에 가깝습니다.

온전한 몸에 '깃든' 온전치 않은 마음(50%의 균형)은, 단단한 돌 위에 지은 얄팍한 종이 지붕 집처럼 구조적 결함이 있지만, 그래도 바람직한 신체 상태에 가깝습니다.

온전한 몸에 '깃든' 온전한 마음(100%의 균형)은, 단단한 돌 위에 지어진 순동 지붕의 집처럼 매우 바람직합니다.

온전치 않은 몸에 '깃든' 온전치 않은 마음(0%의 균형)은, 모래 위에 지은 얄팍한 종이 지붕의 집처럼 매우 바람직하지 않습니다.

이 내용과 형태들은 무엇을 의미할까요?

마음과 몸 둘 중 어느 하나가 다른 하나보다 낫거나 못할 수 없다는 것입니다.

신체적·정신적 에너지를 최소한 소비하여 최대한의 결과를 내기 위해서, 그리고 건강하게 오래 살고 유용하고 행복한 삶의 혜택을 누리기 위해서, 몸과 마음 모두는 조화를 이루어야 합니다.

8 아이들을 먼저 교육하라

어린 시절에는 좋은 습관이든 나쁜 습관이든 쉽게 만들어집니다. 그런데 왜 어린 시절에 좋은 습관을 만드는 데 노력하지 않아서 훗날 나쁜 습관을 바로잡는 수고를 들여야 하는 걸까요? 때로는 아무리 신체적·정신적으로 노력해도 습관을 바로잡기가 불가능하기도 합니다.

그러므로 아이에게 '몸과 마음의 균형'의 주요 원리를 가르치는 것은 굉장히 중요합니다. 다시 말해, '컨트롤로지'라는 새로운 과학을 통해 아이의 몸과 마음을 바르게 발달시켜야 합니다.

일반적으로 말해서, 오늘날 학교에서 하는 체육 교육 방법은 무지한 이들에게는 흥미를 끌겠으나, 그들의 노력에는 유감스러울 일이지만 나와 같이 관련 지식을 가진 사람들에게는 어처구니없게 들립니다.

교실과 체육관은 아이들로 꽉 차 있거나 환기가 잘 안 됩니다. 그런 환경에서 아이들이 규칙적으로 매일 몇 분간 운동하는 모습을 봅니다.

팔다리와 몸의 사소한 움직임의 중요성을 이해하는 아이들은 거의 없고, 극소수만이 왕성하게 운동을 합니다.

대부분은 정신을 집중하지 않고 기계적으로 운동합니다. 순전히 시간과 노력을 낭비하는 꼴입니다. 이러한 운동은 성장하는 아이들에게 오히려 치명적이어서 어른이 되면 그릇된 개념을 갖게 합니다.

신체 운동으로 어떤 실질적인 이점을 얻으려 하기 전에, 올바른 호흡법을 먼저 배워야 합니다. 개인별로 행동 지침을 주고 본보기를 보이며 이 중요한 기능을 가르쳐야 합니다.

그저 한 사람 한 사람에게 숨을 들이켜고 내쉬라고 말해 주는 것만으론 부족합니다. 올바른 호흡법을 배우는 것은 보통(지식이 없는) 사람들이 알고 있는 것보다 훨씬 어렵습니다. 더욱이 올바른 호흡 방식을 이해하고 이를 가르칠 만한 교육자는 상대적으로 적습니다.

'몸가짐Carriage of the Body'을 두고 자유롭게 훈계하면서도, 정작 올바른 몸가짐이 무엇인지는 이해하고 있지 않습니다.

"고개를 들고 어깨를 뒤로 젖히라."는 표현을 자주 듣습니다. 그러나 어깨를 뒤로 너무 젖히려고 애쓰면 등이 지나치게 우묵하게 (활처럼) 휘고 어깨뼈가 강제로 척추 쪽으로 당겨지는데, 이는 배를 내밀게 하여 매우 해롭습니다.

이러한 지시가 그 자체로 부자연스럽고 도움이 안 된다는 사실은 둘째치고서라도, 무엇보다 건강에 해롭습니다.

정말로 바람직한 것은 앞서 말한 대로 어깨를 뒤로 젖히는 게 아니라, 배를 안으로 당기면서 동시에 가슴을 활짝 펴는 것입니다.

평범한(지식이 없는) 아이가 서 있을 때 손은 주머니에 넣고 배는 불쑥 내밀며, 어깨는 앞으로 구부정하고 다리는 뒤로 밀려 있는데, 관절은 잠기고 발은 잘못된 각도로 틀어져 있습니다. 이러한 자세들은 어떤 상태에서건 이로운 점이 없습니다. 당연히 좋은 습관이 아니며, O자 다리, 안짱다리 그리고 나중에 평발을 만드는 원인이 됩니다.

아이가 옳고 그름을 먼저 배웠다면, 자연스럽게 그른 것은 피하고 옳은 것을 따랐을 것입니다. 특히 호흡은 조기 교육이 대단히 중요합니다.

평범한(자연스러운) 상태에서, 아이들은 인위적인 훈련으로 자극을 받을 필요가 없습니다. 그러나 불행하게도 아이들은 인위적인 환경의 영향 아래에서 태어나 생활합니다. 옳은 습관을 만들어 일상에서 무의식적으로 실천하게 될 때까지, 몸의 움직임을 의식적으로 조절할 수 있도록 마음 훈련이라는 특별한 과정이 필요합니다.

그 첫 번째 교육은 올바른 호흡입니다.

아이들은 최대한 가슴 윗부분을 충분히 팽창시켜 어떻게 길고 깊게 호흡하는지 배워야 합니다. 짧은 순간에 호흡을 멈춰 복부를 안으로

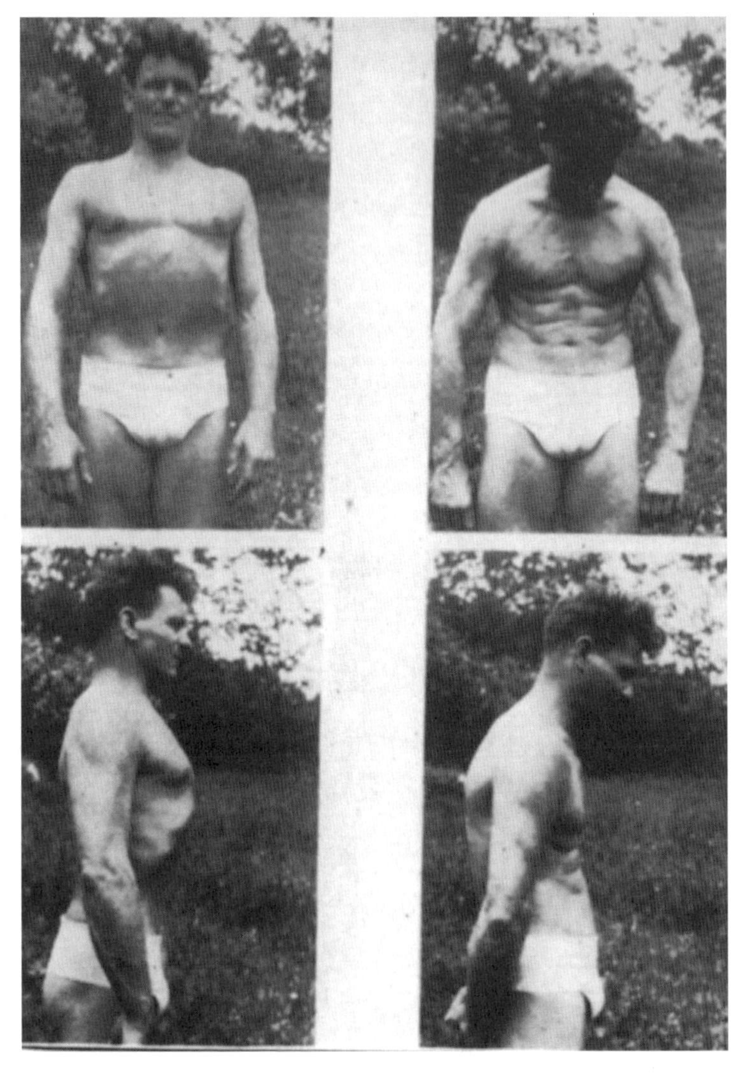

두 장의 앞모습과 두 장의 옆모습 사진, 총 네 장의 사진은 올바르고 자연스러운 호흡 방식을 보여 준다. 숨을 들이마실 때와 내쉴 때 각각 흉곽의 모습에 주목하자. 왼쪽 위아래의 사진은 숨을 들이마셨을 때 흉곽의 움직임이며, 오른쪽 위아래의 사진은 숨을 내쉴 때의 움직임이다.

바짝 당겨 넣고 밀어내는 올바른 방법을 배워야 합니다. 그러고 나서 숨을 내쉬면서 어떻게 폐에서 완전히 공기를 빼내는지 올바르게 배워야 합니다.

폐에서 공기를 제대로 빼내는 것은 그 자체로 기술이며 올바른 호흡의 마지막 단계인데, 가장 알려져 있지 않습니다. 호흡을 충분히 이해하고 있는 사람에게서 개인적으로 지도를 받지 않으면 좀처럼 제대로 배울 수 없습니다.

정신적인 통제하에 올바른 호흡 운동을 하면, 다른 모든 치료들보다 확실히 결핵을 예방하게 되고, 거기에 더해 최상의 건강 기준을 얻고, 이를 유지하게 됩니다.

처음에는 상당히 노력하지 않으면 폐에서 완전하게 공기를 빼낼 수 없습니다. 하지만 참을성을 갖고 노력하면 바람직한 결과를 얻을 수 있습니다. 힘이 늘어나고, 점진적으로 폐를 최대 용량까지 발달시킬 수 있습니다. 가슴이 '풍선처럼 부풀게' 되고, 동시에 다른 모든 근육들이 활동하게 됩니다. 이렇게 아이의 자세는 정상(자연스러운) 상태가 될 것입니다.

적절한 호흡과 올바른 자세를 배우면 아이들은 인위적인 운동을 하지 않아도 됩니다. 걷기, 달리기, 점프하기, 구르기, 오르기, 힘겨루기 등은 '어머니 자연'이 아이들을 정상적으로 발달시키기 위해 마련해 놓은 자연스러운 운동입니다.

정말로 심각하게 몸이 좌우 대칭으로 발달하지 않기를 바라지 않는

한, 자연스러운 움직임의 법칙은 습관적인 관념을 허락하지 않습니다.

일례로, 몸의 오른쪽이 전적으로 소홀하게 되었다고 해서 몸 왼쪽의 발달도 소홀히 하도록 방치하지 마십시오.

신체의 정상적인 발달에 있어서 자연스러운 움직임의 법칙은 '동반성companion' 혹은 대등한 움직임을 인식합니다.

예를 들어, 자연스러운 움직임은 그 움직임의 한 세트가 앞으로 구부리는 일정한 횟수로 행해졌다면, 역시 같은 일정한 횟수로 뒤로 젖혀져야 합니다.

신체를 '강건하게hardening' 하는 것은 올바르고 정상적인 발달에서 또 하나의 가장 중요한 사항입니다.

적당한 옷은 이 점에 있어서 중요한 역할을 합니다. 아이들에게 자유롭게 자신의 자연스러운 성향을 따르도록 놔두면 주저하지 않고 불필요한 옷들을 (벗어) 버릴 것입니다. 사실 아이들은 옷을 적게 입으면 적게 입을수록 더 좋아합니다.

야외에서 몸 쓰는 놀이를 활발하게 할수록 쓸데없는 옷은 더욱 필요하지 않습니다. 아이들이 이런 환경에서 감기에 걸리는 일이 전혀 없는 건 아니지만, 좀처럼 드문 일입니다. 활동을 멈추는 순간, 아이들은 한기를 피하고자 자연스럽게 필요한 옷을 찾습니다.

폭풍이 몰아치거나 몹시 추운 계절을 제외하고, 정상적인 날씨 상황과 상관없이 아이들이 야외에서 운동하게 해야 합니다. 야외는 아이들의 몸을 자연스럽게 강화해 주고 적절하게 '단련'해 주는 자연의 강장제이기 때문입니다.

아이가 추위나 감기 기운을 느껴 아프다고 호소하며 집에 오면, 뜨거운 물 샤워와 차가운 물 샤워를 시키고 잠시 휴식을 취하게 한 뒤, 밖으로 내보내 친구들과 놀게 해야 합니다. 그래야 몸이 점차적으로 자연 상황에 익숙해집니다.

간절히 얻고자 하는 결과를 이루려고 잘못된 이론과 방법을 따르는 무지한 사람들이 어리석은 일들을 많이 저지릅니다. 이럴 때는 자연스럽고 단순할수록 더 나은 방법입니다.

아주 어려서부터 아이의 알몸을 대기와 햇빛에 최대한 많이 노출하는 것이 지혜롭다고 우리는 경험을 통해 배웠습니다. 삶과 건강을 위험하게 만들지 않는 한, 자연스럽게 하고 싶은 대로 놔두고 제한하지 말아야 합니다.

아이의 행복은 피부의 청결에 달려 있습니다. 물의 양은 충분해야 합니다. 뜨거운 물에서 온도를 점차 낮춰 결국 찬물로 목욕하면 몸에 매우 좋고 기분이 상쾌해집니다. 특히 목욕 (초반에) 부드러운 솔로 기분 좋게 '마사지'하듯 문지르고, 점차 단단한 솔을 사용합니다.

비누는 가끔 몸이 땀으로 뒤덮였을 때만 사용해야 합니다. 그 외에는 솔로 마사지하며 씻는 걸로 충분합니다. 이러한 피부 관리법은 매끄러운 피부와 홍조를 만들어 줍니다. 모공에 박힌 비누 잔여물을 제거하여 자연스럽게 제 기능을 다하도록 모공을 열어 주고, 감기를 일으킬 만한 원인을 없애 줍니다.

아이들이 샤워하거나 목욕할 때 또한 배워야 할 것이 있습니다. 컵에 약간의 물을 따라서 한 손에 쥐고 다른 손으로 한쪽 콧구멍을 막은 채 다른 쪽 콧구멍으로 들이켜는 겁니다. 그러고서 양쪽 콧구멍을 가볍게 누른 채 숨을 내뱉듯이 물을 뱉습니다. 같은 방법으로 다른 쪽 콧구멍도 반복합니다.

콧구멍 청소를 하다가 물이 목으로 넘어가면 자연스럽게 입으로 뱉어냅니다. 이런 행위는 목과 입을 청결하게 하고 건강한 상태를 유지하게 하며 병을 이기는 면역력을 점차 높여 줍니다. 이런 간단한 제안을 올바르게 실행한다면 코, 입, 귀의 질환 모두는 아니더라도 대부분의 병을 예방할 수 있습니다.

9 증명된 사실

인류와 일부 동물이 자연적으로 '척추'를 타고난다는 것은 모두가 아는 사실입니다. 하지만 인간이 태어나서 성숙하기까지 이 척추가 인간이란 '집'의 '대들보'로서 정상적인 형태로(곧게) 제대로 자라도록 과학적, 진보적, 자연적으로 발달한 상태임을 인식한 사람은 몇 되지 않습니다. 여전히 척추의 메커니즘, 그리고 몸의 이 '주춧foundation' 뼈와 그 움직임을 절대적으로 조절하는 적절한 훈련법에 대한 이해가 모자랍니다. 이러한 이해 부족으로 인해 아주 오랜 세대 동안 인간의 척추를 애처롭게 방치해 왔다는 사실을 대부분 인지하지 못하고 있습니다.

따라서 각각의 상태에 맞춰서 스스로 발달하도록 방치되었고, 그 결과 오늘날 평범한 사람들의 척추는 예외 없이 다소간 변형되고 말았습

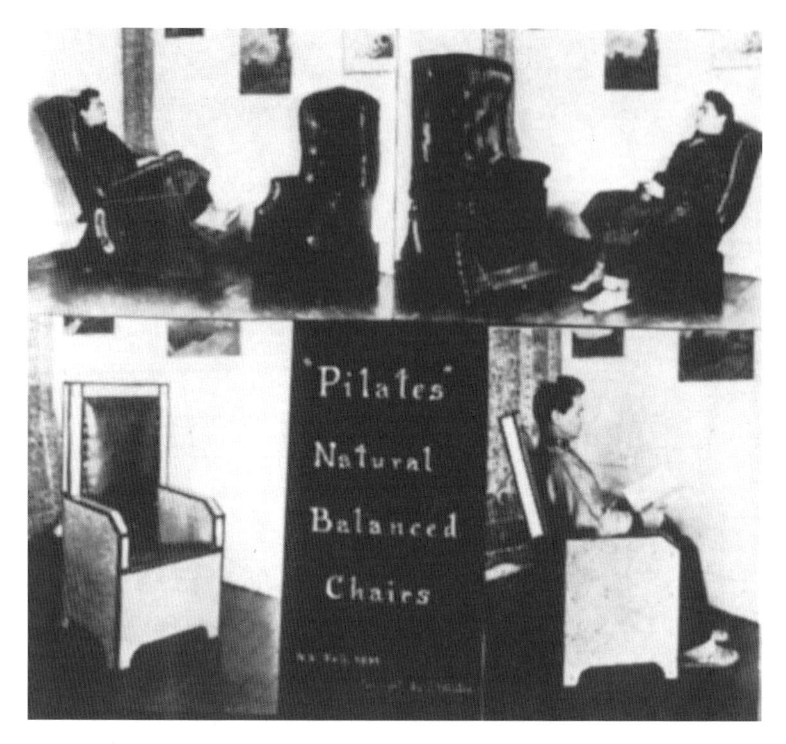

◤ 위 사진들은 올바른 자세를 지키고 몸이 완벽하게 쉴 수 있도록 필자가 개발한 많은 모델 중 일부다. 유치원 아이들에서부터 나쁜 자세와 운동 부족으로 중년 및 노년층에 만연한 신체 질환을 앓고 있는 성인들까지, 모든 사람들을 위한 다목적 의자다.

니다. 불행하게도 이런 상태가 정상이라고 대중들에게 일반적으로 받아들여져 왔습니다. 심지어 일부 주요 해부학자들도 겉보기엔 이와 유사한 믿음을 갖고 있습니다. 이런 상황은 끔찍한 오류에 신빙성을 부여하는 것으로, 정말 통탄하지 않을 수 없습니다. 이를 즉시 바로잡지 않는다면, 그 심각한 오해의 희생자들은 계속 궁극적인 회복의 길을 찾아가지 못할 것이고, 건강이라는 목표에도 이르지 못할 것입니다.

의학 역사상 과학의 역할이 지금보다 더 중요했던 적은 없습니다. 과학은 여기서 제기된 사실을 공정하게 검증하고 이 모든 주제를 집중적으로 연구하여 보완해야 합니다.

실험실과 그 너머의 혁명적인 발명과 끊임없는 연구를 한다는 관점에서, 의학은 낡은 사고와 전통적인 교수법을 대담하게 버려야 합니다. 치료보다는 예방법에 더 집중해야 합니다. 이것이 내가 이 책에서 구체적으로 설교를 늘어놓는 이유입니다.

척추의 자연스러운 메커니즘을 지배하는 기본 원리를 이해하고 인지하는 데 실패했다는 이유로, 인간의 몸은 수 세기 동안 불필요한 괴롭힘을 당해 왔습니다. 이 주제와 관련해 입증된 사실을 선입견 없는 의료 기관과 당국에 빠르게 납득시켜야 할 것입니다. 운동, 휴식, 수면 중에 인간 몸에 적용되는 평형 상태의 요인을 인지하고 이해해야 합니다. 그것이 지금껏 내가 해 온 연구이며, 그 연구에 따라 나는 척추를 올바르게 발달시키는 의자와 매트리스, 침대를 개발했습니다.

이 주제를 보는 다양한 시각에 관해서 해부학자들과 논쟁을 벌이기

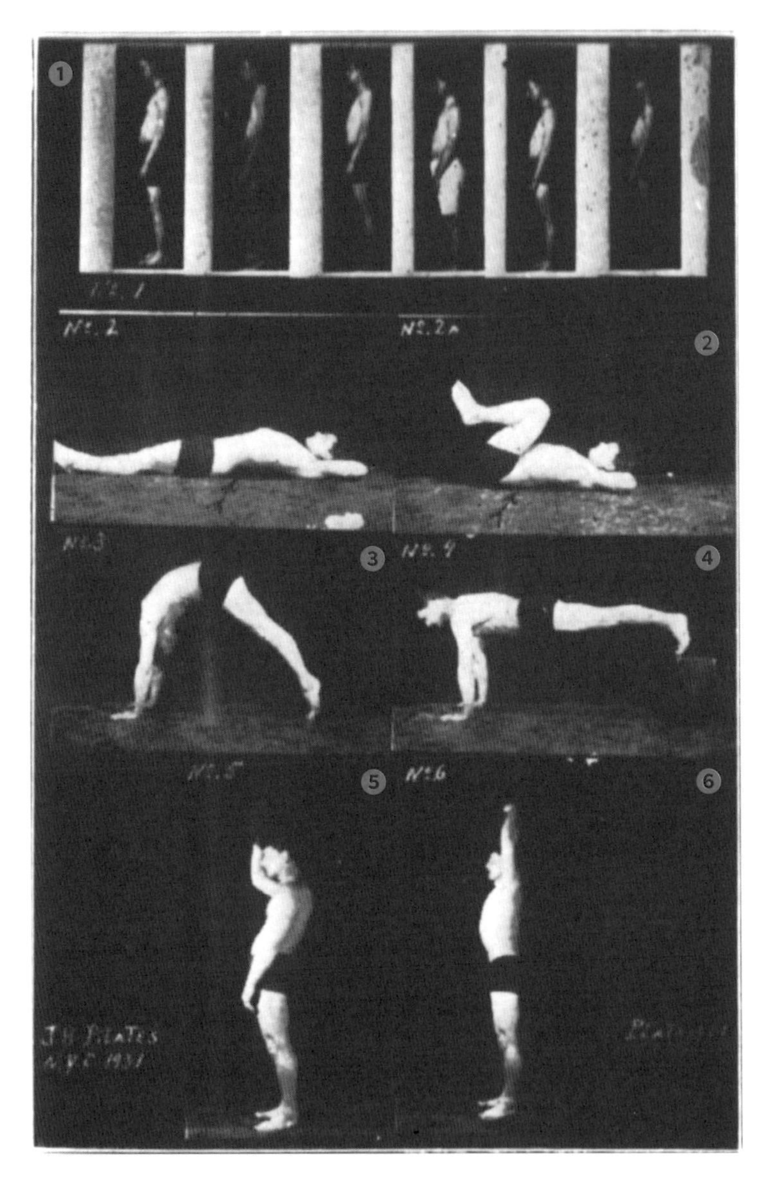

척추의 굴곡과 관련해 입증된 사실을 보여 주는 사진들이다. 척추는 반드시 곧아야 한다는 것을 잘 보여 준다.

보다는, 관찰과 경험에 근거하여 이 중요한 문제에 직접 주의를 기울여야 합니다. 그것이 인본주의자의 의무입니다.

중언부언하지 않고(표준 의학 문헌은 누구나 쉽게 참조할 수 있습니다.) '인간 척추의 해부학'이라는 주제를 다음과 같이 소개합니다.

1 인간 척추의 메커니즘에 관한, 사실에 근거한 지식은 유감스럽게도 불충분하다. 그러한 지식의 부족은 우선 오늘날 비정상적이고 표준 이하의 상태를 정상으로 받아들이는 일의 원인이 되며, 결과적으로 오늘날 인류를 괴롭히는 모든 질병의 원인이 된다.

2 해부학자들이 묘사하는 척추 굴곡은 보통 인간의 몸에서 발견되는 실제 상태를 평균적으로 보여 준다. 하지만 그것을 정상으로 받아들여서는 안 되며, 경우에 따라 비정상이거나 표준 이하의 상태로 간주해야 한다.

실질적으로 100명 중 95%는 비정상 척추 굴곡으로 고통에 시달리고 있다고 조사되었습니다.('사진 1' 참조)

이 95퍼센트의 척추 기형은 확실히 '그 증거가 많습니다.' 그렇기 때문에 해부학자 및 다른 학자들은 오히려 이러한 척추 굴곡이 이상적이고 정상적인 상태라고 잘못된 결론을 내렸습니다.

심지어 이러한 척추의 굴곡이 척추 스스로 힘을 더 신도록 해 줄 뿐 아니라, 진동을 더 잘 흡수하는 데 필요하다고 주장합니다.

신체 메커니즘의 가장 단순한 법칙을 위반하는데도 부적당한 결과를 받아들인 것입니다. 이 경우 과학이 심각한 실수를 범해 온 게 아닐까요?

3 평범한 아이들의 척추는 모두 곧다. 등은 완전히 평평하다.

다행히도 자라나는 아이는 잠잘 때 무릎을 구부리고 웅크린 자세를 취하는 등 자연스러운 움직임을 물려받았습니다. 따라서 '아이-동물'은(이 표현을 관대히 봐주시길) 원하는 결과를 얻기 위해 적당한 저항을 뼈에 가하여 무의식적으로 가장 편안하고 자연스러운 자세를 찾습니다.

대부분 부모가 그러하듯, 스프링 탄성이 어느 정도 있는 현대식 침대에, 아이의 다리를 쭉 펴고 관절을 꽁꽁 '싸맨' 채 길게 눕혀 두기를 고집하는 일은 범죄에 가깝습니다.

아이에게 부자연스러운 자세를 강요하면 몇몇 근육들이 그에 따라 반응합니다. 특히 주요 근육들은 정상적이고 자연스러운 자세에서 그 편차 범위에 따라, 긴장한 상태가 되거나 반쯤 긴장한 상태가 됩니다.

당연히 이런 부자연스러운 태도는 불편한 데다 다소 고통스럽습니다. 아이는 울음으로 이러한 불편함을 드러냅니다. 잘못된 자세를 취하는 나쁜 습관이 거의 영구적으로 굳어질 때까지 말입니다. 부모가 계속 달래 주기만 할 때, 이 해로운 관습은 아이에게 영원히 고착되고 맙니다.

얼마나 많은 신체적 손상과 고통이 이러한 실수에서 비롯될까요?

'사진 2'는 지속적으로 근육을 불필요하게 당기면서 과도하게 혹사하는 운동을 할 때 생기는 나쁜 결과를 잘 보여 줍니다. 끊임없이 끌어당기면 척추가 일직선(정상적인 위치)에서 벗어나는 경향이 있습니다. 특히 부모가 무지하거나 무관심해서 아이의 구부정한 자세를 내버려 두고 바닥을 기거나 구르는 자연스러운 운동을 못 하게 하면, 성장하고 걷게 되는 시점에 아이의 척추는 뚜렷한 굴곡을 드러냅니다. 부모의 금지사항이 오히려 자식의 발달에 악영향을 미치고 건강을 위협하는 겁니다.

여기에 만족하지 못하고, '그 집안의 가장'과 '배우자'는 아이 다리의 상부 근육과 뒷근육이 체중을 지탱할 정도로 충분히 발달하기도 전에 아이를 일으켜 세우려고 하다가 상황을 더 악화시킵니다. 아이가 곰처럼 '네 발'로 달리거나 손과 무릎으로 기어 다니고 수없이 넘어진 뒤에, 벽, 의자, 침대 등을 붙잡고 서기를 반복하며 이들 근육은 자연스럽고 정상적으로 발달합니다.

평범한 아이는 홀로 놔두면 완전히 자연스럽게, 부모의 도움 없이도 위에서 묘사한 대로 이리저리 움직이려고 시도하고 또 시도할 것입니다. 이러한 사실을 다 알면서도 아이를 약하고 덜 발달한 다리로 강제로 서게 하는 것은 단언컨대 잔혹한 짓입니다.

결과적으로 척추 굴곡은 O형 다리, 안짱다리 그리고 나중에는 평발로 이어지는 인과응보를 낳습니다. 척추 굴곡이 척추뼈에 여분의 힘을 더할 여유를 준다는 이야기는, 단순한 역학 원리를 살펴보기만 해도 거의 이치에 맞지 않는 일입니다.

'사진 3'과 '사진 4'는 바깥으로의 아치형 만곡이 수평면보다 더할 나위 없이 튼튼하다는 증거를 보여 주고, 사진 5'와 '사진 6'은 곡선 모양의 수직선이 완벽한 직립선보다 튼튼하지 못하다는 사실을 적절히 보여 줍니다.

따라서 앞의 사진과 관찰을 통해, 곡선의 척추가 정상이라고 받아들일 이유가 없다고 결론짓는 게 논리적이지 않습니까? 오히려 그 반대가 진실이라는 결정적인 증거가 아닐까요?

같은 이유로, 인간의 척추에 관한 잘못된 철학을 계속 받아들여 발생하는 폐해를 즉시 바로잡으면 안 되는 것일까요?

생생한 증거를 보여 주는 사진은 눈은 물론 마음까지 움직이는 힘이 있기 때문에 글보다 더 많은 이야기를 전해 줍니다.

예를 들어 '사진 6'은 필자의 결론을 충분히 설명해 주고 완벽하게 예증해 줍니다. 자연의 법칙과 중력의 법칙에 따라 성공적인 기능을 수행하기 위해 정상적인 척추는 곧아야 한다는 것 말입니다. 아름다워 보이지 않는 건 별개로 치더라도, '사진 5'는 반대 방향으로 굽은 등에 내재된 병폐들을 매우 비극적으로 보여 줍니다. 그저 무력하기만 한 '볼품없는' 굴곡 그 자체는 몸과 중요 장기에 특히 위험합니다.

앞 단락에서 설명한 구부정한 자세(골반이 앞으로 밀려 있음)는 몸의 평형을 어긋나게 합니다. 몸의 뼈와 근육뿐만 아니라 신경계와 혈관, 분비 기관을 포함한 다양한 기관의 무질서를 초래합니다. 거의 영구적으로 해를 입히지만, 이에 대해서는 일단 여기서 다루지는 않겠습니다.

4 복부 비만, 그리고 비만이 미치는 위험한 영향은 척추의 '잘못된 거동 mis-carriage'에서 비롯된다.

척추의 올바른 거동은 비정상적인 비만, 짧은 호흡, 천식, 고혈압 및 저혈압, 기타 다양한 형태의 심장 질환을 자연스럽게 예방하는 유일한 방법입니다. 휘어진 척추를 고칠 때까지는 여기서 일일이 열거한 어떤 질환도 고칠 수 없다고 말해도 과언이 아닙니다.

그럼, 어떻게 효과적으로 고칠 수 있을까요?

불행히도 그 진실한 해답을 찾는 대다수 사람은 여전히 어둠 속에서 절망적으로 더듬고 있습니다. 올바른 자료와 잘못된 자료를 동시에 읽고, 올바른 충고와 잘못된 충고를 동시에 들으면서 말입니다. 아니면 그들에게 유익하다고 이미 입증되었을지도 모르는 방법들을 따르기에는 비용이나 시간을 감당할 여유가 없다고 말합니다. 몇 안 되는 사람들만이 그 진실을 배웠고 그로부터 이득을 보았습니다.

연구소와 보건부에서 구성된 당국자들이 이 책의 진술들을 끝까지 공정하게 조사해 주기를 촉구합니다. '치료'법이 아닌 예방과 교정법으로 인간의 질병을 해결할 수 있다는 진술 말입니다. 그것이 나의 체육 교육의 메소드이고, 나는 여러분을 설득할 수 있습니다.

시간과 진보는 동의어입니다. 그 무엇도 이를 막지 못합니다. 진실이 이길 것입니다.

나의 훈련법은 인정받을 것이며, 그때 나는 이 세상에서 가장 행복한 사람이 될 것입니다. 나의 목표는 이미 이루어졌을 것입니다.

10 새로운 스타일의 침대와 의자

요즘과 같은 혁명적인 발견과 발명의 시대에 믿기 어렵겠지만, 보건부 등의 관계 당국은 건강을 증진하려고 과학적으로 설계된 다양한 형태의 침대, 소파와 의자들에 유감스러울 정도로 무지합니다.

그 방면의 훌륭한 전문가들과 일반 연구자들은 내가 주장하는 이론의 정확성을 무조건 지지합니다. 건강 문제에 대한 예리한 연구와 면밀한 조사가 수년간 진행되어 왔고, 그 과정에서 축적된 다수의 관련 정보에 주목할 필요가 있습니다. 이 책에서 밝혔듯이 나는 다양한 권위자들이 도달한 결론들을 이론적·실용적으로 검증하였습니다.

건강과 관련된 자연법칙에 대하여 보편적이고 일반적인 이해가 부족합니다. 특히 전문적인 보건 당국의 이해 부족에 망연자실해집니다.

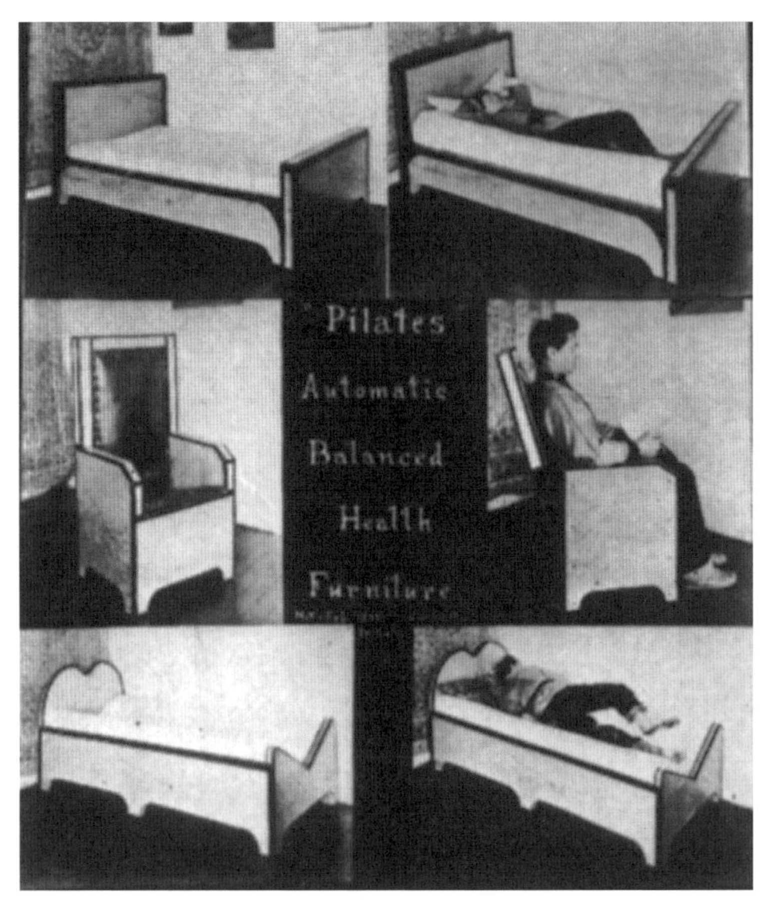

◤ 자세를 바로잡아 주고 편하게 쉬게 하는 몇몇 의자와 침대 모델들. 필자의 스튜디오에서 직접 만든 것들이다. 이 의자와 침대들은 아름다운 집의 배색에 맞춰 다양한 색상과 여러 종류의 나무들로 제작할 수 있다.

사실 '마법의 장화Seven League Boot(한 걸음에 7리그, 즉 21마일을 간다는 영국 옛 이야기 속의 장화—옮긴이)'를 신은 듯 혁신적인 보폭으로 발전하는 의료 과학, 산업의 기계화, 전화 통신, 라디오, 텔레비전 등과 비교하면 그러한 이해 부족은 별스럽기조차 합니다.

주요 보험 회사들의 통계를 보면 심장병으로 인한 사망률이 끊임없이 증가하고 있습니다. 이런 걱정스러운 수치는 현재의 부적절한 상황을 가져온 근본 요인을 즉각적이고 집중적으로 연구할 필요가 있다고 역설하는 것은 아닐까요?

사실 심장병은 어렸을 때 '후천적으로' 생기는 경우는 드물고, 나이가 든 후에 발견하는 경우가 많습니다. 일반적으로 40세에서 45세 사이에 발병 사실을 깨닫는데, 불행하게도 희생자들이 치료를 받기엔 너무 늦은 시기입니다.

오늘날 공중 보건과 연구 프로그램은 인체에 적용되는 '역학의 법칙laws of mechanics'의 중요성을 충분히 강조하지 않습니다. 특히 쉬거나 잠자거나 움직일 때, 몸이 정상적인 평형 상태에 도달해야 한다는 인식에 대해서도 마찬가지입니다.

영리 위주의 관점에서만 보지 말고 엄격한 인간 중심적인 관점에서 봅시다. 보통 사람들이 제대로 잠들지 못하고 일정하게 뒤척거리는 원인에 대한 면밀하고 편견 없는 연구는 단 한 가지 결론에 도달할 수 있습니다. 현대식 침대들이 미적으로 눈길을 끌고 외관상으로는 편안해 보이지만, 실은 본래 설계하면서 의도했던 목적과는 달리 매우 부자연

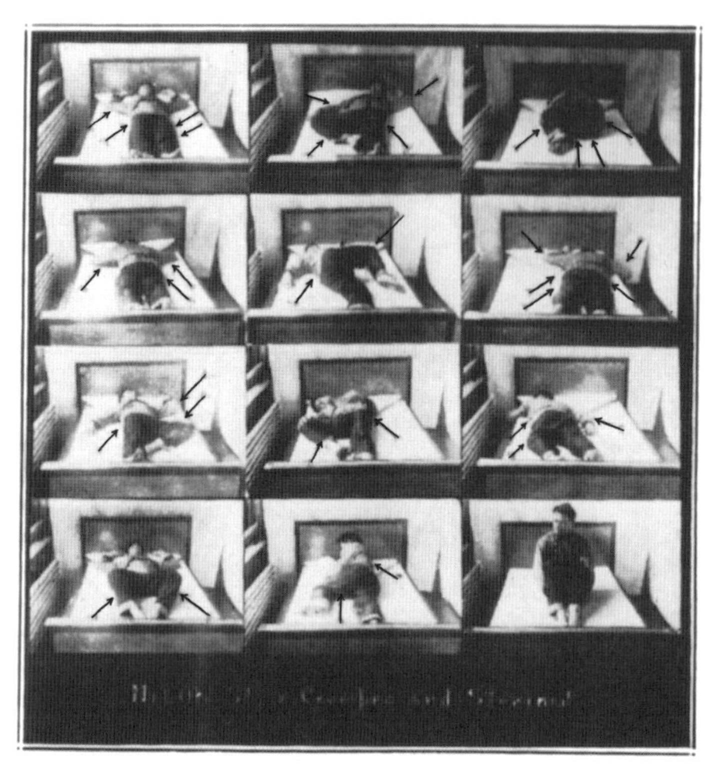

◤ 위 사진은 옛날식 침대, 즉 오늘날 대부분이 사용하는 침대다. 화살표는 오늘날 수평면의 침대에서 취하는 껄끄러운 자세를 보여 준다. 아무리 예쁜 침대라고 할지라도 이런 침대는 나의 'V자' 형태의 침대가 주는 편안함과 휴식을 주지 못하고, 줄 수도 없다. 요즘 침대는 그저 몸을 계속 뒤척거리게 할 뿐이다. 이 책에 실린 모든 의자와 침대는 내가 목공부터 덮개 씌우는 일까지 직접 한 것들로, 각각의 모델들은 미국 특허청에 등록되어 있다.

스럽고 비실용적이라는 겁니다. 이것들은 최고의 휴식과 완전한 이완을 제공하지 못합니다. 그저 몸을 뒤척이게 하는 공간만 제공할 뿐입니다.

이 침대들은 예쁘게 보이기야 하겠지만 휴식과 건강 면에서는 완전히 실패작입니다.

나는 휴식과 편안함을 모두 주는 침대를 개발했습니다. 하지만 아름다운 침대를 만드는 제조업자들은 나의 발명품을 인정하지 않을 것입니다. 그 가치를 인정하면 침대 제조업계에 혁명이 일어나리란 걸 뻔히 알고 있기 때문입니다.

모든 근육이 완전히 이완되지 않고는 편안한 숙면이 불가능하다는 사실은 자명합니다.

기술적인 정보가 없는 사람들에게는 이상하게 보일지 모르겠지만, 최상의 스프링이 부착된 침대일지라도 이러한 기능을 할 수 없습니다.

왜 그럴까요? 몸의 '기초'를 이루는 골격 구조와 근육계가 모두 이완하려면 자연스러운 저항이 필요한데, 이러한 침대에서는 그러한 저항을 받지 못하기 때문입니다.

이렇게 불편한 환경 속에서 몸은, 말하자면 '대충 그때그때에 따라' 이완에 해당하는 움직임을 취하면서 간신히 휴식을 얻습니다. 나는 8시간 동안 잠자는 사람의 영상을 촬영했습니다. 오늘날 최고의 침대 제조회사에서 같은 조건으로 촬영한 필름에는 잠자는 동안 45차례의 자

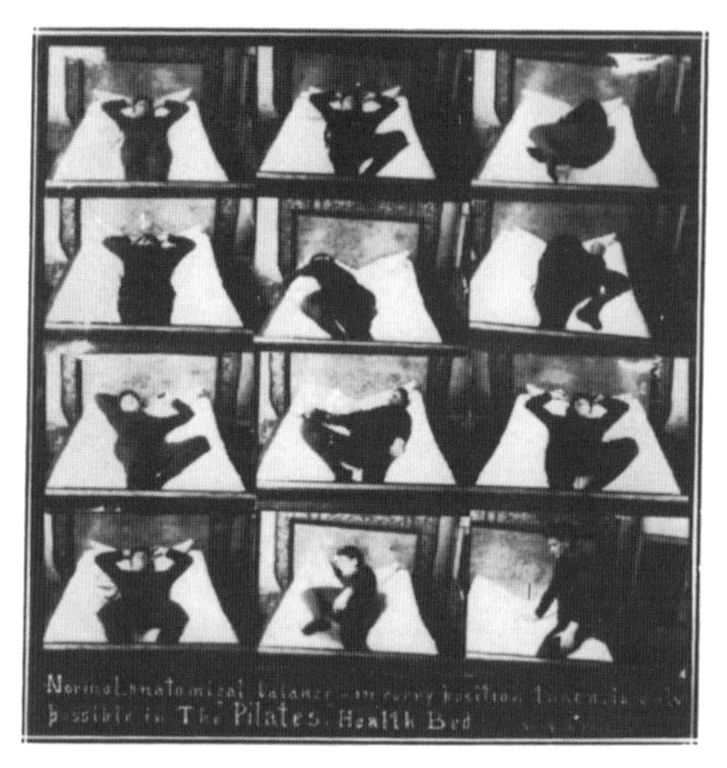

위 사진은 필자가 직접 개발한 침대 중 하나에서 편안하게 휴식을 취하고 있는 모습이다. 휴식을 취하는 자세에 주목하자. 고양이나 개의 자연스럽고 편안한 자세와 비슷하다. 이것이 나의 'V자' 형태의 침대다. 아이들의 잘못된 자세를 교정하고 척추와 그 주변 근육들을 완벽하게 이완하기 위해 특별하게 고안되었다. 특히 'V자' 형태의 침대는 편안하게 휴식을 취하며 척추를 온전하게 보호해야 하는 임산부에게 좋다. 그 외에도 천식 환자와 폐병 환자에게도 좋은 병원용 침대다.

세 변화가 기록되었습니다. 사실 내가 찍은 필름에서는 48차례, 그들의 필름에서는 45차례였습니다. 하지만 내가 만든 침대에서 여러분은 6차례 정도밖에 자세를 바꾸지 않을 것입니다.

너무 적거나 너무 많은 활동으로 우리가 지친다는 사실을 인식한다면 — 그 중간 지점이 행복한 상태입니다. — 이는 지나치지도 부족하지도 않은 것입니다. 건강을 누리고 있다고 생각하는 사람들에게 잠자는 동안 48차례, 즉 시간당 평균 5.63차례의 움직임은 과도한 건 아닐까요?

이런 상황에서 자세를 최대한 많이 바꾸는 방식이 아니라 최소한 적게 바꾸는 방식으로, 우리 몸이 평상시 잠잘 때 올바른 휴식이 주는 자연스럽고 본질적인 이점을 누릴 수 있을까요?

불행하게도 오늘날 침대는 몸에 올바른 휴식을 최대한 제공하기 위해 설계·제작되지 않았다는 추론이 타당하고 논리적이지 않습니까? 이러한 추론은 명백한 진실입니다. 그 실상은 다음과 같습니다.

자연법칙에 완전 무지하여 자식에게 부지불식간에 고통을 안겨 주는 어리석은 부모들이 태곳적부터 있어 왔습니다. 그들은 성장하는 아이들이 잠잘 때 침대에서 자연스럽고 정상적인 자세를 취하게 놔두지 않고, 그 작은 다리를 쭉 펴고 자야 한다는 잘못된 믿음으로 부단히 애써 왔습니다. 여기서 정상적인 자세란 바로 아이들이 세상으로 나올 때 취한 자세입니다. 고양이 가족과 다른 동물들이 잠을 자려고 서로 모여서 '돌돌 감은 모양coil'으로 몸을 동그랗게 말고 있을 때와 비슷한 자세입니다.

이 점에 있어서, 동물 어미의 본능이 인간 어머니들의 무분별한 행동보다 훨씬 우월한 듯 보입니다. 그러한 인간의 행동은 불행하게도 대다수 어머니가 자손들의 현재의 건강과 미래의 안녕을 위협하는, 자연법칙에 반하는 '어리석은 일들' 가운데 하나에 불과하기 때문입니다. 이처럼 웅크리는 습관으로 동물들이 잘 자라는 게 분명하다면, 인류도 똑같이 할 수 있습니다. 직접 시도하고 확인해 보세요. 몸을 말아서 고양이처럼 잠을 자면, 신장 및 다른 만성 질환, 변비 등으로 고생하지 않을 것입니다.

어째서 교육자들은 용기를 내어 그릇된 건강 교리들을 계속 가르치는 진부하고 케케묵은 종래의 두꺼운 학술서들을 즉각 없애자고 주장하지 못할까요? 왜 그들은 내가 여기서 권고하듯이, 건전하고 건강하고 안전한 방식에 기반한 현대적인 운동 및 라이프 스타일 책들로 그것들을 대체하자고 적극 주장하지 않을까요? 그 답을 알고 싶습니까? 바로 그런 방법을 채택하면 그들이 망하기 때문입니다.

잠을 자려고 할 때 왜 모두가 실제로 '새끼 고양이처럼 돌돌 말은 자세kitten coil'를 자연스럽게 취하는 것일까요?

건강 권위자들은 어째서 이런 자연스러운 자세가 부자연스러울 뿐 아니라 건강에 도움이 안 된다고 추측하고 단언할까요?

앞서 언급한 결론의 명백한 허위성을 뒷받침하기 위해 어떤 타당하고 논리적인 주장이 제기될 수 있을까요?

그 주장들이 잘 알려진 동시에 공인된, 자연법칙을 지배하는 원리들에 제대로 근거하고 있을까요?

왜 아이와 어른 모두 기회가 될 때마다 늘 의자에 앉으면 뒤로 기대는 자세를 하고 의자 뒷다리 쪽에 몸의 균형을 맞추는 걸까요?

왜 부모들은 앞서 말한 행동들을 하지 못하게 하는 걸까요?(그런 행동으로 의자가 긁히고 벽이 훼손된다는 사실은 차치하더라도 말이죠.)

왜 대부분 사람들은 비교적 짧은 시간이라도 의자에 앉으면 몸을 들썩이고 앞뒤로 기대며, 다리를 왼쪽에서 오른쪽으로 혹은 반대로 꼬게 되는 걸까요?

왜 평범한 의자에 앉아 있는 것보다 터키식 혹은 아메리칸 인디언식으로 바닥에 '쪼그려 앉는 자세'가 훨씬 더 편한 걸까요?

왜 오늘날 의자와 침대는 최고의 휴식과 이완, 정상적인 수면을 주는 가구가 되지 못하는 걸까요?

앞선 일련의 질문들에 대한 답은 엄밀하게 연구되어야 합니다. 정답은 이 책 속에 있습니다.

모든 관계자들에게 내 시스템과 발명품을 실험과 모형으로 설명할 수 있다면 나는 무척 기쁠 것입니다. 나의 목표는 이타적이고 박애주의적인 관점에서 인류에게 진정으로 공헌하는 것입니다.

나는 돈을 목적으로 하거나 과대광고를 하는 사람이 아닙니다. 건강유지와 관련된 '긴장'과 '이완', 이 주제에 대한 나의 개인적인 관점과 정보를 독자들에게 기꺼이 더 자세하게 나눠 주고자 합니다.

나는 전 세계에서 유일하게 교정에 기초한 체육 수업을 하고 있습니다. 내가 주장하는 결과를 실제로 가져다주는 그러한 훈련 과정 말입니다. 이미 언급했듯이, 여러 다양한 의자들도 발명했습니다. 그중 하나는 유치원 아이들을 위한 의자인데, 올바른 자세를 만들고, 신이 의도한 대로 척추를 바르게 유지해 줍니다. 또 안짱다리와 O자 다리, 평발로 고통받는 사람들을 위한 교정용 의자도 있습니다. 운동할 시간이 부족한, 책상에 앉아서 일하는 이들의 자세를 교정하는 의자도 있습니다. 소아마비를 겪어 팔과 다리의 움직임이 필요한 사람들을 돕는 의자도 있습니다.

이미 언급했듯이, 여러 형태의 침대와 매트리스도 발명했습니다. 나의 스튜디오에서 그것들을 본 사람들은 매우 놀라워했습니다. 이 침대와 매트리스는 매우 획기적이어서, 대량 생산을 하기 위해 주요 제조업자들에게 그 모델들을 보여 주자, 수석 엔지니어는 이렇게 말했습니다.

"필라테스 교수님, 당신의 발명품은 경이롭지만 우리는 채택할 수 없습니다. 그러면 공장 설비가 온통 뒤죽박죽되기 때문이죠. 현재의 모델들을 모조리 폐기하고 새로운 광고를 만들어야 하는데, 그것은 사실상 새로운 사업을 시작한다는 의미입니다."

그리고 곧바로 이 회사는 내가 제안했던 내용을 그대로 써먹으며 자신들의 상품을 광고하기 시작했습니다. 사람은 잠을 자면서 40차례에서 50차례 정도 움직이는데, 자신들이 특별하게 제작한 매트리스를 사용하면 그 뒤척거림이 적어도 30퍼센트는 줄어든다고 말이지요. 하지만 정말 그럴까요? 절대로 그렇지 않습니다! 그들은 여전히 구식 매트리스와 침대를 판매하고 있습니다. 그것은 그저 내가 할 수도 있는 광고를 상쇄하려는 계략에 불과했습니다.

이 얼마나 어리석은 짓입니까! 나는 이 책에서 인류의 행복에 관심 있는 사람들에게 호소합니다.

나는 그들에게 내 실용적인 체육 교육의 메소드를 대중들에게 선보이도록 도와달라고 호소합니다. 신의 축복인 건강과 행복을 인류가 누리기 위해, 내가 고안한 발명품을 확인하고 시험해 보라고 호소합니다.

Part Ⅱ

컨트롤로지를 통한 삶의 회복

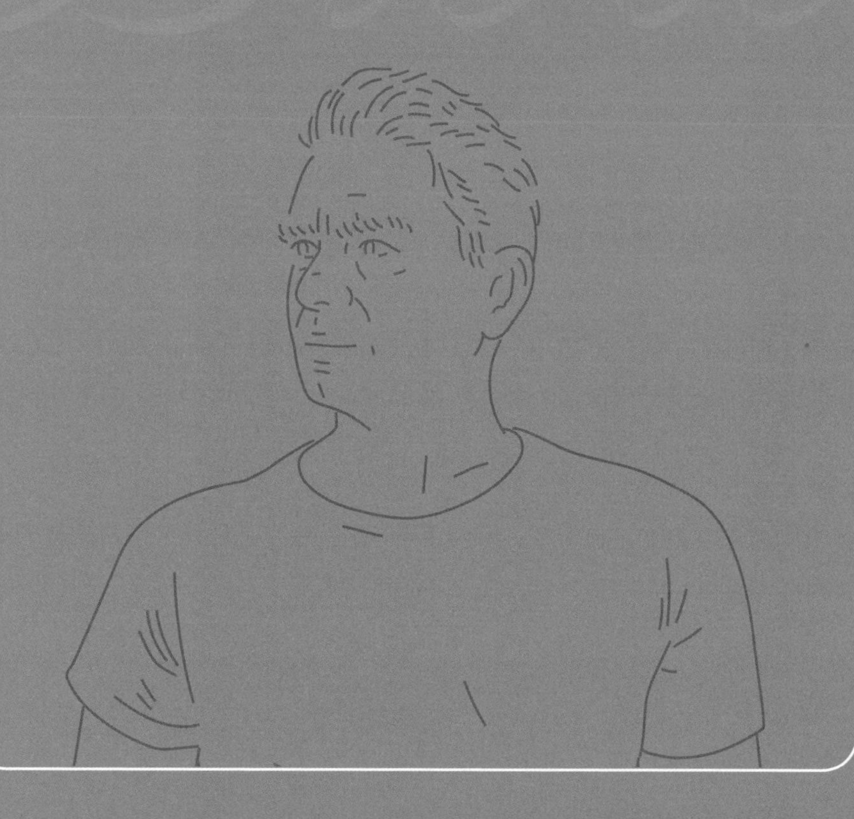

『컨트롤로지를 통한 삶의 회복』을 읽기에 앞서

조셉 필라테스의 운동 철학이 담긴 『당신의 건강』이 출간된 지 11년 만에 그 연속선상에서 운동 이론이 담긴 『컨트롤로지를 통한 삶의 회복』이 출간되었다. 이 책에는 단계적인 설명과 사진을 넣은 서른네 가지 기본 운동법이 담겨 있다. 수많은 학생과 강사들은 조셉의 말들을 꼼꼼히 읽고, 전반부에 나오는 글과 세심하게 설계된 기본 운동 세트에서 배운 신체 단련의 기본 원칙들을 반복 실천해 왔다.

필라테스는 수년 동안 자신이 직접 개발한 운동을 더욱 발달시켰다. 또 『컨트롤로지를 통한 삶의 회복』에 나온 기본 매트 운동을 대체하거나 보완하기 위해 복잡한 기구를 개발하였다. 필라테스 운동이 인기가 높아져 그 명성과 효과를 모두 누리게 된 것은 너무 자연스러운 현상이며, 21세기에도 조셉 필라테스의 철학은 계속 이어질 것이다. 또한 단순하면서도 복잡한 보완 기구들을 사용하면, 필라테스의 두 권의 책에서 배운 기본 원리들을 보강하고 향상할 수 있다는 사실을 깨닫게 될 것이다.

『컨트롤로지』는 "신체적 건강함은 행복의 첫 번째 필수조건이다."라는 첫 문장으로 시작된다. 이 책을 여는 첫 번째 장은 『당신의 건강』에 담긴 그의 생각과의 연속성을 명확하게 보여 준다. 문명은 신체적 건강함을 해치지만 컨트롤로지 프로그램은 그것을 되찾게 해 준다는 인식을 제공하고, '자연적인 신체 교육의 기본 원리들'을 깨우쳐 가야 한다는 논지를 뒷받침한다. 지금도 많은 저자들이 여전히 그의 지도 원리들을 더 상세히 풀어서 설명하고 있다. 조셉의 언어는 '산속 개울을 따라 흐르는 물'처럼 잊을 수 없는 이미지들을 선사하는데, 이처럼 그는 우리의 몸 안에서 청소 효과를 내는 혈액 순환을 은유적으로 비교하며 묘사한다.

이 두 번째 파트 첫 장의 각 단락은 독자들에게 필라테스의 생각을 좀 더 명확하게 설명하고 있다. 각계각층의 능력 범위 내에서 최고의 업적을 달성하기 위해서는, 역량의 한계까지 정신을 발달시키는 동시에 건강한 신체를 얻으려 끊임없이 분투해야 한다는 세계관을 명쾌하게 그려 낸다. 그는 여기서 독자들에게 일단의 서른네 가지 운동을 직접 안내한다. 이 기초 운동들을 통해, 피트니스에 열광하는 세대들은 새로운 도구와 접근법을 사용하는 새로운 운동을 발전시켜 왔다.

현재 필라테스의 이론은 일반적으로 호흡, 중심화, 집중, 조절, 흐름,

정확성이라는 여섯 가지 기본 원리에 기초하여 가르친다. 필라테스는 『컨트롤로지를 통한 삶의 회복』에서 이렇게 적고 있다.

> "**호흡** Breathing은 생명의 처음이자 마지막 활동입니다. 우리의 고귀한 생명은 호흡에 달렸습니다. 숨을 쉬지 않고는 살 수 없기에, 올바른 호흡의 기술을 터득하지 못한 수많은 사람을 보면 참으로 안타깝습니다."

여기서 우리는 조셉이 호흡을 대단히 강조하고 있음을 알 수 있다. 알파벳순이 아니더라도, 우리가 읽은 그의 글에서 호흡은 여섯 가지 기본 원리 중 첫 번째에 해당한다.

그뿐만 아니라 필라테스의 오리지널 운동 설명에서도, 들숨과 날숨에 대한 교육을 예사롭지 않게 강조하고 있음을 발견하게 될 것이다. 필라테스는 학생들이 깊고 충분한 호흡을 해야 한다고 끊임없이 말한다. 몸에 바람을 충분히 넣었다가 빼듯이 폐를 완전히, 충분하게 팽창시키고 수축해야 한다고 그는 비유하여 설명한다.

그의 글에 나오는 나머지 다섯 가지 기본 원리들은 그저 차후 등장하는 피트니스와 운동 설계의 기초에 지나지 않는다. 이 여섯 가지 원리들이 어떻게 서로 어울리고 전체적으로 통합되는지, 필라테스 운동의 훌륭한 효과와 그 결과로서 경험하는 힘, 우아함, 균형, 편의성의 조합을 어떻게 설명하는지 이해하는 것이 더욱 값진 일이다.

중심화 Centering는 각 운동 중에 흔히 '파워하우스 Powerhouse'라고 불리는 중심 center 혹은 코어 core에 정신과 신체를 집중하는 행위를 의미

한다. 대략 갈비뼈의 하단과 골반 사이를 말하며, 등 아랫부분과 윗부분 근육들도 포함된다.

집중Concentration은 간단히 말해서 명확하고 세심하게 모든 필라테스 운동에 전념하는 것이다. 최고의 가치를 얻기 위해 각 운동의 움직임에 최대한 전념하라! 필라테스는 아래와 같이 서술하고 있다.

> "운동을 할 때마다 올바른 동작에 집중합시다. 그릇된 동작을 취한다면 이 운동이 지닌 중요한 이점을 하나도 얻지 못합니다. 무의식적인 반응이라고 할 수 있을 정도로 올바르게 수행하여 숙달되면, 이 운동은 여러분의 일상적인 활동에 우아함과 균형을 줄 것입니다. 컨트롤로지 운동은 일상의 과제를 쉽고 완전하게 수행하고, 스포츠와 오락, 응급 상황에 대처하여 엄청나게 비축된 에너지를 공급할 수 있도록 건강한 몸과 건전한 마음을 만들어 줍니다."

여러분은 여기에서 조셉이 어떻게 몸과 마음의 결합에, 일상생활 속 우리가 경험하는 모든 것들에, 그의 프로그램의 이점을 반복해서 돌려주는지 볼 수 있다. 그의 글에는 몸과 마음에 대한 고대 그리스의 개념이 반복적으로 공명하고 있다.

조절Control은 마음이 각각 분리된 근육의 움직임들을 통제하고 지배한다는 개념을 의미한다.

> "여러분의 온몸은 완전하게 정신에 의해 조절된다는 것을 명심해야 합

니다. (……) 좋은 자세는 몸의 모든 메커니즘이 완벽하게 조절될 때 성공적으로 얻어집니다."

흐름Flow은 필라테스 운동을 설명하는 조셉의 글에서 나온 아름다운 단어다. 부드러움, 우아함, 기품을 목표로 물 흐르듯이 이어지는 방식으로 해야 하고, 또 그렇게 할 수 있다는 뜻이다. 각 운동을 하는 동안 에너지가 몸 구석구석을 부드럽게 연결하여 온몸으로 균등하게 흐르는 것을 말한다.

정확성Precision은 마지막 기본 원리이며, 우리가 기술적으로 바라는 바다. 각 동작을 취하며 의식적으로 정확성을 인지하는 것은 학생으로서 배워야 하고 강사로서 가르쳐야 하는 필수 요소다. 필라테스 본래의 가르침과 단계적인 설명은 몸의 움직이는 각 부위의 위치, 정렬선, 궤적에 있어서 언제나 명확했다.

100년 전부터 현재에 이르기까지 여전히 진화하고 있는 필라테스의 원리는, 흥미롭고 효과적이며 기발하고 새로운 수많은 피트니스 프로그램과 테크닉의 훌륭한 토대가 되었다. 조셉이 100여 년 전 무엇을 권했는지 읽어 가며 알아보자. 그리고 이 책의 파트 III에서는 21세기에 진화된 필라테스가 우리를 어디로 데리고 가는지 보여 줄 것이다.

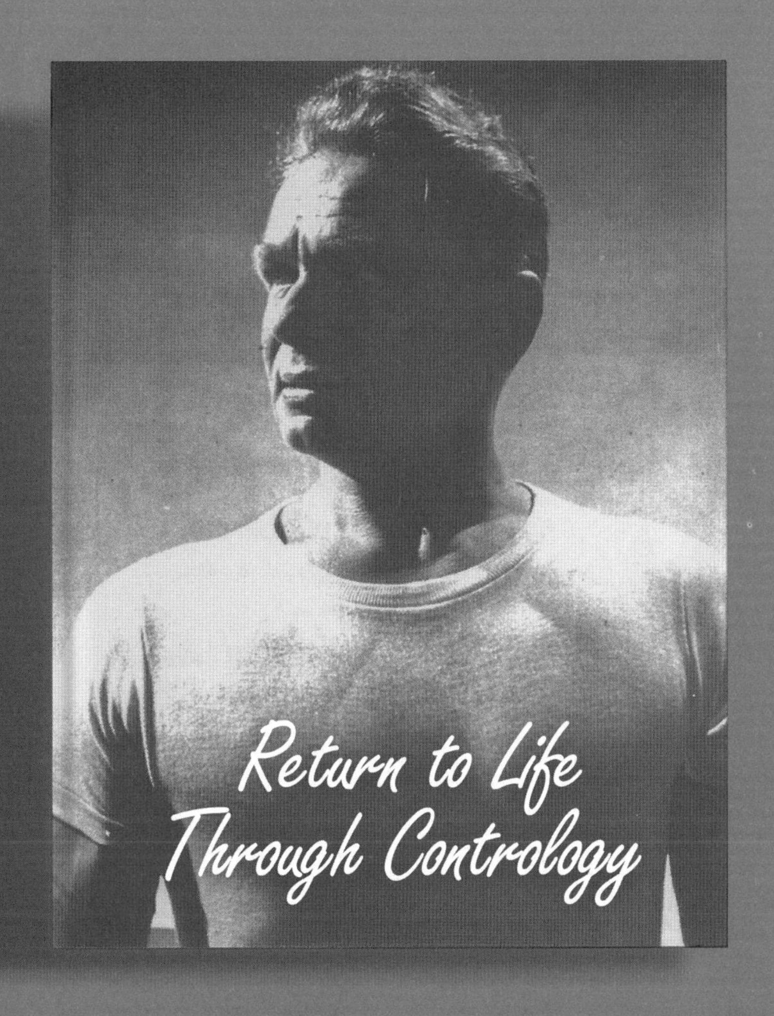

『컨트롤로지를 통한 삶의 회복』

1945년 초판

클라라에게

감사의 글

이 책을 준비하며 격려와 용기를 준 신실한 친구들과 학생들에게 고맙다는 뜻을 전합니다. 가장 큰 도움을 준 베아트리스 E. 로저스에게 특별히 감사드립니다. 그리고 이 책의 사진을 담당한, 특별한 재능과 무한한 인내심을 가진 조르주 회닝겐-휀에게도 감사를 드립니다.

서문

인간의 완전함은 오직 신체의 완전함을 통해서만 성취될 수 있습니다. 즉 마음의 통제하에 신체를 높은 수준의 힘과 아름다움을 갖추도록 개발해야만 성취될 수 있습니다. 이것은 인간의 성취에서 첫 번째 필수조건일 뿐만 아니라, 어떤 복잡한 문명 속에서든 삶과 자유를 유지하기 위해 점점 더 필요한 일입니다. 이는 갈등이 있는 경쟁 사회에서 더욱 그러합니다. 신체 개선에 가장 효과적인 프로그램을 발견하고 사용하는 것은 이제 인류를 보전하는 데 필수적입니다.

판단컨대, 컨트롤로지는 의지를 통해 몸을 완벽한 수단으로 변형시킬 수 있는 이상적인 체계입니다. 이 방식은 운동학적으로 적합하며, 생리학적으로 안전하고, 심리학적으로 정확합니다. 개인적으로 이 운동의 성공적인 사례를 알고 있습니다. 일반 성인뿐 아니라 치료가 불가능한 신체적 결함과 장기의 손상으로 고통받는 이들에게도 효과적이고 놀라운 결과들을 가져다주었습니다.

20년간 나는 학교, 대학, 사설 체육관, 그 외의 단체들에서 사용하는 선진적인 신체 개발 시스템을 전문적으로 연구해 왔습니다. 필라테스 시스템이 다른 시스템보다 단지 20%나 50%, 80% 더 효과적인 것이 아니라, 몇 배 더 효력 있는 운동이라고 주저 없이 말하는 바입니다.

이 말의 진가를 알려면, 독자들은 반드시 다른 시스템을 먼저 경험한 뒤에 컨트롤로지를 실제로 수행해 봐야 합니다. 컨트롤로지는 몸의 근육, 사지의 유연성, 중요 장기와 내분비샘을 발달시킬 뿐 아니라, 마음을 정화하고 의지를 높여 줍니다.

이렇듯 나는 무한히 기쁜 마음으로 조셉 필라테스의 작업에 지지를 보냅니다. 그리고 그의 방법이 이 나라 곳곳으로 퍼져나가 모든 이들에게 신체적 건강함을 가져다주길 바랍니다.

프레더릭 랜드 로저스
북미 피지컬 피트니스 연구소 대표

자연스러운
신체 교육의 기본 원칙

1 문명이 신체적 건강함을 해친다

신체적 건강함은 행복의 첫 번째 필수조건입니다. 신체적 건강함이란 자연 발생적인 생기와 즐거움으로 다양하고 많은 일상 업무를 수행하고, 자연적이고 용이하고 만족스럽게 활동하는 건전한 마음과 함께 균일하게 발달된 신체를 만들고 유지하는 것을 말합니다. 삶의 가능한 범위 안에서 최상의 성과를 이루려면 우리는 끊임없이 강하고 건강한 신체를 얻고, 정신무장을 하기 위해 힘써야 합니다. 생활 속도가 점점 빨라져 급격히 발전하고 있는 이 세상은 우리가 적합한 신체를 갖추기를, 끊임없는 경쟁 속에서 '투지가 없는 자no-getter'가 아니라 '투지가 강한 자go-getter'로서 성과를 거두는 데 있어 민첩하기를 요구합니다.

신체적 건강함이란 마음으로 바란다고 얻어지는 것도, 돈을 주고 살 수 있는 것도 아닙니다. 하지만 컨트롤로지는 현대 문명의 선천적인 악조건에 성공적으로 대항하여 바람직한 결과를 달성하는 유일한 방식입니다. 이러한 목적으로 내가 고안한 이 운동을 매일 한다면 원하는 바를 얻게 될 것입니다.

석기시대 이래 인간은 대부분 외부 환경에 노출된 좁은 은신처에서 살거나 야외에서 생활해 왔습니다. '빠르게' 돌아가는 현대 사회 일상의 과로와 스트레스를 견딜 수 있도록 보호해 주는 실내 생활도 그리 오래되진 않았지요. 이는 여러분과 나, 모두가 몸을 향상하기 위해 끊임없이 관심을 쏟지 않을 수 없으며, 신체적 건강함이라는 지극히 중요한 목표를 이루기 위해 더 많은 시간을 쏟아야 하는 이유를 설명해 줍니다.

대체로 사람들은 건강한 삶을 위해 자신의 몸에 관심을 잘 쏟지 않습니다. 변덕스러운 마음의 동요가 일 때마다, 무언가 필요할 때마다 신선한 공기를 마시며 주변을 어슬렁거리곤 할 뿐이지요. 물론 이런 때에도 제한적인 범위 내에서 자신도 모르게 다리 운동을 하게 됩니다. 그러나 전반적인 건강이라는 관점에서 보면, 이는 결국 매우 중요한 몸의 다른 부분을 희생시키는 것과 다름없습니다. 보통 사람들이 이렇게 무계획적이고 부적절한 방식 때문에 건강을 얻는 데 비참하게 실패하는 것은 그리 놀라운 일도 아닙니다!

복잡하고 소란스러운 도시의 매연에 시달리는 악조건 속에서 이상적인 신체적 건강함을 얻는다는 건 당연히 어려운 일입니다. 반면, 끊임없이 신경을 곤두서게 하는 소음에서 벗어나 교외나 숲에서 깨끗한 공기를 마실 특권을 누린다면, 건강해지려는 갈망을 더 빠르게 실현할 수 있습니다. 심지어 도시에서 일하지만 운 좋게 교외에서 사는 사람들도 일상생활에서 부자연스러운 육체의 피로와 정신적 긴장을 해소해 주어야 합니다. 전화, 자동차 그리고 경제적 압박 등 그 모든 것들이 합쳐져 엄청난 체력 감퇴와 정신적 스트레스를 일으킵니다. 오늘날 실제로 어떤 가정도 일종의 신경과민으로 고통받는 일에서 완전히 자유롭지 못합니다.

오늘날 업무는 진정한 즐거움도 주지만 극도의 집중력 또한 요구합니다. 그렇기 때문에 우리 중 일부는 늘어나는 걱정과 부담을 상쇄하기 위해 다양하고 즐거운 여가 활동들을 시도합니다. 그중에서도 가급적이면 야외 활동을 하려는 것이 일반적이지요. 정신적 긴장감을 풀고 육체의 과로를 덜기 위해서, 우리는 밤 시간을 진심으로 즐겁게 보내며 강건한 활력을 비축해 두는 법을 몸에 익혀야 합니다.

취미와 모든 형태의 놀이는 실질적으로 도덕을 향상하고, 활력을 회복해 주는 경향이 있습니다. 놀이란 반드시 항간의 게임을 즐기는 데에만 한정되지는 않습니다. 오히려 여기서 우리가 사용하는 '놀이Play'라는 용어는 '즐거운 생활 방식'이라는 가능한 모든 형태를 포함합니다. 가령, 단순히 집에서 가족이나 마음이 맞는 친구들과 함께 담소를 나누며 조용하고 즐거운 저녁 시간을 보내는 것도 우리의 해석에 따른다면 놀이의 한 형태며, 이는 일과와 구분되는 기쁘고 즐거운 사회적 친목 활동입니다. 이런 놀이에서 우리는 쾌활하고 편안하고 느긋해집니다.

그러나 우리 대다수는 하루의 일과를 마칠 무렵이면 저녁의 여가를 즐길 만한 에너지가 부족해집니다. 우리 중 얼마나 많은 사람이 매일 밤 규칙적으로 신문을 읽을까요? 얼마나 많은 사람이 가끔이라도 흥미로운 책을 읽지도 못하고, 친구들을 방문하지도 못하고, 최신 영화를 보지 못할 정도로 지쳐 있을까요?

우리 중 몇몇은 가끔 주된 활동지인 도시에서 벗어나 주말을 보냅니다. 그러나 야외의 밝은 햇빛 아래에서 완전한 활력의 형태로 (피로를 느끼지 않고) 바람직한 변화의 혜택을 누리지 못하고, 결국 그다음 주 중반쯤 다시 피로를 느끼며 피로 해소를 위한 주말 휴식이 아니었음에 실망하고 맙니다.

왜 그럴까요? 이전 생활 방식으로 인해 방치된 우리 몸이, 기분 전환에서 얻는 이로운 결과를 받아들일 준비가 되지 않았기 때문입니다. 이런 목적으로 사용할 비축된 에너지가 부족한 것입니다. 그 잘못은 자연에 있는 것이 아니라 우리에게 있습니다. 우리 몸에는 이전에 지배를 받았던 생활 방식으로부터 변화가 필요할 뿐입니다.

이러한 현대 사회에서 살아가고 있기에, 우리는 신체적 건강함을 얻는 중요한 문제에 필연적으로 더 많은 시간과 생각을 쏟을 수밖에 없습니다. 이는 단지 특정 부위의 근육을 키우는 일에 전념해야 한다는 말이 아닙니다. 신체 전체를 통합적으로 발달시키는 것이 더 합리적입니다. 모든 신체 기관을 가능한 한 자연스럽게 정상인 상태로 유지하는 것, 이를 통해 생계를 꾸려 가는 더 나은 지위를 차지할 뿐만 아니라, 밤에도 즐거움과 휴식을 누릴 수 있는 활력을 충분히 비축하게 될 것입니다.

여러분은 미심쩍어하며 이렇게 물을 것입니다.

"어떻게 내가 유토피아적인utopian 상태를 실감할 수 있죠? 밤에 체육관으로 운동하러 가기엔 너무 피곤해요."

"괜찮은 체육관이나 클럽의 컨디셔닝 코스Conditioning Course를 등록하기엔 너무 비싸지 않나요?"

이 책은 여러분이 집에서 저렴한 비용으로 신체적 건강함을 얻는다는, 그 가치 있는 야망을 어떻게 성공적으로 실천할 수 있는지 완벽하게 설명할 것입니다.

2 컨트롤로지는 신체적 건강함을 회복시킨다

컨트롤로지는 몸과 마음, 정신spirit의 완벽한 정합Coordination입니다. 여러분은 컨트롤로지를 통해 우선 자신의 몸을 완벽하게 조절하게 됩니다. 그다음엔 각 컨트롤로지의 운동을 적절한 횟수로 행하면서 점차 자연스러운 리듬과의 통합, 즉 몸과 마음 그리고 정신의 일치를 무의식적인 행동처럼 체득하게 됩니다. 이례적인 경우를 제외하고, 이러한 참된 리듬과 몸을 조절하는 능력은 반려동물이나 야생동물에서도 발견됩니다.

컨트롤로지는 몸을 통합적으로 발달시킵니다. 잘못된 자세를 바로잡고, 신체의 활력을 되찾아 주며, 마음에 활기를 북돋고, 정신을 고양합니다. 이례적인 몇몇 경우를 제외하고, 어린 시절에 우리는 자연스럽고 정상적인 신체적 발달의 혜택을 누립니다. 그러나 성장하면서 우리의 몸이 항상 자신에게 호의적이지만은 않다는 사실을 발견하게 됩니다. 우리의 몸은 고꾸라지고, 어깨는 움츠러들고, 눈은 초점을 잃고, 근육은 흐느적거리고, 활력은 심각하게 떨어집니다. 일상적인 노동과 사무실 활동을 수행하는 과정에서 척추, 몸통, 팔다리의 모든 근육들을 통합적으로 발달시키지 못했으니, 이는 당연한 결과입니다.

이 책에서 서술한 것처럼 여러분이 규칙적으로 일주일에 네 번씩, 석 달 동안 컨트롤로지 운동을 성실하게 수행한다면, 마음은 새로운 활기를 띠고, 정신적으로도 고양될 것이며, 몸이 발달하여 이상적인 신체에 도달할 것입니다. 컨트롤로지는 여러분의 걷는 방식에, 놀이하는 방식에, 일하는 방식에 유연함과 자연스러운 우아함, 그리고 기술을 갖추도록 설계되었습니다. 여러분은 인내력에 상응하는 근력을 키우게 될 것입니다. 고된 직무를 수행하는 능력, 격렬한 경기를 펼치는 능력, 몸의 과도한 피로와 정신적 피곤함 없이, 걷고 뛰고 장거리를 여행하는 능력을 키우게 될 것입니다. 이뿐만이 아닙니다.

컨트롤로지는 여러분이 완벽하게 마음으로 몸을 조절하도록 숙달시킵니다. 얼마나 많은 초보자들이(대중의 눈에 비친 훈련 받은 선수들조차도) 컨트롤로지 운동을 제대로 수행해 내지 못한다는 사실을 스스로 깨닫고 유감스러워하던지요! 이전에 꾸준하고 적절하지 못했던 운동이나 트레이닝 방식은 그들에게 전혀 도움이 되지 않았습니다.

이에 상응하여 뇌의 기능이 저하된다는 명백한 증거도 있습니다. 실제로 뇌 자체는 교감 신경계를 통해 모든 근육으로 정보를 교환한다는 의미에서, 우리 몸에 설치된 일종의 천연 전화 교환대입니다.

불행히도 '논리적인 이유pure reason'는 우리 대부분의 삶에서 보조적인 역할로만 수행합니다. 우리는 일상적인 행위를 할 때 먼저 분석하거나 생각하려고 멈추지 않으며, 그 행위가 좋은 결과를 불러올지 나쁜 결과를 불러올지 미리 생각하지 않습니다. 우리는 그저 우리가 무엇을 생각하는지, 무엇을 보는지, 무엇을 듣는지, 혹은 무엇을 만지는지에 따라 지배를 받습니다. 습관이나 반사작용에 따라 눈을 깜박이고, 몸을 피하고, 거의 자동적으로 기계를 다룹니다. **이상적으로 보면, 우리의 근육은 우리의 의지대로 움직여야 합니다. 마땅히 우리의 의지는 우리의 근육의 반사작용에 지배되어서는 안 됩니다.** 뇌세포가 발달되면 정신 또한 발달됩니다. 가르친다는 것은 감각기관에서 시작합니다. 컨트롤로지는 근육을 통제할 수 있는 정신(마음)에서부터 시작됩니다.

컨트롤로지는 보통 때는 활동을 멈추고 있는 수많은 근육 세포를 다시 일깨우면서, 잠자는 수많은 뇌세포까지 함께 일깨웁니다. 이렇게 새로운 영역을 활성화하고 더 나아가 마음의 기능을 자극합니다. 수많은 사람들이 컨트롤로지 운동을 경험하는 초기에 기분이 '향상uplift'됨을 깨닫고, 그 경이로움을 표현하는 것은 당연한 일입니다. 오랜 세월만에 처음으로 그들의 정신이 진정으로 깨어났기 때문입니다. 컨트롤로지를 꾸준히 연습하면, 맑고 깨끗한 혈액이 자연스럽게 골고루 돌면서 잠자고 있던 뇌를 각성시킵니다. 더욱 의미 있는 것은 뇌세포를 더 발달시킨다는 점입니다. 미국의 저명한 심리학자 스탠리 홀은 "근육 훈련이 뇌를 강하게 만든다."고 관측한 바 있습니다.

3 컨트롤로지의 지도 원리

컨트롤로지는 지루하고 따분하고 싫증 나는 운동을 매일 '지겹도록' 반복하는 고된 시스템이 아닙니다. 체육관에 가입하거나 비싼 운동기구를 구입할 필요도 없습니다. 컨트롤로지의 모든 이점은 집에서도 얻을 수 있습니다. 여러분이 성실하게 따라야 할 단 하나 불변의 규칙은, 언제나 정확한 지시사항에 따라 운동의 목적에 온전히 집중해야 한다는 것입니다. 이것은 여러분이 원하는 결과를 얻기 위해서 매우 중요한 일입니다. 그렇지 않으면 컨트롤로지에 관심을 가질 이유가 없습니다. 나아가 그 외의 부차적인 충고들도 똑같이 충실하게 받아들여야 합니다. 여러분이 스스로를 훈련하고 있다는 사실을 기억하세요! 이게 정확히 맞는 말입니다! 컨트롤로지의 이점은 오로지 지시사항을 정확하게 따라서 운동하는지에 달렸습니다. 그렇지 않으면 그 이점을 얻을 수 없습니다.

"로마는 하루아침에 이루어지지 않았다."는 말을 명심합시다. 그리고 **인내와 끈기**는 궁극적인 성공을 위해 힘껏 노력할 가치가 있는 필수 자질입니다. 그 무엇도 자신의 신념을 흔들게 놔두지 말고, 확고하고 변치 않는 결심으로 부지런히 운동을 실천하십시오. 때때로 "오늘 하루만 쉬자."는 유혹을 느낄 수 있습니다. 이런 일시적인 우유부단함에, 더 정확하게 말하면 잘못된 결정에 굴복하지 마십시오. 자신을 속이지 마십시오. 대양을 오가는 거대한 여객선 보일러에 불을 지피는 화부火夫가 "오늘 하루만 쉬자."고 결심한다면 어떤 일이 벌어질지 생각해 보십시오.

여러분은 이미 그 답을 알고 있습니다. 이런 행동을 반복한다면, 결과는 뻔합니다. 다행스럽게도 인간의 몸은 현대 증기선의 복잡한 기계보다 더 소홀히 다뤄도 용케 견딜 수 있습니다. 하지만 그렇게 하여 우리가 자신을 해친다면, 인내의 한계를 넘어서까지 불필요하고 불합리하게 몸을 혹사할 합당한 이유는 없습니다. 철학자 쇼펜하우어는 이렇게 말했습니다. "인생에서 어떤 이득을 얻기 위해 자신의 몸을 소홀히 하는 것은 매우 어리석은 짓이다."

반드시 컨트롤로지 운동을 10분씩 수행하겠다고 마음을 다지십시오. 놀랍게도 컨트롤로지의 '건강으로의 여정'에 일단 접어들게 되면, 여러분은 스스로 깨닫기도 전에 무의식 속에서 10분에서 20분 혹은 그보다 더 길게 그 여정을 늘리게 될 것입니다. 왜 그럴까요? 답은 간단합니다. 이 운동을 하면 여러분의 잘 돌아가지 않던 순환계가 활성화되고, 근육과 정신적 활동으로 누적된 피로가 혈류를 통해 배출되어, 여러분의 뇌는 맑아지고 의지력이 강해지기 때문입니다.

4 혈액 순환으로 몸을 청소한다

'혈액 순환으로 몸을 청소한다.'는 말은 '신체 내부 기관의 샤워internal shower'와 같은 뜻입니다. 많은 비와 내륙 산간에 쌓인 엄청난 양의 눈이 녹아 봄철 홍수가 생기고, 그렇게 불어난 강이 맹렬하게 바다로 빠르게 흘러가듯이, 컨트롤로지 운동을 충실하게 수행하면 혈액의 흐름 역시 새로운 활력을 얻어 거침없이 흘러갑니다. 심장이 강하고 꾸준하게 박동하고, 혈류가 피로로 생긴 축적된 노폐물을 더 많이 날라 배출됩니다.

컨트롤로지 운동은 맑고 깨끗한 피를 우리 몸 구석구석 모든 근섬유로 보내 줍니다. 특히 우리가 성인이 되면 일상적으로는 좀처럼 충분한 자극을 받지 못하는 중요한 모세혈관에까지 피를 보내 줍니다.

거대한 폭풍우가, 완만하게 흐르거나 고인 개울 물을 정화하고 격렬하게 휘저어 즉각적인 변화를 불러오듯이, 컨트롤로지 운동은 혈관 속 혈액을 정화하고 격렬하게 휘저어 땀샘을 포함한 신체 기관에 즉각적인 변화를 불러옵니다. 혈류가 다시 활성화되어 깨끗하고 맑은 혈액의 이점을 고스란히 받는 것입니다. 컨트롤로지 운동이 여러분의 심장 운동에 미칠 유익한 효과에 주목해 보세요.

컨트롤로지 운동은 불필요하게 심장이 쿵쾅거리거나 두근거리지 않게 보호해 줍니다. 뒤에 나올 사진에서 설명한 자세들을 주의 깊게 살펴보면, 모든 운동을 앉거나 누워서 행한다는 점을 알게 될 것입니다. 이런 자세를 취할 때 과도한 긴장에서 심장이 편안해질 뿐만 아니라, 정상적인 (원래) 위치에 장기가 놓였을 때의 이점을 얻을 수 있습니다. 똑바로 선 자세로 하는 운동과는 대조적으로 누운 자세로 하는 운동은, 어떤 병으로 이어질 가능성이 있는 내장 기관의 약한 부위를 더 악화시키지 않습니다.

올바른 호흡법을 배우면 심장을 제대로 관리할 수 있습니다. 심장의 긴장을 완화하면서 혈액을 정화하고 폐 기능을 강화해 줍니다. 올바르게 호흡하기 위해 여러분은 숨을 완벽하게 들이쉬고 내쉬어야 합니다. 젖은 천을 물 한 방울 남기지 않고 쥐어짜듯, 폐에서 더러워진 공기의 미립자까지 모조리 '쥐어짜도록' 노력해야 합니다. 그런 뒤 다시 똑바로 서면 폐에는 깨끗한 공기가 자동으로 완벽하게 채워질 것입니다.

이렇게 삶에서 꼭 필요한 산소가 혈류로 공급됩니다. 또 공기를 완전히 내쉬고 들이쉬면 근육도 자극받아 활기를 띱니다. 온몸은 이내 신선한 산소로 풍부하게 채워지고, 활력을 되찾은 혈액은 손가락과 발가락 끝까지 도달합니다. 이는 성능 좋은 보일러의 스팀 헤드에서 뜨거워진 열이 라디에이터를 통해 고르게 분산되어 온 집 안으로 확산되는 이치와 비슷합니다.

호흡은 생명의 처음이자 마지막 활동입니다. 우리의 고귀한 생명은 호흡에 달렸습니다. 숨을 쉬지 않고는 살 수 없기에, 올바른 호흡의 기술을 터득하지 못한 수많은 사람을 보면 참으로 안타깝습니다. 종종 얼마나 많은 사람이 이런 엄청난 장애를 안은 채, 얼마나 오래 살아갈 수 있는지 의문이 듭니다. 활발하지 않은 호흡은 폐를 변화시킵니다. 비유하여 말하자면, 그러한 폐는 병들고 죽어 가거나 이미 죽은 세균들의 쌓이는 공동묘지, 다른 유해한 세균이 이상적으로 번식하는 천국이 됩니다.

그러므로 무엇보다 올바르게 호흡하는 법을 배우세요. **폐 속이 거의 진공 상태가 될 때까지 공기를 한 톨도 남김없이 모조리 짜내세요.** 그러고 나서 다시 똑바로 서서 여러분의 폐가 자동으로 신선한 공기로 완전하게 가득 채워지는지 살펴보세요. 혈류에 포함된 많은 산소의 영향으로 처음에는 약간의 '어지러움'을 느낄 수 있는데, 이는 자연스럽고 정상적인 결과입니다. 마치 공기가 희박한 높은 산에 처음 올랐을 때 느끼는 현상과 비슷합니다. 며칠 후면 이런 느낌이 완전히 사라질 것입니다.

운동 설명에서 나오는 '롤링Rolling(말기)'이라는 단어를 읽을 때마다 확실하게 턱을 가슴 쪽으로 단단히 당겨 붙여야 합니다. 눕거나 일어날 때는 바퀴가 앞뒤 방향으로 구르는 모양을 모방하여 정확하게 척추를 '말고 다시 펴 줘야' 합니다. 지시한 대로 척추뼈를 하나하나 '말았다가 펴 보세요.' 이것이 진짜 '말기'와 '펼치기' 동작이며, 몸을 말았다가 펼 때 효과적으로 더러운 공기를 내뱉고 맑은 공기를 들이마셔 폐가 깨끗해집니다. 올바른 호흡법이 습관적, 자동적, 무의식적으로 될 때까지 끈기를 갖고 성실히 연습하세요. 그러면 혈류에 산소가 충분히 공급되어 과도한 피로를 막아 줄 것입니다.

신중하게 공부하세요. 컨트롤로지의 토대 위에 탄탄한 연습 체제를 빨리 세우려고 지식을 소홀히 해서는 안 됩니다. 아주 소소한 것까지 지시 사항을 정확하게 따라 하세요. 거기에는 이유가 있습니다! 컨트롤로지는 울룩불룩한 근육을 키우기 위해 아무렇게나 해도 되는 운동 시스템이 아닙니다. 컨트롤로지는 몸의 모든 근육을 올바르고 과학적으로 운동시킨다는 아이디어에서 (시작하여 43년에 걸쳐) 고안되고 검증받은 운동법입니다. 더 많고 좋은 혈액이 혈류를 따라 모든 근섬유와 조직에 전달되도록 혈액 순환을 향상하는 운동법입니다.

또 컨트롤로지는 특정 근육만 과도하게 발달시켜 우아함과 유연함을 잃게 하거나 심장과 폐에 손상을 주지 않습니다. 오히려 근육과 인대가 유연하고 신축성을 갖도록 고안된 운동입니다. 그리하여 여러분의 몸은 양조장 수레를 끄는 말의 근육이 아니라, 서커스에서 경탄을 자아내는 프로 역도 선수의 과하게 울룩불룩한 근육이 아니라, 고양이와 같은 유연함을 갖게 될 것입니다.

운동을 할 때마다 올바른 동작에 집중합시다. 그릇된 동작을 취한다면 이 운동이 지닌 중요한 이점을 하나도 얻지 못합니다. 무의식적인 반응이라고 할 수 있을 정도로 올바르게 수행하여 숙달되면, 이 운동은 여러분의 일상 활동에 우아함과 균형을 줄 것입니다. 컨트롤로지 운동은 일상의 과제를 쉽고 완전하게 수행하고, 스포츠와 오락, 응급 상황에 대처하여 엄청나게 비축된 에너지를 공급할 수 있도록, 건강한 몸과 건전한 마음을 만들어 줍니다.

매우 흥미롭게도, 곰곰이 생각해 보면 어떤 현대의 활동도 모든 근육을 사용하지는 않습니다. 모든 근육을 사용하는 이상적인 운동에 가장 가까운 것은 수영과 곡예 다이빙입니다. 대부분 사람들이 하는 신체 활동인 '걷기'는 오직 제한된 몇몇 근육만 사용합니다. 반복되는 걸음걸이는 곧 무의식적인 습관이 되며, 나쁜 습관으로 반복되는 움직임은 결국 나쁜 자세를 만듭니다. 우편물 가득한 가방을 메고 가는 우편 배달부를 한번 상상해 보세요.

모든 근육을 지속하여 운동시킬 중요한 이유가 또 있습니다. 각각의 근육은 모든 근육을 균일하게 발달시키도록 협조적이고 충실하게 도움을 주기 때문입니다. 보조 근육이 발달하면 주근육도 저절로 강화됩니다. 마치 작은 벽돌들이 거대한 건물을 짓는 데 사용되듯이, 작은 근육의 발달은 큰 근육의 발달을 도와줄 것입니다. 근육들이 적절하게 발달하면 자연스럽게 일을 할 때 최소의 노력으로 최고의 만족감을 얻게 됩니다.

햇살 내리는 상쾌한 어느 아침, 마음 맞는 친구와 함께 숙련된 운전자가 운전하는 차를 타고 고속도로를 달려 시골로 떠나는 때를 상상해 봅시다. 단계적인 감속과 가속, 급커브와 급회전의 능숙한 대처 등 운전 실력이 뛰어나, 우리는 그저 한 치도 의식적으로 걱정하지 않고 창밖 풍경을 즐길 수 있다면 얼마나 황홀하겠습니까? 하지만 비슷한 상황에서 급출발과 급정거를 하고 위험하게 커브를 도는 형편없는 운전자의 차를 탄다면, 우리는 끊임없이 균형을 잃을 뿐 아니라 여행의 즐거움마저 빼앗길 것입니다. 풍경을 즐기기는커녕 오히려 운전자가 우리를 도랑으로 빠뜨려 차를 '전복시키지' 않아서 다행이라고 느끼는, 이전과는 전혀 다른 반응을 보일 수도 있습니다.

앞선 사례처럼 오늘날의 사회는 끊임없이 밀고, 밀치고, 달려들고, 밀어닥치고, 거칠게 다투는 특색이 있습니다. 우리는 이러한 것들이 아닌 현명한 현대 사회에서의 삶의 패턴을 선택해야 합니다. 너무 빠른 속도는 서고, 걷고, 앉고, 먹고, 심지어 얘기하는 방식까지 두루 영향을 미쳐, 아침부터 밤까지 '신경을 곤두서게' 하고 실제로 수면을 방해합니다.

단순히 불룩 솟은 근육보다는 유연한 근육을 키우고자 한다는 사실을 계속 마음속에 새기십시오. 불룩한 근육을 키우면 유연성을 얻는 데 방해됩니다. 지나치게 발달된 근육은 덜 발달된 근육이 적절하게 발달하는 데 지장을 주기 때문입니다. 진정한 유연성은 모든 근육이 균일하게 발달할 때 비로소 얻을 수 있습니다. 정상적인 근육은 동물의 근육이 움직이는 것과 똑같이 자연스럽게 움직여야 합니다.

예를 들어, 낮잠에서 깨어나 나른하게 눈을 뜨고 천천히 주위를 둘러보며 일어날 준비를 하는 고양이를 지켜보세요. 우선 서서히 엉덩이와 뒷다리를 들어 올렸다가 다시 내리고, 이와 동시에 바닥에 아무렇게나 모든 발톱을 드러내며 앞발과 뒷다리까지 힘차게 쭉 뻗습니다. 쭉 뻗고 이완할 때 등 근육이 물결치듯 움직이는 모습을 주의 깊게 관찰해 보세요. 고양이뿐 아니라 다른 동물들도 이상적인 운동의 리듬을 몸에 익힙니다. 끊임없이 쭉 뻗고 이완하고, 발톱을 세우고, 비틀고, 꿈틀거리고, 뒤집고, 기어오르고, 레슬링하고 몸싸움하기 때문입니다. 또 고양이가 어떻게 자는지도 관찰해 보세요. 등을 대고 눕든 옆으로 눕든 배를 대고 눕든 완전하게 이완합니다. 컨트롤로지 운동은 이런 부단한 스트레칭과 이완이 필요하다고 강조합니다.

계속 이야기를 이어 나가기 전에, 우리는 몸의 모든 주요 활동과 실제적으로 관련된 척추에 대해 반드시 언급하고 넘어가야 합니다. 척추는 26개의 척추뼈로 이루어집니다. 각각의 척추뼈는 척추 간 연골로 분리됩니다. 이 연골은 갑작스러운 충격의 진동을 흡수하는 역할을 하고 마찰을 최소화하며, 척추에 독자적인 유연성을 주어 더욱 자유롭게 움직이게 합니다.

컨트롤로지의 '과학'은 너무 진부하고 유행하는 말, "느끼는 만큼 늙는다."가 틀렸음을 입증합니다. 컨트롤로지의 '기술'은 진짜 나이를 알려 주는 진실한 길잡이란, 세월이나 스스로 어떻게 느끼는지 등에 달려 있는 것이 아니라, 실은 일평생 척추의 자연스럽고 정상적인 유연한 정도에 달려 있음을 증명합니다. 30세에 척추가 뻣뻣하다면 늙은 것이고, 60세에 완전히 유연하다면 젊은 것입니다.

나쁜 자세 때문에 실제로 인구의 95퍼센트가 심각한 질환은 물론 다양한 정도의 척추 만곡으로 고통받고 있습니다. 신생아의 등은 평평한데, 이는 척추가 곧기 때문입니다.

물론 이는 자연현상이라는 것을, 즉 태어날 때부터 이렇게 의도되었을 뿐만 아니라 평생 이래야 한다는 것을 우리 모두는 알고 있습니다. 그러나 성인의 삶에서는 이런 이상적인 상태가 드뭅니다. 척추가 비틀어지면 몸 전체가 균형을 잃고 자연적인 정렬선에서 벗어납니다. 일상에서 구부정한 어깨와 불룩한 배를 가진 수많은 사람을 보세요. 척추가 추선plumb line(수직·수평을 헤아릴 때 쓰는 다림줄—옮긴이)처럼 일직선으로 곧다면 등이 평평할 테고, 그 유연성은 잘 만든 시계 속의 강철 스프링에 필적할 것입니다.

다행스럽게도 척추는 정말 손쉽게 교정됩니다. 그러니 누워서 하는 운동을 할 때, 책에 서술한 바와 같이 등을 완전히 쭉 펴고 지속적으로 매트나 바닥에 단단히 눌러야 한다는 것을 명심하세요. 바닥에서 일어나거나 바닥으로 몸을 낮출 때, 가상의 '척추뼈'를 앞으로 혹은 뒤로 말며, 항상 바퀴가 가다가 되돌아오듯이 정확한 '말기'나 '펼치기' 동작을 취합니다. 척추뼈를 하나하나 말았다가 펴야 합니다. 이런 '말기'와 '펼치기'의 움직임은 천천히, 그러나 확실하게 척추를 정상 태아의 상태로 복원시키고, 유연성도 그에 준하게 증가시키는 경향이 있습니다. 동시에 여러분은 최대한 폐를 완전히 비웠다가 채우게 됩니다. 끈기와 노력을 필요로 하지만, 이는 충분히 그럴 만한 가치가 있는 일입니다!

물론 컨트롤로지 운동만이 사람들의 몸을 완전히 건강하게 개조해 줄 거라는 생각은 심각한 오류입니다. 이 말을 더 잘 이해하려면, 신체적 건강함과 운동의 관계가 도끼와 숫돌의 관계와 비슷하다는 걸 기억합시다. 예를 들어, 같은 능력을 가진 두 벌목꾼 중 한 명은 날이 무딘 도끼나 톱이 있고, 다른 한 명은 습관적으로 밤마다 다음 날 벌목을 위해 예리하게 갈아 둔 연장이 있다고 해 봅시다. 누가 먼저 "나무가 쓰러진다!"라고 외칠까요? 그 답은 너무도 명백합니다. 우리가 추구하는 신체적 건강함을 위해서는 운동 외에도 그에 상응하는 올바른 식사와 충분한 수면을 해야만 합니다. 운동으로 체력이 튼튼해져 신체적 건강함을 얻은 뒤 평일에도 일정하게 어디서든 가능한 휴식을 취하는 것입니다. 수집한 정보를 적절히 반영한 식사와 수면 습관, 올바른 운동을 하는 것은, 자연이 만든 최고의 예방약을 풍부하게 복용하는 것과 같습니다.

어떤 일이 있더라도 햇살과 신선한 공기를 가능한 한 많이 취합시다. 입과 코, 폐를 통해 숨을 쉬듯이, 피부 모공을 통해 여러분의 몸 역시 '호흡한다'는 것도 기억합시다. 청결하고 열려 있는 피부 모공은 땀의 발한 작용으로 몸의 독소를 연속적으로 제거합니다. 나아가 몹시 춥지만 않다면 스웨트셔츠sweatshirts나 가벼운 옷을 입은 채 운동을 하지는 맙시다. 언제 어디서든 가능하면 '반바지shorts' 혹은 야외 활동용 선 슈트sun suit를 입고, 생기를 돋우는 햇빛이 몸의 모든 모공에 노출되고 스며들게 합시다. 겨울의 추위를 두려워하지 마세요. 야외 활동을 할 때는 몸에 붙는 옷보다 품이 낙낙한 옷이 더 좋습니다. 물론 튼튼하고 편한 신발을 신는 것도 간과해서는 안 됩니다. 제대로 호흡하고, 바르게 걸으며, 활기차게 나아갑시다. 이런 충고를 따른다면 편안함과 상쾌함을 느끼게 될 것입니다.

식습관과 관련해 기억해야 할 것이 있습니다. 몸이 소비한 '연료'만큼을 보충할 정도로 섭취하며, 예외적인 상황이나 돌발적인 응급 상황을 대처할 정도로 항상 여분의 에너지를 공급하는 것입니다. 그저 맛있는 음식에 대한 욕망을 만족시키기 위해 먹는 건 어리석고 위험합니다. 이런 사람은 신체적으로 건강할 수 없습니다. 당연한 일입니다! 그리고 자라나는 어린이와 젊은이의 음식 섭취량은 자연히 나이 든 어른보다 많습니다. 전자는 성장하고 있고, 후자는 이미 성장했기 때문입니다.

음식의 양뿐만 아니라 종류 역시 대체로 사람의 직업에 따라 다릅니다. 앉아서 일하는 실내 노동자들은, 고된 일을 하는 실외 노동자들에 비해 더 적은 양의 음식과 다른 종류의 음식이 필요하지 않겠습니까? 과식한 뒤 곧바로 앉거나 심지어 눕거나 바로 잠드는 것은 기관의 화실火室에 석탄을 채워 넣은 뒤 용광로의 통풍 장치를 막아 두는 것이나 다름없습니다. '독소'가 혈류로 가도록 하든, 집 안에 훈훈한 열기를 퍼뜨리기 위해 밝고 빛나는 불이 아니라 연기만 피워 그을리기만 하든, 여러분은 현명한 판단을 해야 할 것입니다.

이럴 때는 상식을 따르는 것이 올바른 선택입니다. 많이 먹고 왕성하게 활동하는 사람은 '기관의 화실은 가득 차 있으면서도 통풍 장치가 열린 용광로'와 맞먹는 방식으로 반응할 것입니다. 따라서 직업에 따라 적당한 양과 질의 음식을 섭취하여 건강을 유지하도록 노력하는 습관을 기르기를 권합니다.

예전에 남자들은 농장에서 열심히 일하거나, 학교 운동장에서 열심히 뛰거나, 공장에서 열심히 노동하는 데 익숙했습니다. 그런데 지금은 실내에 앉아서 일하는 직업을 갖고 있어 식사 조절이 필요한데도, 과거에 그랬듯이 푸짐한 식사를 계속합니다. 이러한 관습은 현명치 못합니다. 몸에 바람직하지 않은 지방의 형태로 여분의 체중을 더하기 때문입니다. 만약 사람이 동면하는 동물이라면, 자연 본능대로 에너지를 비축하여 겨울철에 동면하는 동물과 같은 방법으로 지방을 축적할 것입니다.

그러나 인간은 동면하는 생명체가 아닙니다. 과도한 지방은 심장, 간, 방광과 소화기 계통의 중요한 장기들에 불필요한 중압감과 손상을 줍니다. 특히 심장 주변에 지방이 비정상적으로 축적되면 매우 좋지 않습니다. 이런 여분의 체중을 몸에 지니면 과로가 생깁니다.

예를 들어, 20파운드(약 90kg) 무게의 여행 가방을 지고 있다고 상상해 봅시다. 한두 블록 정도 가는 것은 비교적 괜찮지만, 블록이 하나씩 늘어나면 쉬고 싶은 욕구가 그에 비례해서 증가하고, 결국엔 피로에 지쳐 쉬어야만 합니다. 최종 목적지에 도착하면 얼마나 후련한 기분일까요! 여러분이 20파운드의 불필요한 체중을 지니고 있는 것도 이와 마찬가지입니다. 다만 여행 가방은 팔로 무게를 지지만, 체중은 온몸으로 지고 있어 그 무게를 뚜렷하게 인식하지 못할 뿐입니다. 어느 경우든 피로는 발생합니다. 그런데도 왜 '무게가 초과된 가방excess baggage'을 몸 밖으로 내보내지 못할까요?

불행하게도 불어난 체중은 줄이기가 쉽지 않습니다. 그렇지만, 할 수 있습니다! 주치의에게 정기 검진을 받고 그들의 바람직한 충고를 무조건 따르세요. 40세 이상의 성인이 석 달마다 정기 검진을 받는다면 그 혜택은 무시할 수 없습니다. 특별한 상황이 아니라면 젊은이들은 1년에 한 번이면 충분합니다. 1년에 두 번 의사에게 검진을 받는 것도 현명한 일일 것입니다. 그러면 초기 단계에서 잠재적인 질병을 발견할 수 있고, 만성질환이나 심각한 질환의 '싹을 미리 없앨' 수 있습니다.

몸의 어느 부분이 덜 발달되었거나 지방이 과도하게 축적되었다면, 각각의 상태를 바로잡을 컨트롤로지 운동을 구체적으로 선택하고, 평일 언제든 가능할 때마다 정기적으로 반복하세요. 그러나 **절대로 그 운동을 지시된 횟수보다 훨씬 많이 반복하지는 마세요.** 의도적이든 의도적이지 않든 가장 중요한 충고와 지시 사항을 무시하면 득보다 실이 많습니다. 왜 그럴까요? 근육의 피로, 즉 독이 생성되기 때문입니다. 근육을 피로하게 해서는 안 됩니다. 분별력 있게 컨트롤로지 운동을 선택한다면, 여러분은 다른 것들을 하는 것보다 건강한 신체 상태를 더 잘 얻을 수 있을 것입니다. 무엇보다 앞서 말한 조언을 따른다면 말입니다.

건강에 중요한 숙면의 문제에 대해서도 생각해 봅시다. 조용하고 시원하며 통풍이 잘되는 방에서 자는 게 가장 좋습니다. 부드러운 매트리스는 사용하지 마세요. '부드럽지 않고 단단한' 매트리스가 좋습니다. 온기를 유지하는 침대 커버는 가능한 가벼운 것을 사용하세요. 부피와 크기가 큰 베개(혹은 베개 두 개를 겹치는 것)는 사용하지 마세요. 베개를 아예 사용하지 않는 것이 더욱 좋습니다.

우리 몸의 회복을 돕는 숙면에 가장 중요한 것은 조용하고 어두운 환경, 신선한 공기, 정신적 평정입니다. 신경과민은 보통 올바른 운동이 부족하면 악화되는데, 특히 정신적으로 불안한 경우 그러합니다. 이런 상태를 완화하는 최상의 방법은 운동입니다. 수면에 방해를 받고 있다면, 즉시 일어나 운동을 하십시오. 깬 상태로 누워서 신경과민으로 발생하는 '독'으로 피로해지는 것보다 격렬한 신체 운동으로 피로해지는 게 차라리 낫습니다. 특히 '구르기'와 '펼치기' 운동으로 척추를 마사지하면 신경이 이완되고 편안하고 깊은 잠을 잘 수 있습니다.

요즘 사람들은 매일 일상적으로 목욕을 합니다. 그런데도 우리는 소수만이 정말로 청결하다는 것을 경험적으로 알 수 있습니다. 나는 (손잡이가 없는) 질 좋은 뻣뻣한 솔만을 사용해야 한다고 생각합니다. 이런 형태의 솔로 몸의 곳곳에 닦으려면 가능한 모든 방법으로 우리 몸을 비틀고 꿈틀거리고 구부려야 하기 때문입니다. 손잡이가 있는 솔이 비교적 쉽게 닿는 것과는 다릅니다.

앞서 이야기한 대로 질 좋은 뻣뻣한 솔을 사용하면, 혈액 순환이 촉진되고, 피부의 모공이 깨끗해지며, 각질도 제거됩니다. 피부의 모공은 '숨을 쉬어야' 하는데, 그러려면 모공이 막힘 없이 열려야 합니다. 겉보기에는 '스파르타 방식'처럼 보이는 이 치료법에 여러분의 피부는 가장 만족스럽게 즉각 반응할 것입니다. 새롭고 신선하고 빛나는 모습을 얻고, 감촉은 부드럽고 매끈해질 것입니다. 그러니 유쾌하고 기운차게 솔질하십시오.

마지막으로, 입문 수업부터 시작하여, 지시와 순서에 따라 각 운동을 충분히 숙지하고 나서 그다음 운동의 지시를 따르도록 합니다. 각 운동을 자세하게 공부해야 합니다. 첫 동작을 제대로 해내지 못한 상태로 다음 운동을 시도하지 않도록 합니다. 이 책을 보지 않고도 각 동작의 마지막 사소한 것 하나까지 알고 있어야 합니다. 여러분의 온몸은 완전하게 정신에 의해 조절된다는 것을 명심해야 합니다.

5 컨트롤로지의 결과

좋은 자세는 몸의 모든 메커니즘이 완벽하게 조절될 때 성공적으로 얻어집니다. 우아한 몸가짐도 당연하게 따라옵니다. 부드럽게 잘 달리는 자동차의 엔진은 올바른 부속들이 바르게 조립된 결과입니다. 최소한의 휘발유와 기름을 쓰고도 운행되며 마모도 비교적 적습니다. 마찬가지로 올바르게 기능하는 여러분의 몸은 컨트롤로지 운동으로 조립된 직접적인 결과입니다. 조직적이고 균형 잡힌 몸, 마음, 정신의 삼위일체 속에서, 신체적 건강함이라고 부르는 조화로운 구조를 만들어 줍니다. 앉거나 서거나 걸을 때 약 25%의 에너지만 사용하고, 나머지 75%는 잉여 에너지의 형태로 비축되어 응급 상황에 맞춰 '대기'하게 됩니다.

올바르게 걷는 기술은 간단하게 말해서 주로 이렇습니다. 적절히 선 상태에서 살짝 앞으로 기운 자세로, 번갈아 한 발을 내딛고 다른 발로 체중이 이동되기 전에 발볼(발의 넓적한 부분 — 옮긴이)로 균형과 평형을 잡는 것입니다. 척추에 충격이 가고 리드미컬하게 걷는 동작이 방해받지 않도록 무릎을 쭉 펴서 잠그듯 고정시켜 걷지 않게 조심하세요.

서는 자세 역시 매우 중요하니 숙달될 때까지 늘 연습해야 합니다. 먼저, 올바른 자세를 취한다고 상상한 다음, 그 자세가 힘들어지면 몸의 무게를 한쪽에서 '유휴 상태'의 다른 쪽으로 이동시킵니다. 엉덩이를 내밀거나 무릎을 쭉 펴서 잠그듯 고정시키지 마세요. 들판에서 추수를 기다리는 다 자란 밀이 부드러운 바람에 뿌리부터 꼭대기까지 '파도치며' 우아하게 흔들리는 모습처럼, 가볍게 흔들거리듯 우아한 동작으로 앞으로 나아갑니다. 구부정한 자세는 취하지 마세요. 그러면 폐가 압박되고, 중요한 장기들이 몰리며, 등이 굽어, 발볼에 체중을 실어서 잡았던 균형이 깨집니다.

입문 수업을 시작으로 이 책의 지시들을 성실하게 따른다면, 의심의 여지 없이 올바르게 정신을 조절하며, 진정한 신체적 건강함을 얻을 것입니다. 컨트롤로지는 그 과학과 기술이 영원히 존재할 만큼 진실하고 건강하고 독특한 과학적 원리에 바탕을 두었습니다. 여러분은 이 컨트롤로지의 단단한 기초를 쌓게 될 것입니다.

독학으로 진행하면 절대로 '습관을 버리지' 못합니다. 이 운동은 사실상 여러분의 무의식적인 마음속에 자신의 일부로 영원히 저장될 것입니다. 자전거 타는 법, 수영하는 법, 차를 운전하는 법을 제대로 배운 사람은 어떤 상황에서도 그 배운 기술을 사용하는 데 실패할까 봐 걱정하지 않습니다. 최고로 유용한 원천과 권위자로부터 가르침을 받았다는 사실에서 비롯된 자신감 때문입니다. 마찬가지로 컨트롤로지의 과학과 기술을 배우고 실행하면, 미래의 어떤 경우에라도 영원하게 남을 자신감을 여러분 안에 심어 줄 것입니다. 이는 그저 쓰지 않는 사이에 '연약해진' 근육을 '다시 탄탄하게'하는 문제일 뿐입니다.

몸과 마음과 정신이 조직화된 전체로 완벽하게 기능하는, 활동적이고 민첩하고 단련된 사람 말고 또 무엇을 바라야 할까요? 신경성 긴장과 과로로부터 자유로운 몸, 그것은 현대 생활의 복잡한 문제에 성공적으로 대처할 수 있는 균형 잡힌 마음을 담아 두기 위해, 자연이 제공하는 이상적인 장소입니다. 그러면 우리는 개인적인 문제들을 심사숙고하며 침착하게 대처하게 됩니다.

오늘날 운 좋은 사람이 있어, 신체적 행복, 마음의 안정, 정신적 평온을 이미 누리고 있다면, 그것은 더할 나위 없이 귀중한 일일 것입니다. 그러나 우리는 이를 얻으려고 노력해야 합니다. 그리고 컨트롤로지를 통해서만 균형 잡힌 몸, 마음, 정신의 독특한 삼위일체를 얻을 수 있다고 생각합니다. 자신감은 자연히 뒤따라올 것입니다.

고대 아테네인들은 현명하게 로마안의 격언을 따랐습니다. "건강한 몸에 건강한 정신이 깃든다." 그리고 그리스인들은 스스로 설파한 것들을 실천할 때 더 큰 지혜를 발휘하였고, 실제의 성취를 이루려고 하였습니다. 컨트롤로지를 실천하면 삶에 대해 새롭고 강렬한 흥미를 느끼게 됩니다. 우리의 소망을 이룰 힘이 있는 자신감, 침착함, 자각력 등을 자연스럽게 얻게 됩니다. 그러므로 우리는 행복을 얻습니다. '놀이'와 이완을 성공적으로 성취하고, 거기에서부터 기쁨과 만족감을 느끼며, 시간과 노력을 들여 일을 잘 마쳤다는 자각 속에서 진정으로 행복해지지 않겠습니까?

따라서 컨트롤로지만이 선사하는 거룩한 삼위일체에 내재된 모든 것을 잘 수행하기를 바라며, 우리는 여러분에게 '안녕히good-bye'라는 인사가 아니라 다시 만나자는 '또 봐요au revoir'라는 인사를 보냅니다. 여러분의 노력이 자신과 가족에게 영원한 행복을 가져다줄 거라는 바람을 담아서.

34가지 오리지널 필라테스 동작

1 헌드레드

Hundred

자세 ❶

1 사진과 같이 자세를 취하며, 매트나 바닥에 바르게 눕는다.

2 팔은 (어깨너비로, 몸에 붙인 채, 손바닥은 아래로 하여) 다리 쪽을 향해 쭉 편다.

3 (두 발과 무릎을 붙인 채) 다리를 펴고 발끝은 쭉 펴서 포인트point한다.

자세 ❷

1 천천히 숨을 들이마시며

2 발을 약 5cm 정도 매트나 바닥으로부터 들어 올리고

3 머리를 들어 올려 시선은 발끝을 바라본다.

4 두 팔을 약 15~20cm 정도 허벅지보다 높게 들어 올린다.

자세 ❸

1 천천히 숨을 내쉬며

2 두 팔을 단단히 고정한 채 위아래로 움직이는데

3 팔이 몸에 닿지 않게, 15~20cm 범위 안에서, 어깨로부터 움직인다.

4 숨을 내쉬며, 마음속으로 5박자를 세며 움직이고

5 숨을 들이마시며, 5박자로 같은 동작을 반복한다.

6 처음에는 20회 정도로 팔을 움직이다가, 점차 그 횟수를 늘려 나간다.

7 5회씩 팔 동작을 점차 늘리면서 최대 100회까지 한다.

8 100회를 절대로 넘지 않는다.

자세 ❹

1 완전히 휴식한다.

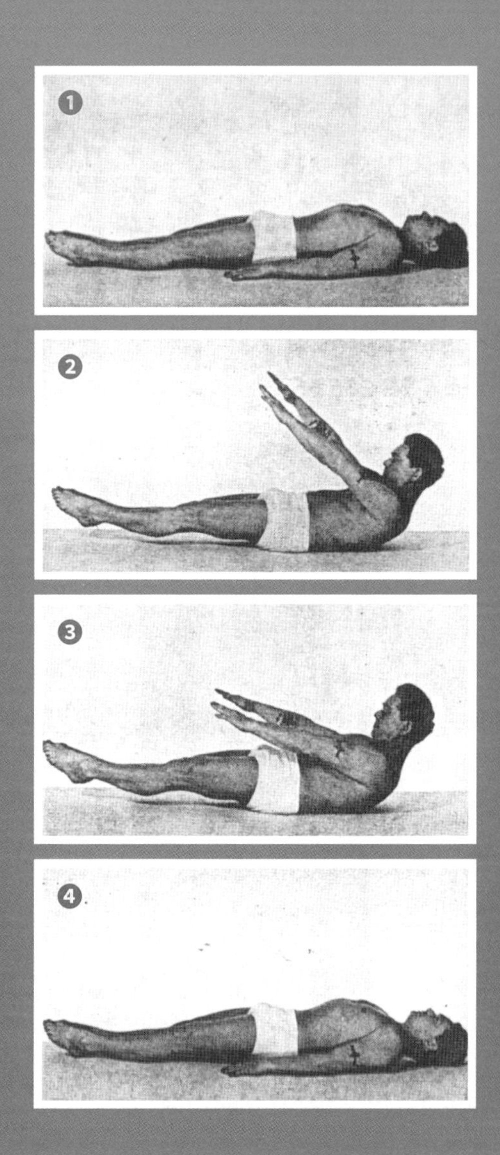

정리 처음에는 위 자세를 취하기가 힘든데, 이는 오히려 왜 이 운동을 해야 하는지, 여러분에게 어떤 점이 이로운지 등을 보여 준다고 하겠다. 인내와 끈기를 갖고 계속한다면, 마침내 이상적인 자세를 취할 수 있을 것이다.

'발끝은 포인트한다'는 말은 사진처럼 발가락까지 쭉 펴서 뻗어 내는 모양을 일컫는다.

2 롤 업

Roll Up

자세 ❶

1 사진과 같이 매트나 바닥에 바르게 눕는다.

2 팔을 어깨너비 정도로 쭉 펴는데, 방향은 머리 위로 향한다.(손바닥은 천장 방향)

3 두 다리를 모아 곧게 편다.

4 발끝을 쭉 펴서 포인트한다.

자세 ❷

1 숨을 천천히 들이마시면서

2 어깨너비로 두 팔을 쭉 펴서 천장을 향해 (약 90도 정도) 들어 올리며

3 누운 자세에서 발뒤꿈치를 밀어내 발끝을 위로 향하게 한다.

자세 ❸

1 숨을 천천히 들이마시면서

2 머리를 앞으로 숙여 들어 올리는데

3 턱이 가슴에 닿을 때까지 들어 올리며

4 천천히 숨을 내쉬기 시작한다.

5 척추를 앞 방향으로 하나씩 둥글게 말아 올라오면서 상체를 일으킨다.

자세 ❹

1 숨을 천천히 내쉬는 동안

2 등을 둥글게 말면서 앞으로 향하며

3 이마가 다리에 닿을 때까지 스트레칭한다.

4 천천히 숨을 들이마시면서 자세 ❸ ❷ ❶로 되돌아간다.

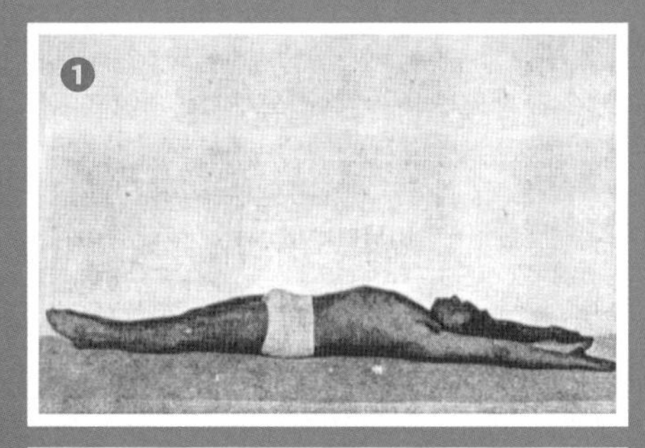

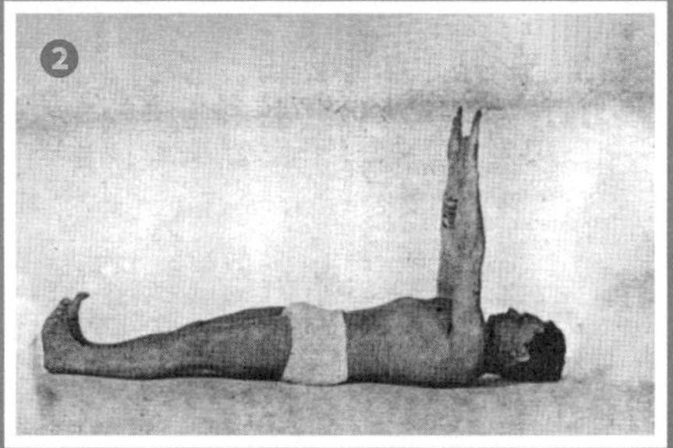

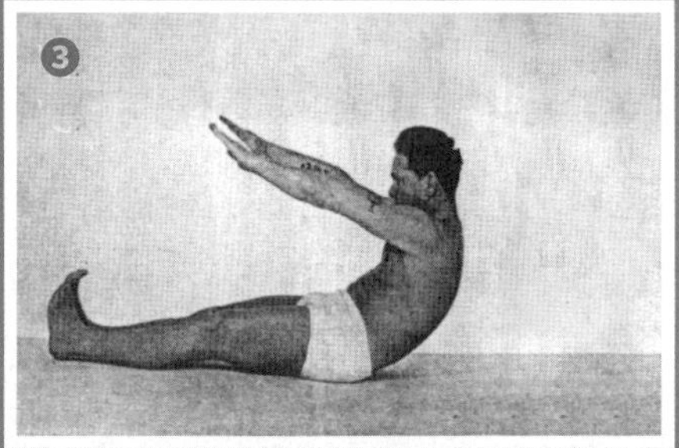

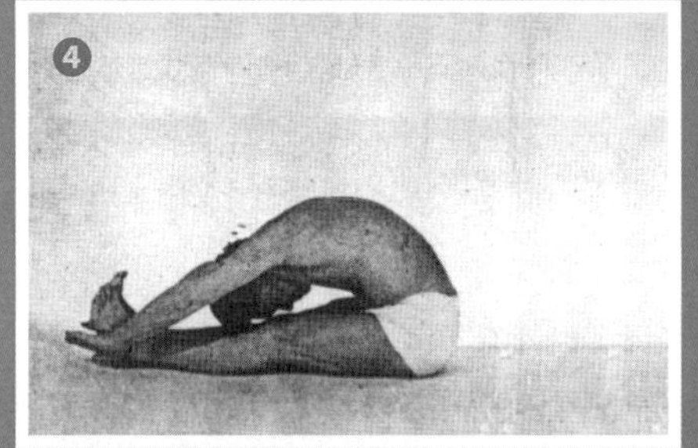

지시 사항 이 동작을 3회 반복하는데, 각 횟수마다 전신을 더욱 스트레칭하며 점점 더 멀리 앞 방향으로 향한다.

주의 사항

자세 ❶ 척추 전체가 바닥에 닿아야 하며, 몸을 단단하게 쭉 편다.(팔이나 다리를 구부리지 않는다.)

자세 ❸ 두 다리를 매트나 바닥에 밀착한다. 처음에는 쉽지 않은데, 발에 크고 무거운 쿠션을 올리면 도움이 된다.

자세 ❹ 다리는 쭉 편 상태로 매트나 바닥에 고정해야 하며 무릎 역시 펴서 고정한다. 손바닥은 매트나 바닥을 향해 쭉 펴며, 팔 역시 앞으로 쭉 뻗는다

정리 이 운동은 복근을 강화하며 척추를 정상적으로 되돌리는 효과가 있다.

3 롤 오버-양방향

Roll-Over with Legs Spread—Both Ways

자세 ❶

1 사진과 같이 매트나 바닥에 눕는다.

2 두 팔을 다리 방향으로 쭉 펴 몸통에 붙이고, 손바닥은 바닥을 향한다.

3 두 다리를 곧게 펴서 모은다.

4 발끝을 쭉 펴서 포인트한다.

자세 ❷ ❸ ❹

1 숨을 천천히 들이마시며

2 두 다리를 위로 들어 올리기 시작한다.

3 발끝이 머리 위로 넘어가 매트나 바닥에 닿는다.

4 숨을 천천히 내쉬며

5 두 팔로 단단히 매트나 바닥을 누른다.

6 편 다리를 벌릴 수 있는 만큼 벌린다.

자세 ❹ ❸ ❷

1 숨을 천천히 들이마시며

2 척추선을 따라서 굴리며 내려가는데

3 곧게 편 두 다리를 벌릴 수 있는 만큼 벌린다.

4 척추가 매트나 바닥에 닿을 때까지 내린다.

5 숨을 천천히 내쉬면서

자세 ❶

1 자세 ❶로 되돌아가는데

2 다리는 매트나 바닥에서 약 5cm 정도 위까지 내린다.

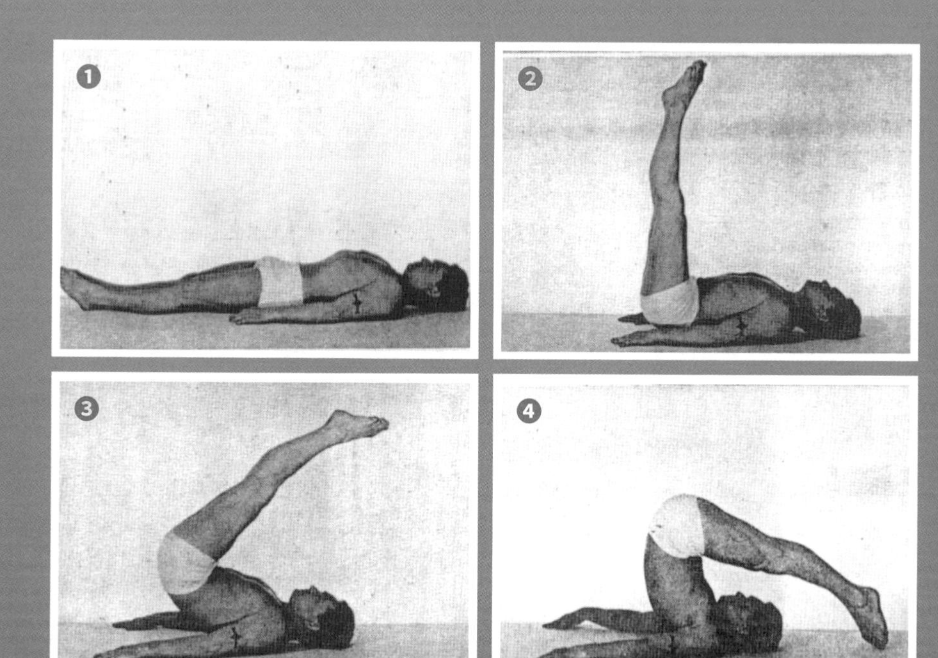

지시 사항 이 운동을 5회 반복한다. 처음에는 두 다리를 모아서 시작하고, 이후 다음 5회를 할 때에는 다리를 최대한 많이 벌려서 시행한다.

주의 사항

자세 ❸ 다리를 가능한 한 단단히 고정시킨 채 쭉 편다. 척추선을 따라 굴리며 내려갈 때 척추의 마디마디 하나씩 분절시키면서 내려간다.

자세 ❹ 등과 머리를 매트나 바닥에 단단히 누른다.

4 한 다리로 원 그리기-양방향
One Leg Circle—Both Ways

자세 ❶

1 사진과 같이 매트나 바닥에 등을 대고 똑바로 눕는다.

2 팔은 (어깨너비만큼, 몸에 붙인 채, 손바닥은 바닥을 향하여) 앞으로 쭉 편다.

3 오른다리를 천장 방향으로 쭉 펴서 들어 올리되, 발끝도 쭉 펴서 포인트한다. 발끝은 고관절 선상과 일치하도록 한다.

4 왼다리는 쭉 펴서 바닥에 단단히 고정하되 발뒤꿈치를 밀어내 발끝이 천장 방향을 향하게 한다. 이런 발 모양을 '풋 플렉스foot flexed'라고 명명한다.

자세 ❷

1 숨을 들이마셨다가 내쉬면서 오른다리를 시계 반대 방향으로 크게 원을 그린다. 원을 그릴 때 오른다리가 왼쪽 허벅지를 가로질러 원을 그리며, 오른쪽으로 향할 때 최대한 다리를 제어할 수 있는 한도로 크게 벌린다.

2 오른다리가 제자리로 돌아올 때, 숨을 들이마신다. 즉, 다리가 천장 방향인 처음 시작 지점으로 올라갈 때 숨을 들이마신다.

자세 ❸ ❹

1 숨을 들이마셨다가 내쉬면서 왼다리를 시계 방향으로 크게 원을 그린다. 원을 그릴 때 왼다리가 오른쪽 허벅지를 가로질러 원을 그리며, 왼쪽으로 향할 때 최대한 다리를 제어할 수 있는 한도로 크게 벌린다.

2 왼다리가 제자리로 돌아올 때, 숨을 들이마신다. 즉, 다리가 천장 방향인 처음 시작 지점으로 올라갈 때 숨을 들이마신다.

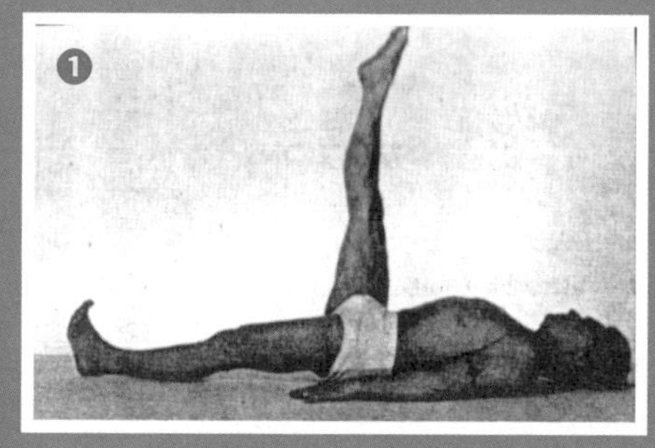

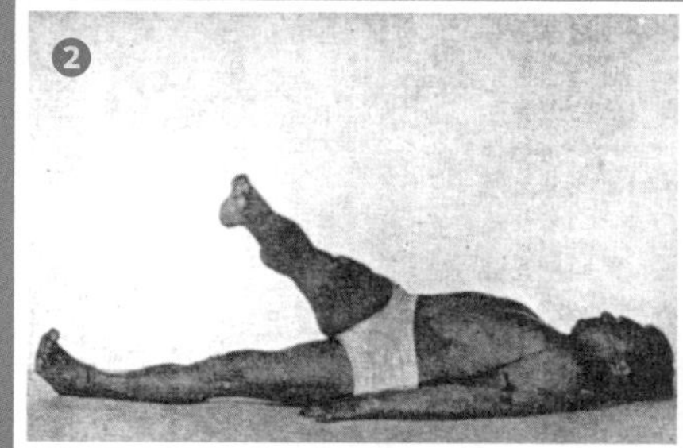

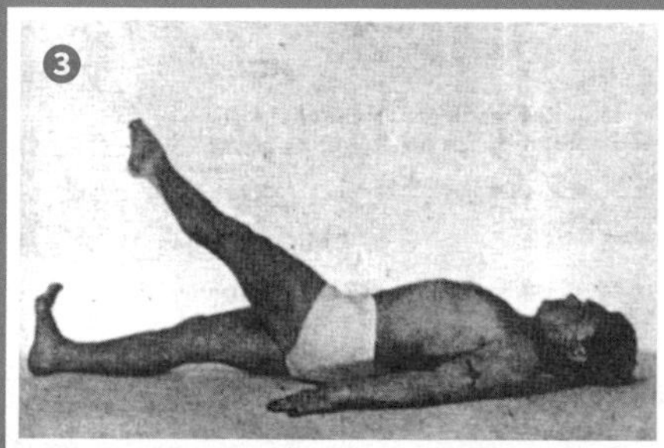

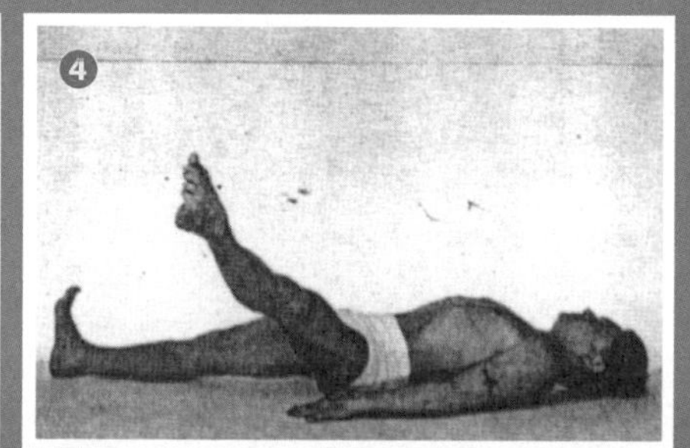

지시 사항 오른다리로 같은 방향으로 5회 원을 그리고, 반대 방향으로 5회 원을 그린다.
왼다리로 같은 방향으로 5회 원을 그리고, 반대 방향으로 5회 원을 그린다.

주의 사항

자세 ❶ 오른다리의 발끝은 반드시 포인트하며 무릎을 쭉 펴서 움직이지 않게 고정시킨다. 왼다리 역시 쭉 펴서 매트나 바닥에 무릎이 흔들거리지 않게 단단히 고정시킨다. 이 때 왼발은 '풋 플렉스' 한다. 어깨와 머리는 매트나 바닥에 항상 움직이지 않게 고정시킨다.

자세 ❷ 오른쪽 엉덩이가 바닥으로부터 떨어져 다리 움직임에 따라 움직인다는 것에 주목하라.

자세 ❹ 왼쪽 엉덩이가 왼다리의 움직임에 따라 올라가는 것에 주목하라. '스윙(swing)'하면서 원을 그릴 때, 가능한 한 크게 그린다. 어깨와 머리는 항상 매트나 바닥에 단단히 고정시킨다.

5 뒤로 구르기
Rolling Back

자세 ❶

1 사진과 같이 자세를 취한다.

자세 ❷

1 두 팔로 다리를 단단히 잡는다.
2 가능한 허벅지를 가슴 쪽으로 가깝게 당긴다.
3 머리를 앞으로 숙여 턱을 가슴 쪽으로 당긴다.
4 발끝은 뻗어 포인트한다.
5 천천히 숨을 들이마신다.
6 자세 ❸과 같이 뒤로 굴러 흔든다.

자세 ❸

1 숨을 천천히 내쉬면서
2 자세 ❹로 되돌아온다.

지시 사항 6회 반복한다.

주의 사항

자세 ❷ 가슴을 모으고, 등을 동그랗게 한다. 머리는 숙인다. 매트나 바닥에서 발을 떼지 않는다.

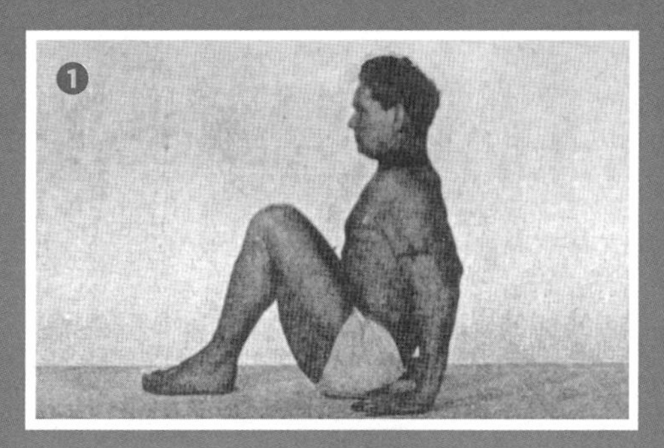
1

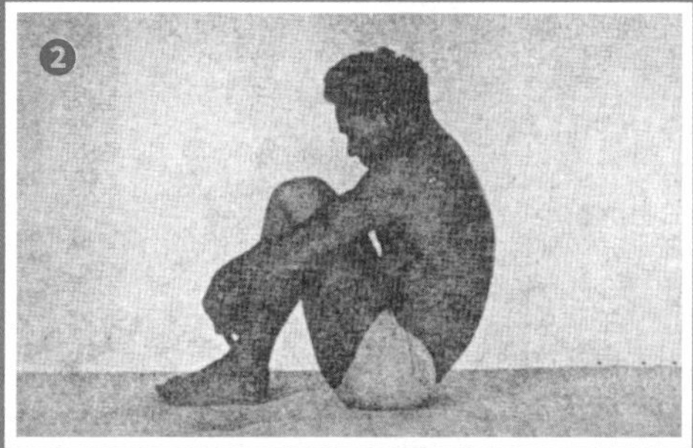
2

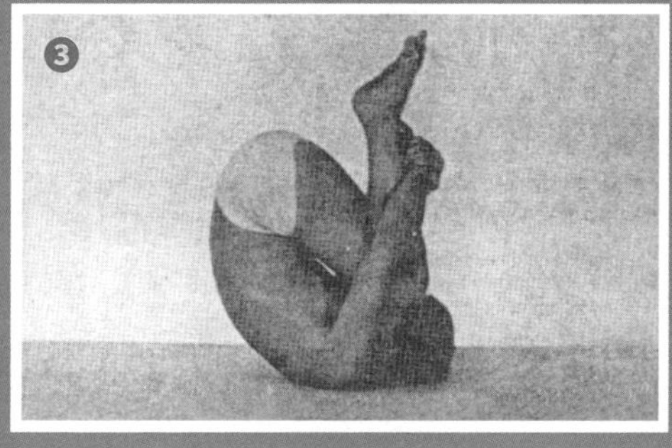
3

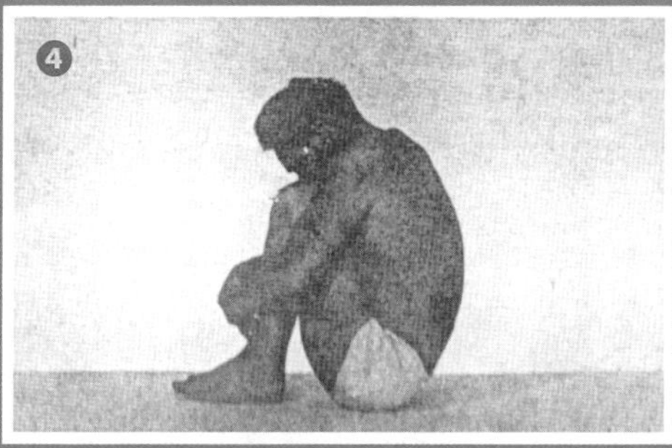
4

6 한 다리씩 스트레칭하기

One Leg Stretch

자세 ❶

1 등을 쭉 펴서 매트나 바닥에 바로 눕는다.

자세 ❷

1 머리를 앞으로 들어 올린다.
2 턱이 가슴에 닿을 정도로 머리를 들어 올리고 나서
3 숨을 천천히 들이마시면서
4 두 손으로 오른다리를 가슴 쪽으로 가능한 한 가까이 잡아당긴다.
5 왼다리는 쭉 앞으로 펴고, 발끝은 포인트한다.
6 왼쪽 발뒤꿈치는 약 5cm 정도 위로 들어 올린다.

자세 ❸

1 숨을 천천히 내쉬면서
2 두 손으로 왼다리를 가슴 쪽으로 가능한 한 가까이 잡아당긴다.
3 오른다리는 앞으로 쭉 편다.
4 발끝은 포인트한다.
5 오른쪽 발뒤꿈치는 약 5cm 정도 위로 들어 올린다.

지시 사항 오른쪽, 왼쪽 각각 5회씩 반복한다.(이후 점차 횟수를 12회까지 안전하게 늘려 나간다.)

주의 사항

자세 ❷ 턱을 가슴 쪽으로 당겨야 한다. 시선은 발끝을 응시한다. 발뒤꿈치는 약 5cm 정도 들어 올린다.

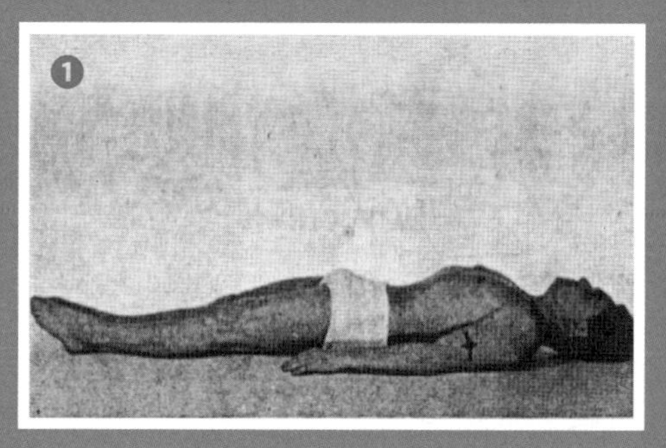
1

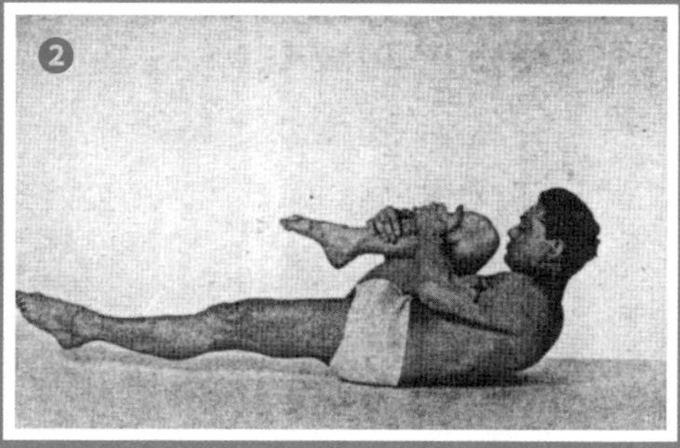
2

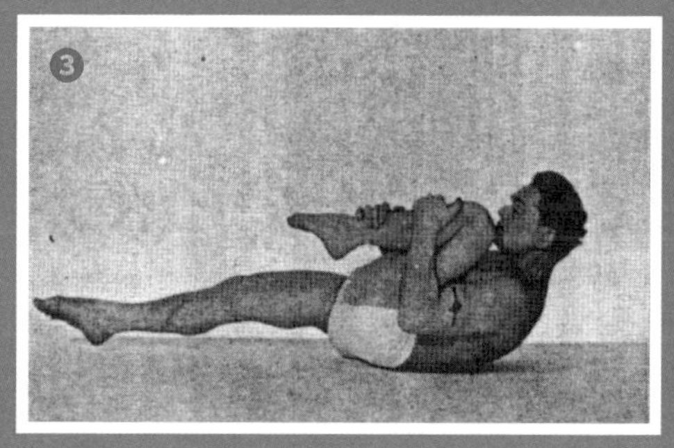
3

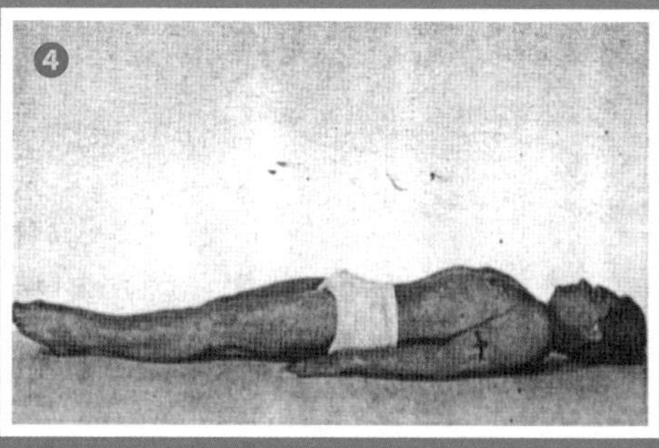
4

7 두 다리 스트레칭하기
Double Leg Stretch

자세 ❶

1 사진과 같이 자세를 취하며 매트나 바닥에 눕는다.
2 두 다리를 붙이고 바르게 편다.
3 무릎을 편 채 고정시키고 발끝을 쭉 펴서 포인트한다.
4 두 팔을 쭉 펴서 몸에 붙인다.
5 손바닥은 아래를 향한다.

자세 ❷

1 숨을 천천히 들이마시며
2 머리를 들어 올려 턱을 가슴에 댄다.
3 두 팔을 다리 쪽으로 뻗으며 허벅지 옆에 단단히 붙인다.
4 발뒤꿈치는 약 5cm 정도 위로 들어 올리고
5 손바닥은 안쪽으로 향한다.

자세 ❸

1 숨을 천천히 내쉬며
2 두 다리를 접을 때, 위 방향으로 동시에 가슴 쪽으로 당겨
3 사진에서 보이듯이 두 무릎을 구부리고 팔목과 손을 고정시켜 발목을 단단히 잡는다.
4 두 팔과 손으로 다리를 가슴 방향으로 끌어안듯이 당긴다.

자세 ❹

1 숨을 천천히 들이마신다.

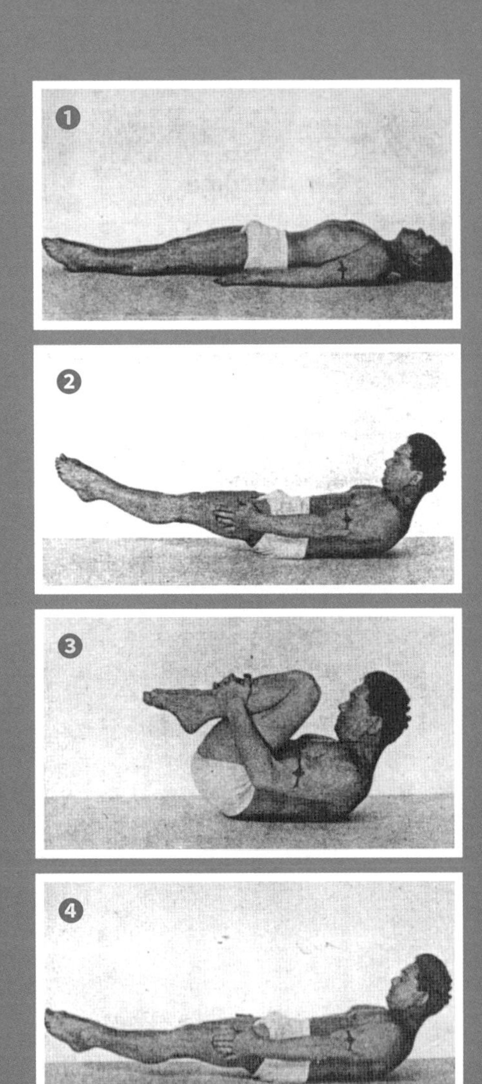

지시 사항 6회 반복한다. 이후 12회로 늘려 간다.

주의 사항

자세 ❷ 머리를 들 때, 턱을 단단히 가슴 쪽으로 당긴다. 복부를 안으로 집어넣는다. 발뒤꿈치는 약 5cm 정도 매트나 바닥 위로 들어 올린다.

8 척추 스트레칭
Spine Stretch

자세 ❶

1 사진과 같이 자세를 취한다.

2 다리를 벌릴 수 있는 만큼 넓게 벌린다.

3 발뒤꿈치를 밀어 발끝은 위 방향으로 향한다.Foot Flexed

자세 ❷

1 손바닥은 매트나 바닥을 향하여 대고

2 팔을 앞으로 쭉 편다.

3 턱을 가슴에 붙이고

4 앞 방향으로 3회 연속 스트레칭 동작으로 계속 뻗어 내려가는데, 내려갈 수 있는 만큼 최대한 내려간다. 이 동작은 사진과 같이 자세 ❸ ❹ 동작으로 연속한다.

지시 사항 3회 반복하며, 횟수가 거듭될수록 내려가는 동작을 점점 더 깊게 한다.

주의 사항

자세 ❹ 숨을 천천히 계속 길게 내쉬며, 복부는 깊숙이 집어넣고 턱을 가슴 쪽으로 단단히 당긴다.

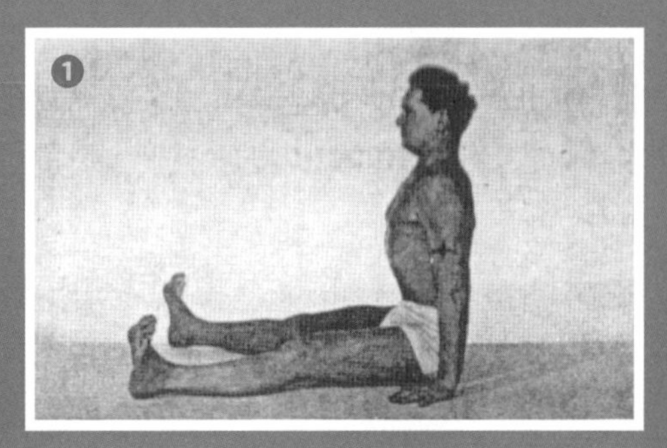
1

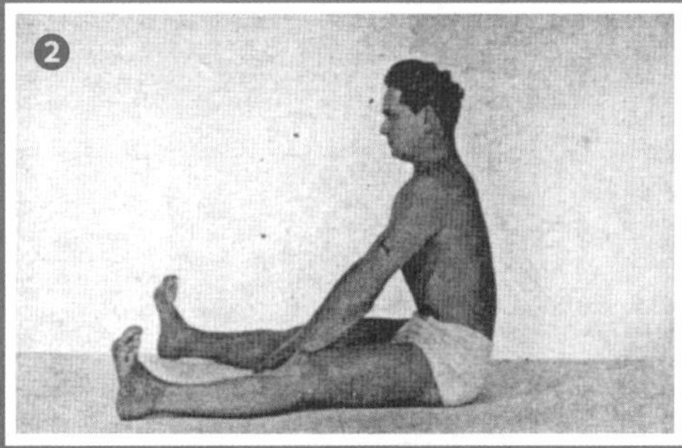
2

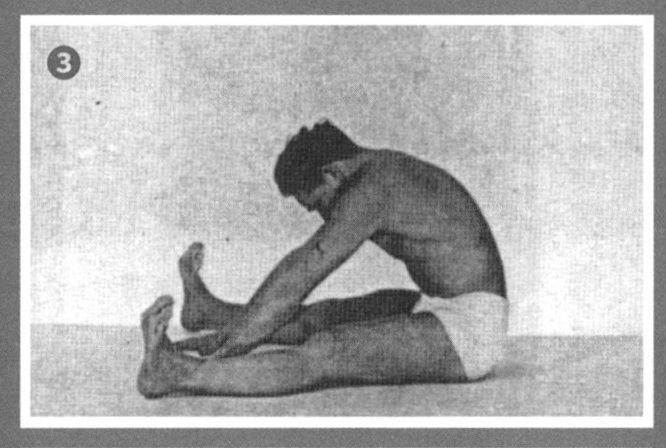
3

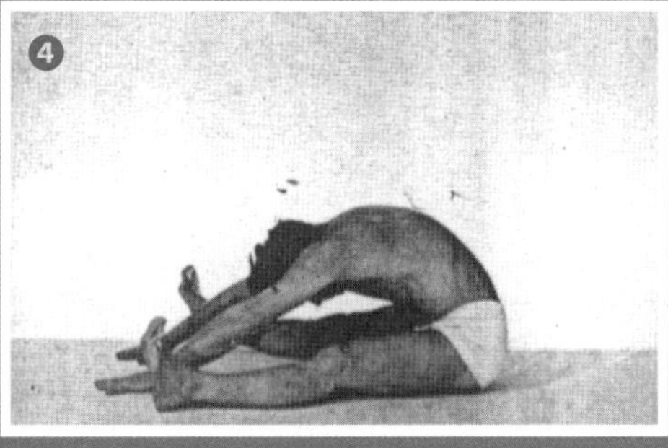
4

9 다리 벌려서 뒤로 구르기

Rocker with Open Legs

자세 ❶

1 사진과 같이 자세를 취한다.

자세 ❷

1 무릎을 구부리고
2 숨을 천천히 들이마신다.

자세 ❸

1 발목을 단단히 잡는다.
2 발끝을 쭉 펴고 무릎을 펴서 고정시킨다.
3 다리를 위로 쭉 펴서 들어 올리고 가능한 한 넓게 벌린다.
4 복부는 최대한 깊이 집어넣으며
5 턱을 가슴 쪽으로 당긴다.

자세 ❹

1 숨을 천천히 내쉬며
2 등을 뒤로 굴려 발끝이 매트나 바닥에 닿도록 한다

지시 사항 구르기를 6회 반복한다.

주의 사항

자세 ❸ 팔과 다리를 고정시킨다. 척추 아래 맨 끝부분을 축으로, 자세 ❹와 같이 뒤로 굴렀다가 앞으로 되돌아오는데, 이때 머리를 단단히 가슴 쪽으로 향한다. 동시에 자세 ❸으로 되돌아올 때까지도 팔을 단단히 고정한 채 다리를 잡고 그 자세에서 균형을 잡도록 노력한다.

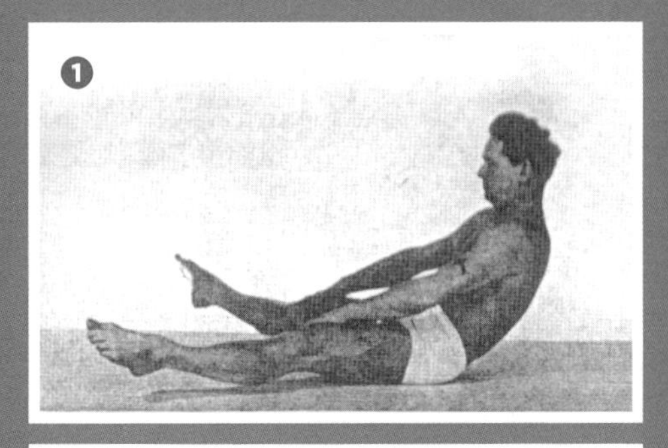
1

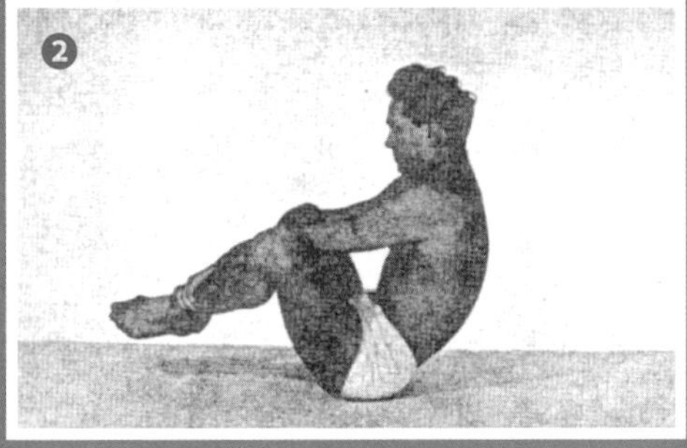
2

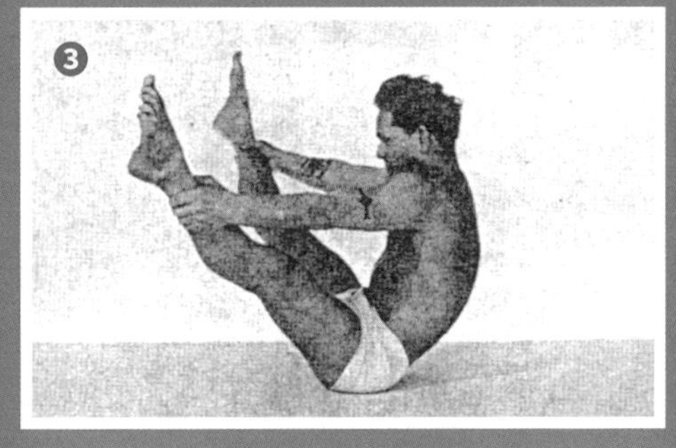
3

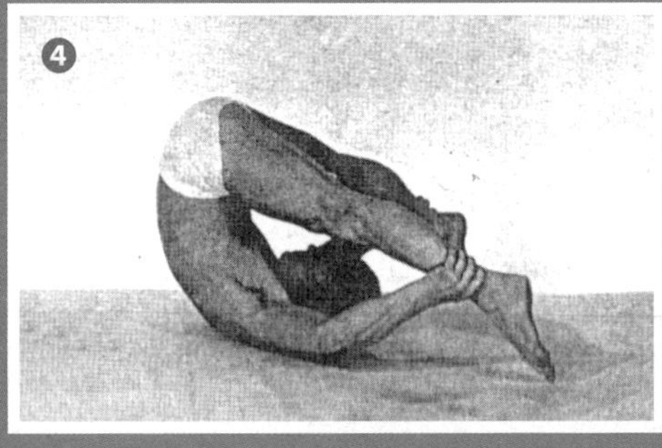
4

10 나선형 그리기
Cork-Screw

자세 ❶

1 사진과 같이 자세를 취한다.

2 척추 전체가 매트나 바닥에 닿도록 한다.

3 팔을 쭉 펴서 몸 옆에 붙이며 손바닥은 바닥을 향한다.

자세 ❷

1 숨을 천천히 들이마신다.

2 두 다리를 붙인 채 들어 올려, 등을 뒤로 굴리며 따라 위로 올린다.

3 머리와 어깨 그리고 팔로 받쳐 자세를 유지하며

4 무릎을 편 상태로 고정시키고 발끝은 쭉 펴서 포인트한다.

자세 ❸

1 숨을 천천히 내쉰다.

2 모은 두 다리를 매트나 바닥에 닿지 않게 내리는데

3 무릎을 편 채 고정시키고 발끝은 쭉 편다.

4 몸통을 마치 나선형처럼 튼다.

5 몸통(등) 오른쪽 부분으로 매트나 바닥을 향해 내려간다.

자세 ❹

1 숨을 천천히 들이마신다.

2 오른쪽에서 왼쪽으로 원을 최대한 크게 그리고 자세 ❷로 돌아간다.

자세 ❸ ❹를 오른쪽과 왼쪽을 바꿔서 시행

자세 ❸-5에서 몸통(등) 왼쪽 부분으로 내려간다.

자세 ❹-2에서 왼쪽에서 오른쪽으로 원을 그린다.

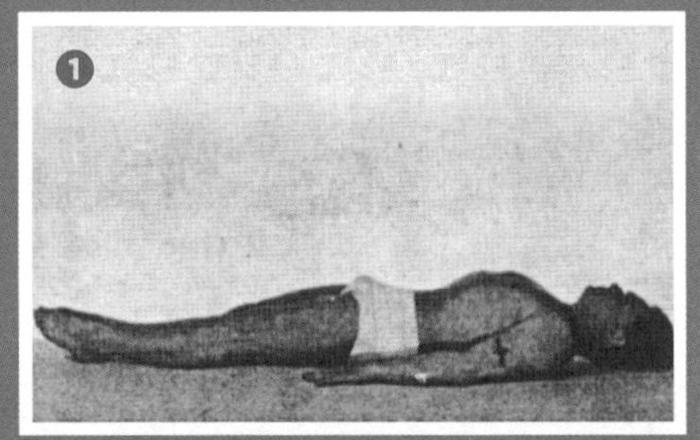

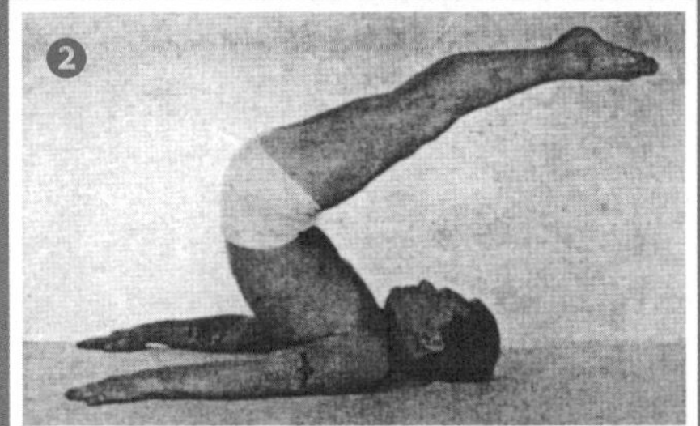

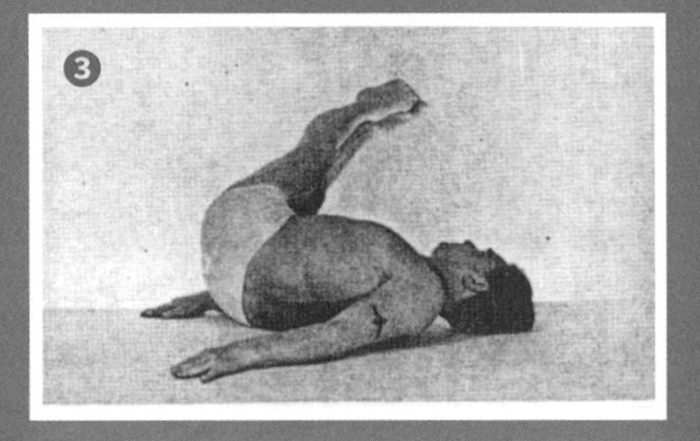

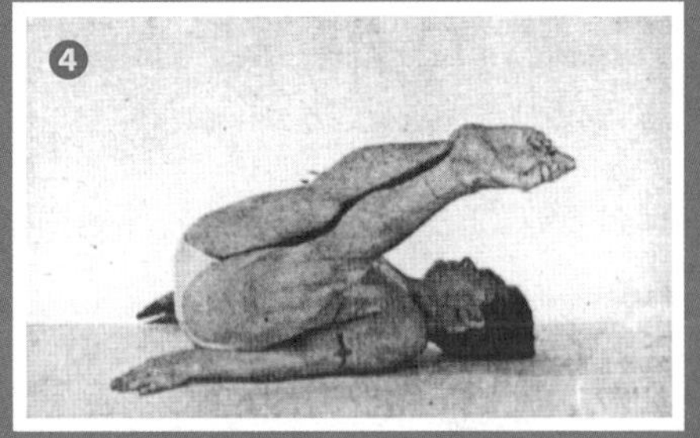

지시 사항 오른쪽으로 1회 한 후 왼쪽으로 1회 한다. 이것이 1세트이며, 총 3세트를 한다.

주의 사항

자세 ❸ ❹에서 원을 그리는 동안 두 어깨를 매트나 바닥에 누른 채 두 팔은 쭉 편다.

정리 목과 어깨를 강화하고 장기와 척추를 마사지해 주는 운동이다.

11 톱질

Saw

자세 ❶

1 사진과 같이 자세를 취하며, 다리를 가능한 넓게 벌린다.

2 머리는 들어 올리고, 턱은 당긴다.

3 가슴을 펴고, 복부는 안으로 집어넣는다.

4 두 팔을 어깨 높이에서 양옆으로 벌리며

5 어깨는 뒤쪽으로 당겨 등 뒤 견갑골을 고정시킨다.

6 숨을 천천히 들이마신다.

자세 ❷

1 오른쪽으로 최대한 많이 몸통만 트위스트 하고

자세 ❸

1 앞쪽 아래 방향으로 최대한 깊이 숙여

2 왼손을 대각선으로 가로질러 오른발을 향해 뻗는다.

3 숨을 천천히 내쉬면서

4 몸을 앞으로 뻗어 3회 연속 동작으로 톱질하듯이 최대한 멀리 쭉쭉 늘인다.

자세 ❹

1 사진과 같이 자세 ❶로 되돌아온다.

2 숨을 천천히 들이마신다.

자세 ❷ ❸ ❹를 오른쪽과 왼쪽을 바꿔서 시행

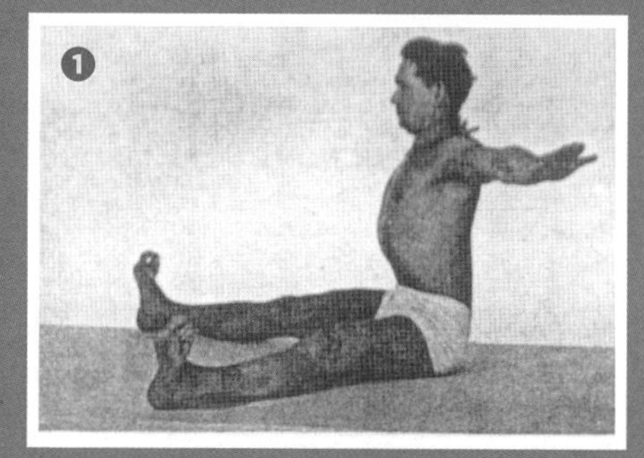

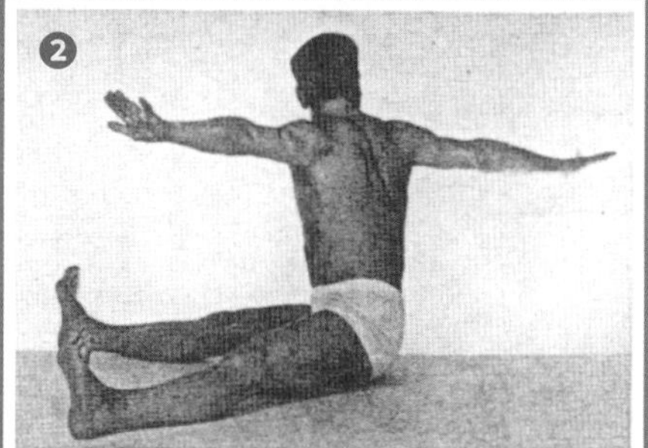

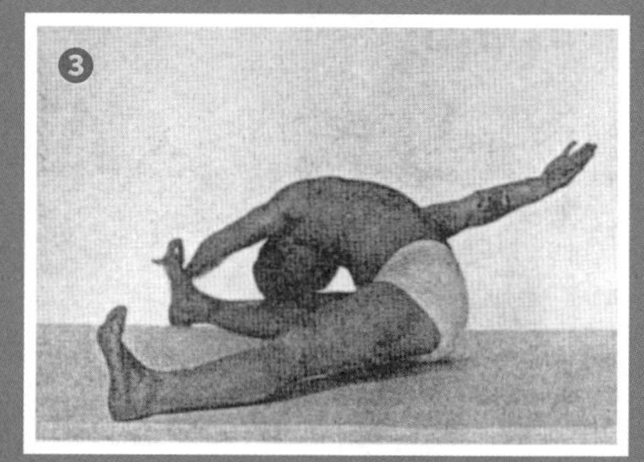

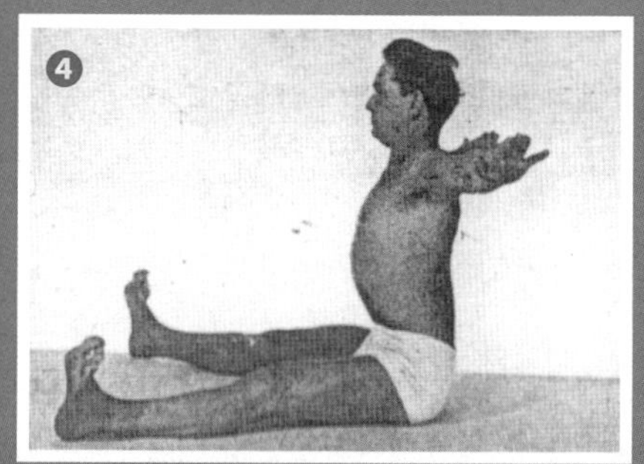

지시 사항 각 방향으로 3회씩 반복한다.

주의 사항

자세 ❷ 몸을 먼저 틀고 나서 자세 ❸처럼 앞으로 숙인다.

자세 ❸ 사진과 같이 반대쪽 팔을 최대한 뒤로 올려 뻗는다.

12 백조 다이빙
Swan-Dive

자세 ❶ ❷

사진과 같이 자세를 취한다.

자세 ❸

1 숨을 천천히 들이마신다.
2 머리를 가능한 한 많이 위로 들어 올린다.
3 가슴을 매트나 바닥으로부터 높이 들어 올린다.
4 두 팔을 옆 양방향으로 뻗어 들어 올리며 어깨를 고정시킨다.
5 두 손바닥은 위로 향한다.
6 다리를 모아 쭉 펴고 매트나 바닥에서 들어 올린다.
7 발끝을 펴고, 두 무릎은 편 채 고정시킨다.
8 몸은 단단히 하고, 등을 고정시킨다.

자세 ❹

1 숨을 천천히 내쉬면서, 다리를 들어 올리는 동시에 가슴이 아래로 향한다.
2 숨을 천천히 들이마시면서, 가슴을 들어 올리며 다리는 아래로 향한다. 사진과 같이 흔들의자처럼 몸 전체가 앞뒤로 움직인다.

지시 사항 앞뒤로 흔들거리는 동작을 6회 반복한다.

주의 사항

자세 ❸ 등을 계속 고정하고, 다리는 매트나 바닥에서 들어 올린다. 머리를 뒤로 젖히고, 팔은 단단히 하며, 어깨를 고정한다.

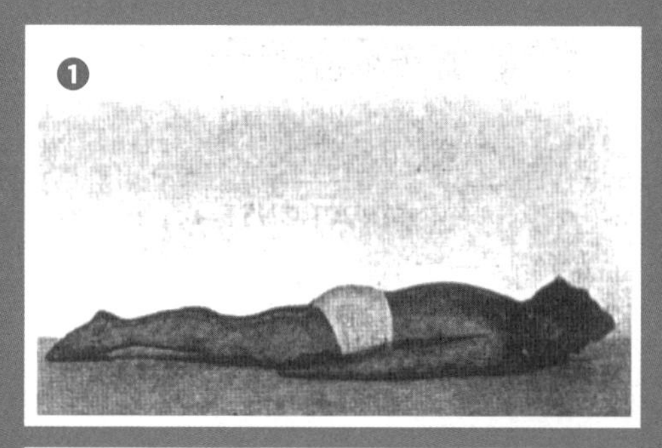
1

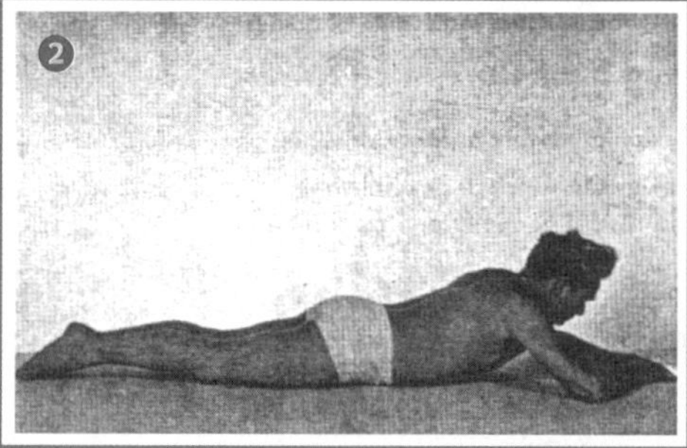
2

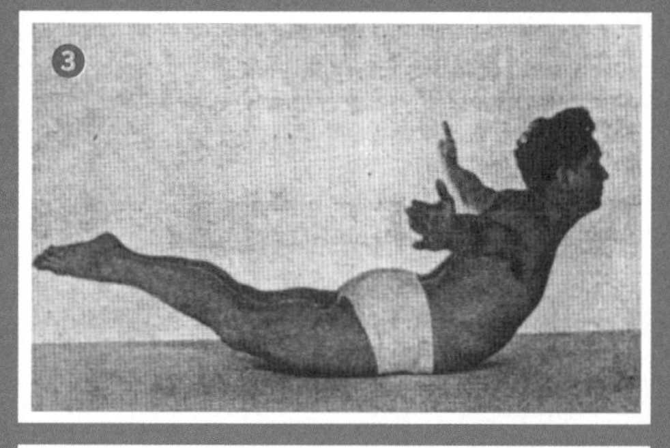
3

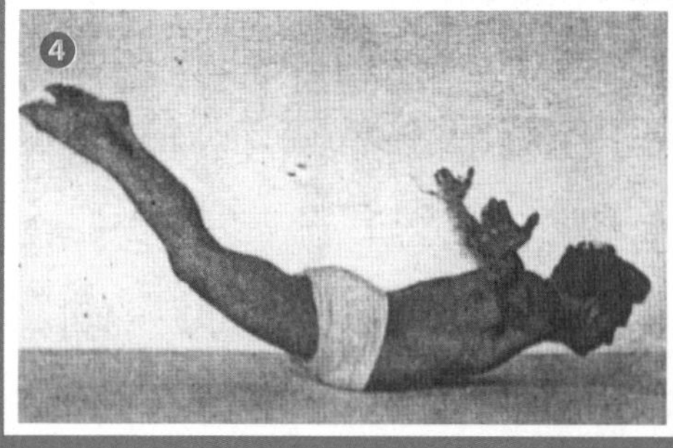
4

13 한 다리씩 차기

One Leg Kick

자세 ❶

1 사진과 같이 자세를 취한다.

2 두 팔꿈치를 구부리고 이마를 두 손에 대며, 주먹을 쥔다.

3 얼굴은 바닥을 향하고, 턱을 매트나 바닥에 댄다.

4 발끝은 펴고, 무릎은 고정시킨다.

자세 ❷

1 배를 바닥에 대고 엎드린 채, 머리를 들어 올린다.

2 매트나 바닥에서 가슴을 들어 올리고

3 두 팔은 가슴 앞에 직각으로 놓는다.

4 두 주먹은 매트나 바닥에 댄다.

5 두 다리를 모아 바르게 펴고, 무릎은 고정시키며, 발끝은 편다.

자세 ❸

1 숨을 천천히 들이마시며

2 두 다리를 매트나 바닥으로부터 5cm 정도 위로 들어 올린다.

3 오른다리를 구부려 발뒤꿈치로 엉덩이를 차듯이 찬다.

자세 ❹

1 숨을 천천히 내쉬는 동안

2 오른다리를 뒤로 뻗고

3 왼다리를 구부려 발뒤꿈치로 엉덩이를 차듯이 찬다.

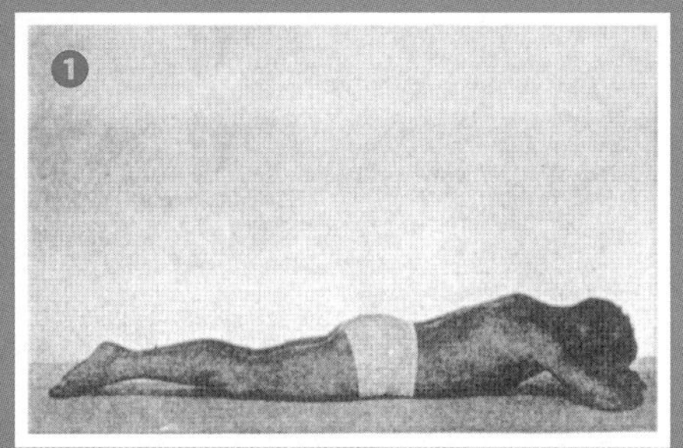

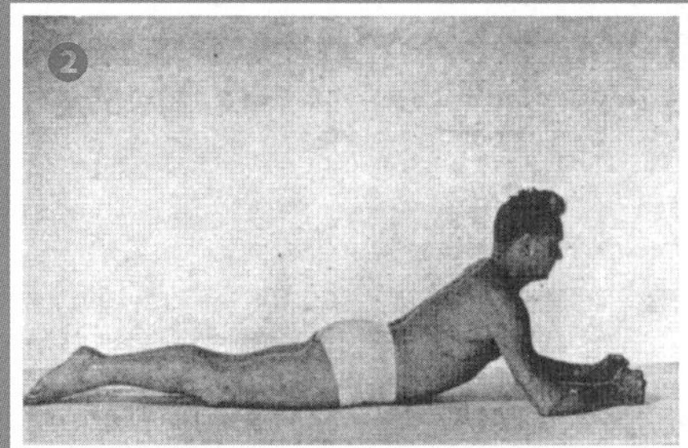

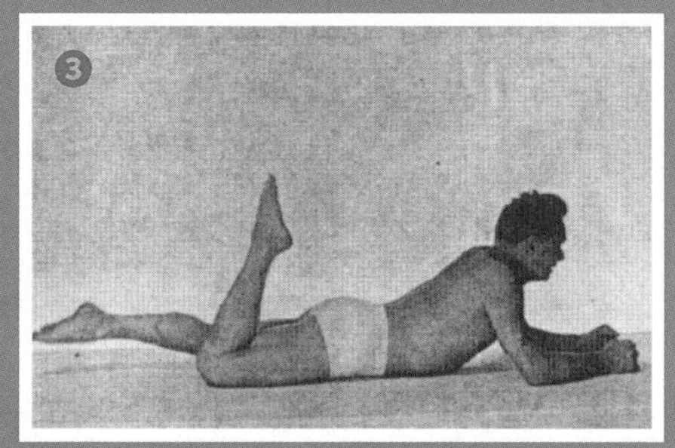

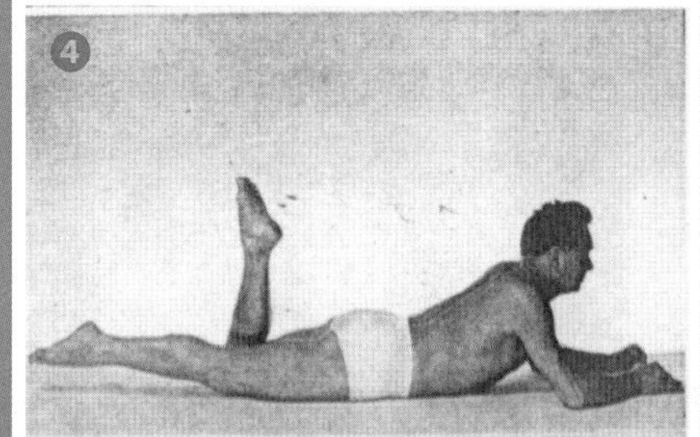

지시 사항 오른쪽, 왼쪽 번갈아 차기를 6회 반복한다.

주의 사항

자세 ❷ 머리를 들어 올린다. 가슴은 매트나 바닥에서 들어 올린다.

자세 ❸ 발끝은 포인트한 채 매트나 바닥에서 살짝 들어 올린다.

14 두 다리로 차기
Double Kick

자세 ❶

1 사진과 같이 엎드린다.
2 팔을 펴고 머리는 자연스럽게 내린다.
3 두 다리를 모아 길게 펴고, 두 무릎을 붙여 고정하며, 발끝은 포인트한다.

자세 ❷

1 턱을 자연스럽게 매트나 바닥에 댄다.
2 두 팔을 돌려 등 뒤에 대고, 오른손으로 왼손을 잡는다.
3 두 다리를 서로 붙여 곧게 펴고, 두 무릎을 고정한다.
4 발끝은 포인트하여, 매트나 바닥으로부터 살짝 들어 올린다.

자세 ❸

1 숨을 천천히 들이마신다.
2 쭉 편 다리를 들어 올리며
3 동시에 최대한 활짝 가슴을 내밀며 머리를 들어 올린다.
4 몸에서 두 팔을 들어 올려 쭉 펴는데
5 최대한 다리 방향으로 쭉 펴서 든다.

자세 ❹

1 숨을 천천히 내쉬면서
2 턱과 가슴을 다시 자연스럽게 내린다.
3 두 다리를 구부려 발뒤꿈치로 엉덩이를 찬다.
4 팔을 구부려 등에 대고, 손을 서로 잡는다.

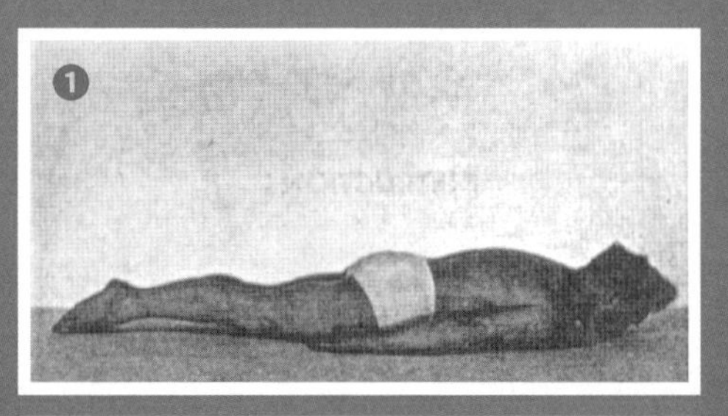

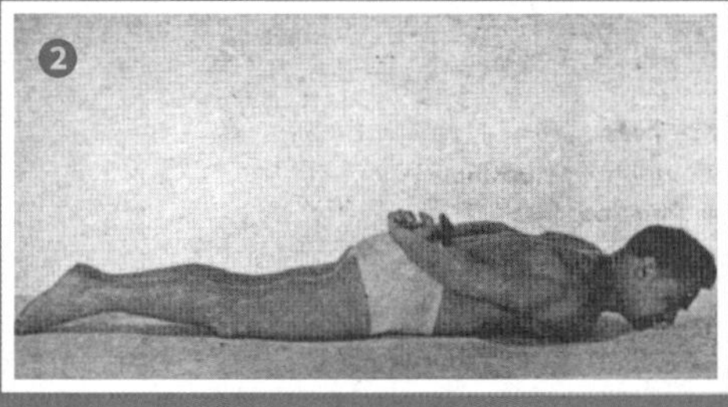

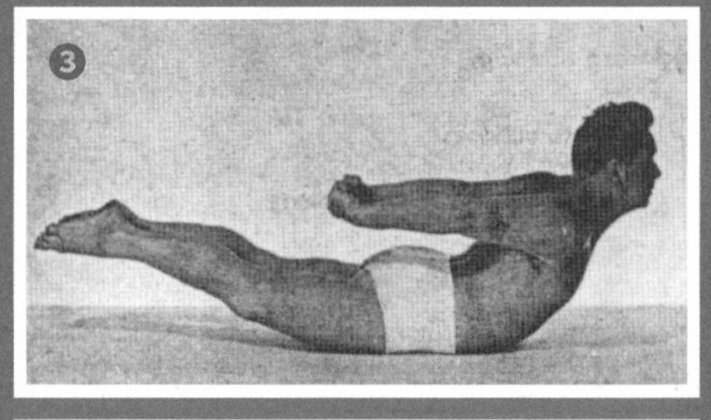

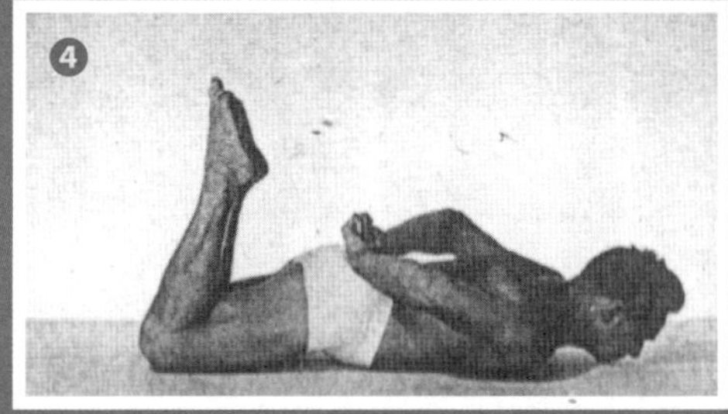

지시 사항 5회 반복한다.

주의 사항

자세 ❸ 머리를 최대한 많이 올린다. 팔을 쭉 펴서 몸에 닿지 않은 채 최대한 많이 올린다.

15 목 당겨 주기

Neck Pull

자세 ❶

1 사진과 같이 자세를 취한다.

2 숨을 천천히 들이마신다.

3 손가락으로 깍지를 껴서 단단히 잡고 머리 뒤에 댄다.

4 발뒤꿈치를 밀어내어 발끝은 위로 향한다.

자세 ❷

1 머리를 들어 올려 턱을 가슴 쪽으로 최대한 당기며

2 복부는 안으로 집어넣는다.

3 발뒤꿈치를 밀어내 발끝은 위로 향한다.

4 척추를 '둥글려' 인사하듯 앞으로 일어난다.

자세 ❸

1 숨을 천천히 내쉰다.

2 두 다리를 단단히 매트나 바닥에 눌러 고정한다.

3 사진과 같이 몸을 천천히 일으켜 앞으로 숙인다.

4 발뒤꿈치를 밀어내 발끝은 위로 향한다.

자세 ❹

1 숨을 천천히 내쉰다.

2 사진과 같이 머리가 다리에 닿을 때까지 몸을 숙인다.

3 견갑골을 단단히 뒤로 서로 모으고 팔꿈치는 양옆으로 향한다.

4 자세 ❸으로 되돌아올 때까지, 천천히 숨을 들이마신다.

5 자세 ❷ ❶로 되돌아가면서, 천천히 숨을 내쉰다.

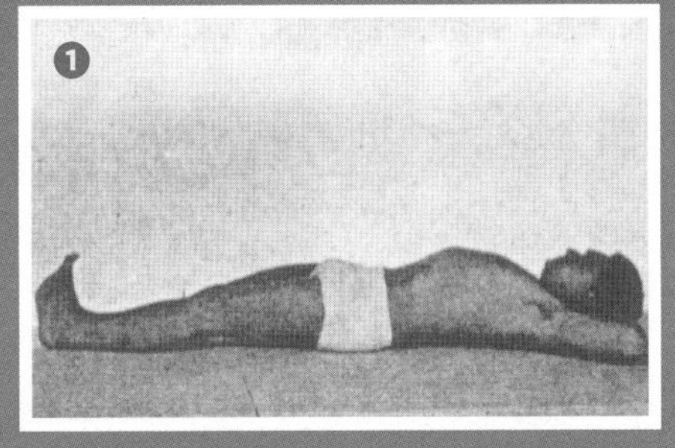

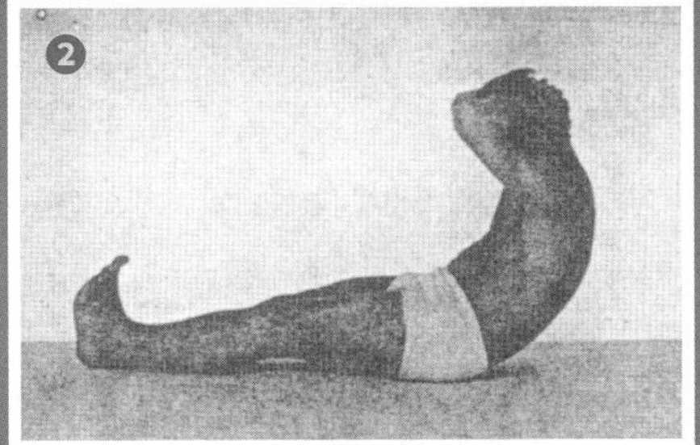

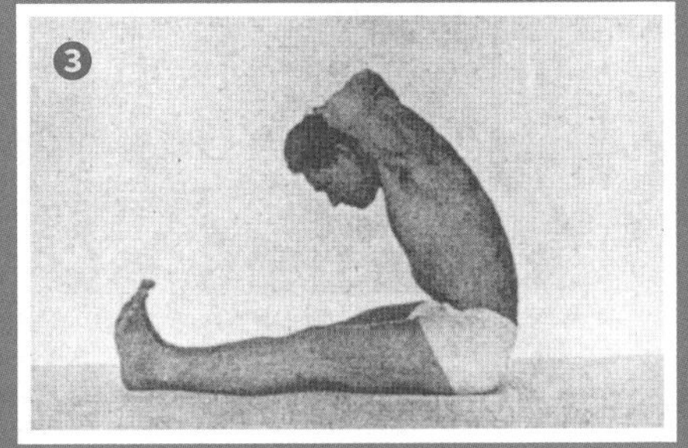

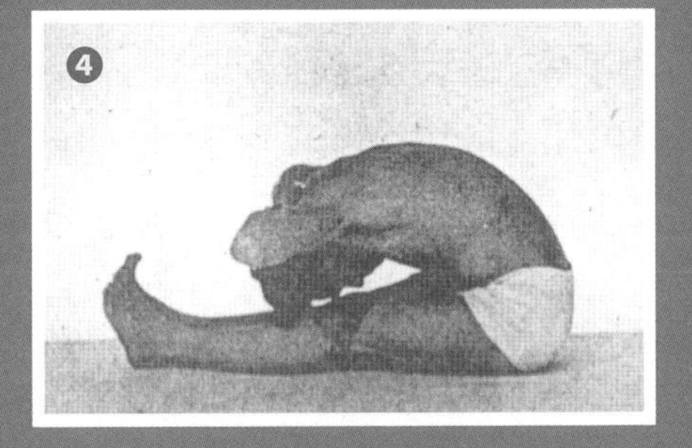

지시 사항 3회 반복한다.

주의 사항

자세 ❶ 발뒤꿈치를 밀어내어 발끝은 위로 향한다.(Foot Flexed)

자세 ❷ 두 다리는 움직이지 않도록 매트나 바닥에 단단히 고정한다.(필요 시 무거운 쿠션을 발목에 올려 고정한다.)

자세 ❹ 팔꿈치는 양옆으로 벌리며 견갑골이 서로 가까워지도록 등을 조여 고정한다.

16 가위질

Scissors

자세 ❶

1 사진과 같이 자세를 취한다.

자세 ❷

1 머리, 어깨, 팔 윗부분, 목, 팔꿈치로 몸을 받치고
2 두 다리를 위로 들어 올리는데
3 두 손은 엉덩이를 지탱한다.
4 숨을 천천히 들이마신다.

자세 ❸

1 한 다리는 앞으로, 다른 다리는 뒤로 벌리는데
2 무릎을 고정한 채 다리를 길게 늘인다.
3 발끝은 포인트한다.

자세 ❹

1 숨을 천천히 내쉰다.
2 두 다리를 가위질하듯이 번갈아 앞뒤로 벌려 늘인다.

지시 사항 6회 반복한다.

주의 사항

자세 ❷ 몸은 단단히 고정한 채 다리만 움직인다. 무릎을 펴서 고정하고 발끝은 포인트한다.

자세 ❹ 다리를 번갈아 교차할 때 뒷다리를 시선 밖으로 점점 더 멀리 뻗어 내도록 시도한다.

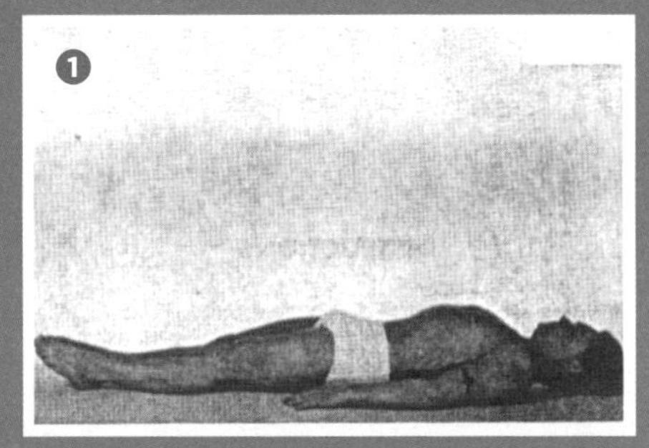
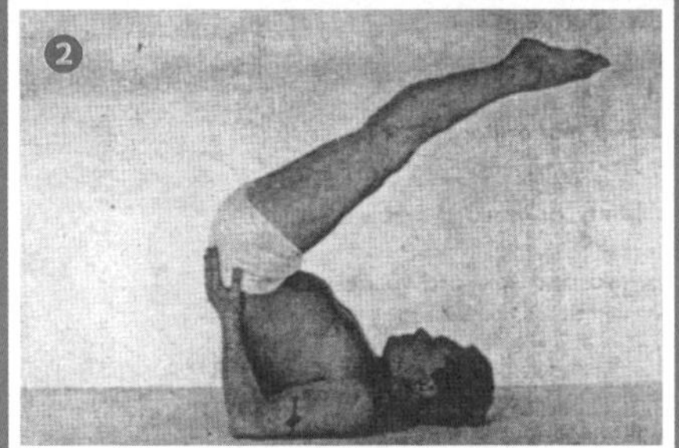
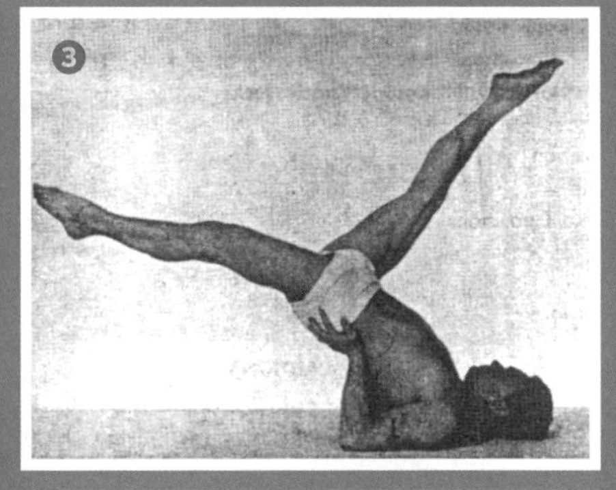
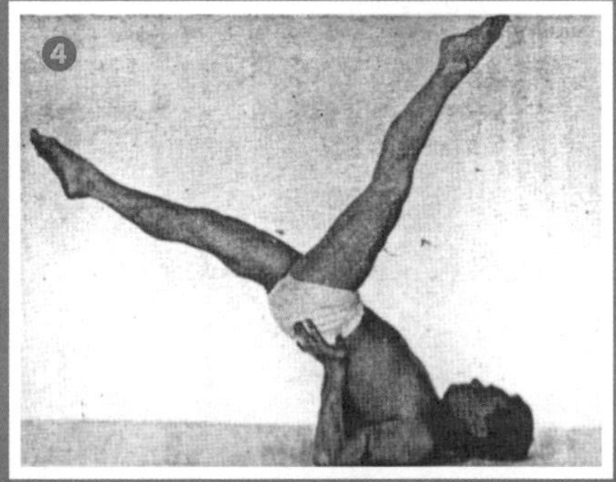

17 자전거 타기
Bicycle

자세 ❶

1 사진과 같이 자세를 취한다.

자세 ❷

1 몸을 팔, 팔꿈치, 어깨, 목, 머리로 받치고 위로 들어 올린다.
2 숨을 천천히 들이마신다.
3 자세 ❸과 같이 다리를 벌린다.

자세 ❸

1 오른쪽 무릎을 구부려 뒤쪽 아래로 내렸다가 엉덩이를 차듯이 발로 찬다.
2 숨을 천천히 내쉰다.

자세 ❹

1 오른다리를 그대로 뒤로 당긴다.
2 숨을 천천히 들이마신다.
3 왼쪽 무릎을 구부려 뒤쪽 아래로 내렸다가 엉덩이를 차듯이 발로 찬다.

지시 사항 각 다리를 5회씩 반복하여 찬다.

주의 사항

자세 ❸ 최대한 사진과 같은 자세를 취한다. 시선 밖으로 다리를 번갈아 가며 뻗어 주고, 무릎을 고정시키며, 발끝은 포인트한다.

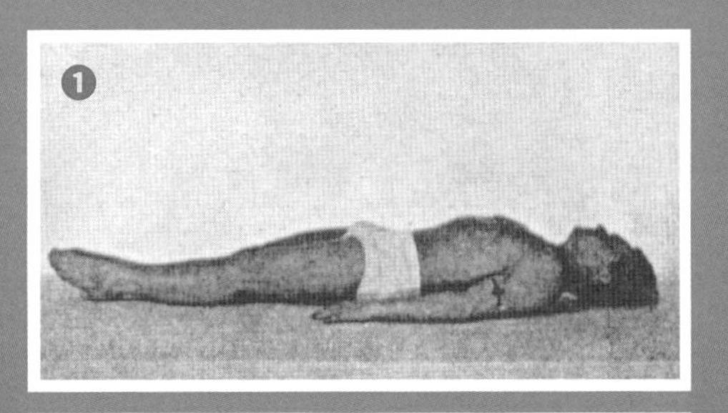
1

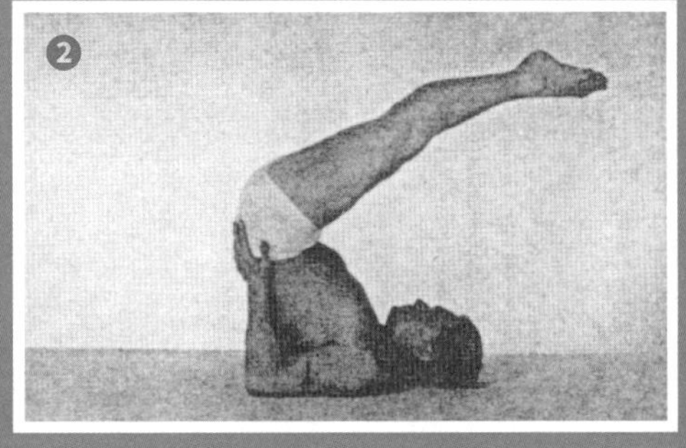
2

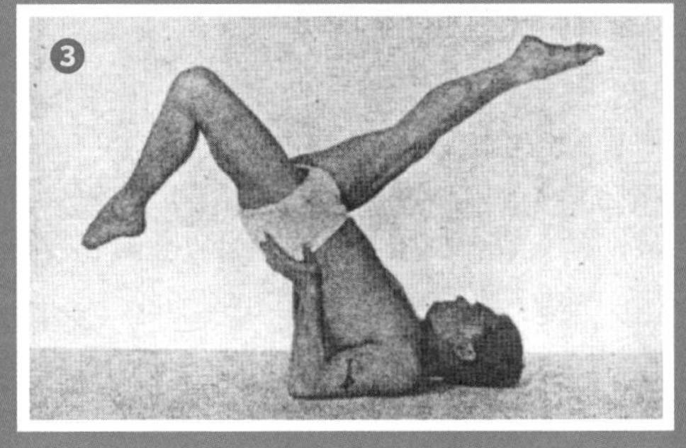
3

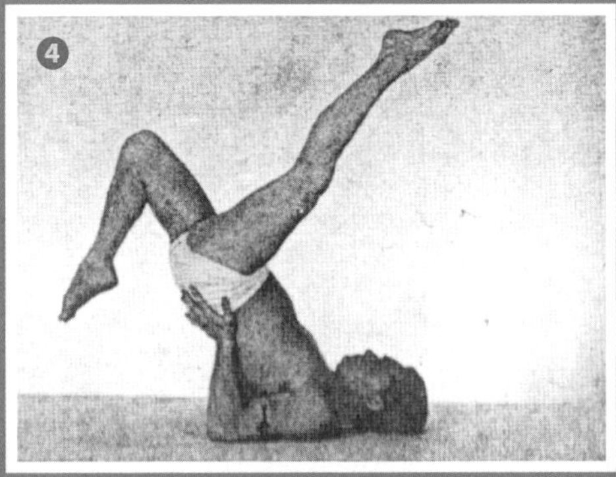
4

18 어깨 브릿지
Shoulder Bridge

자세 ❶

1 사진과 같이 자세를 취한다.

자세 ❷

1 두 발바닥을 매트에 대고 팔 윗부분, 팔꿈치, 어깨, 목, 머리로 받치고 몸을 들어 올린다.
2 사진과 같이 두 손으로 허리를 단단히 받힌다.

자세 ❸

1 숨을 천천히 들이마신다.
2 오른다리를 뻗어 위로 들어 올리고, 발끝은 포인트한다.

자세 ❹

1 숨을 천천히 내쉰다.
2 무릎을 구부리지 않고 고정시킨 채 오른다리를 뻗어 내린다.
3 사진과 같이 가슴은 최대한 활짝 편다.

자세 ❸

1 숨을 천천히 들이마신다.
2 왼다리를 뻗어 위로 들어 올리고, 발끝은 포인트한다.

자세 ❹

1 숨을 천천히 내쉰다.
2 무릎을 구부리지 않고 고정시킨 채 왼다리를 뻗어 내린다.
3 사진과 같이 가슴을 최대한 활짝 편다.

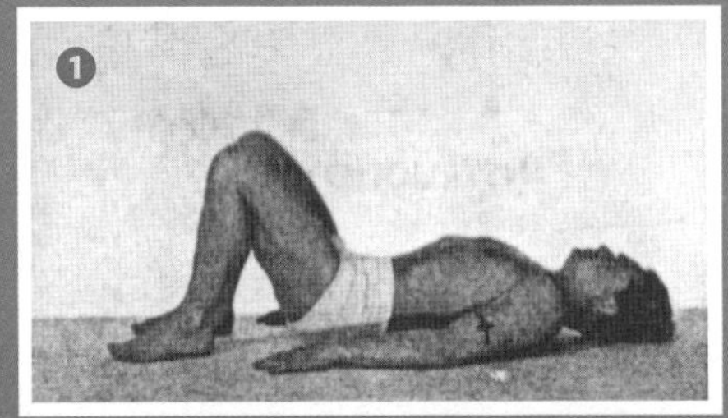

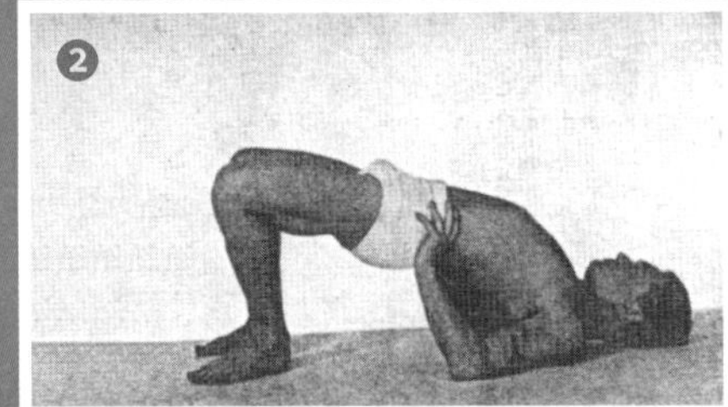

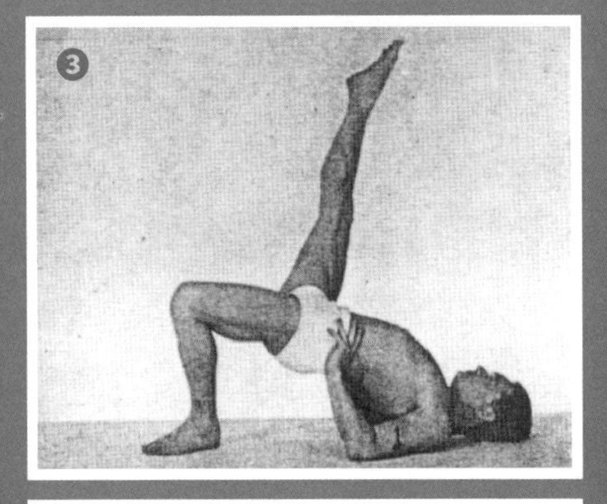

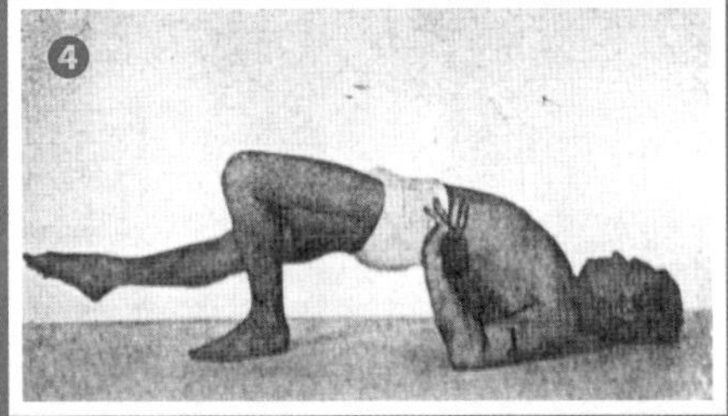

지시 사항 왼다리 3회, 오른다리 3회 반복한다.

주의 사항

자세 ❸ 발끝은 포인트한다. 오른쪽 무릎은 고정시킨다. 각 다리를 내릴 때, 발을 단단히 매트나 바닥으로 내리누르며 가슴을 내민다.

19 척추 트위스트

Spine Twist

자세 ❶

1 사진과 같이 자세를 취한다.

2 숨을 천천히 들이마신다. 완전히 몸을 똑바로 세워 앉는다.

3 가슴을 내밀고 복부는 집어넣으며, 머리는 똑바로 세운다.

4 두 팔은 양옆으로 넓게 펴고(손바닥은 아래쪽), 등 뒤의 견갑골을 모은다.

5 두 다리는 모으고 길게 뻗어 매트나 바닥에 붙인다.

6 발뒤꿈치를 밀어내 발끝을 세운다.Foot Flexed

자세 ❷

1 두 팔과 다리는 단단히 고정한다.

2 숨을 천천히 내쉬면서

3 머리와 함께 몸을 오른쪽으로 가능한 한 많이 트위스트 하며, 몸과 마음을 다해 2회에 걸쳐 더 멀리 트위스트 하려고 노력한다.

4 숨을 천천히 들이마시면서, 제자리로 돌아온다.

자세 ❸

1 사진 참조

자세 ❹

1 숨을 천천히 내쉬면서

2 머리와 함께 몸을 왼쪽으로 가능한 한 많이 트위스트 하며, 몸과 마음을 다해 2회에 걸쳐 더 멀리 트위스트 하려고 노력한다.

3 숨을 천천히 들이마시면서, 자세 ❸으로 돌아온다.

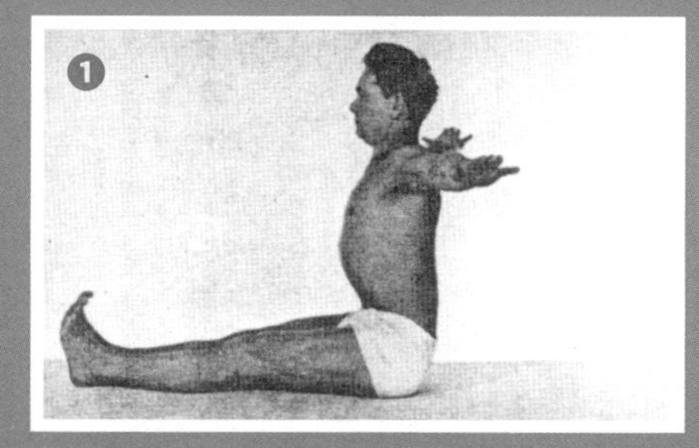

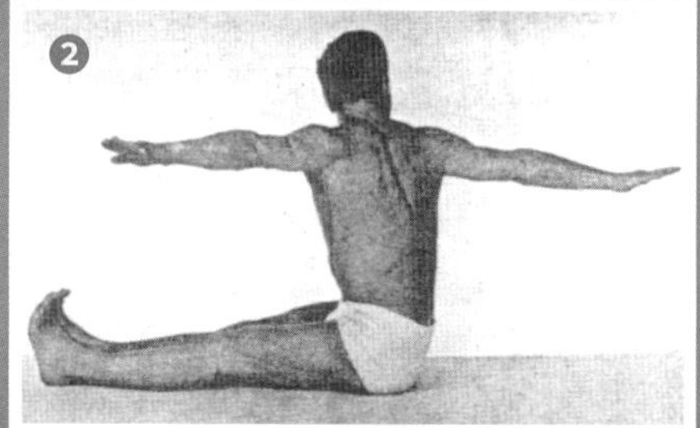

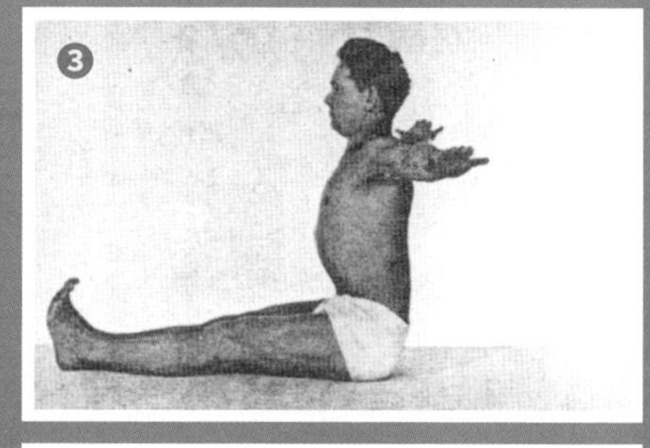

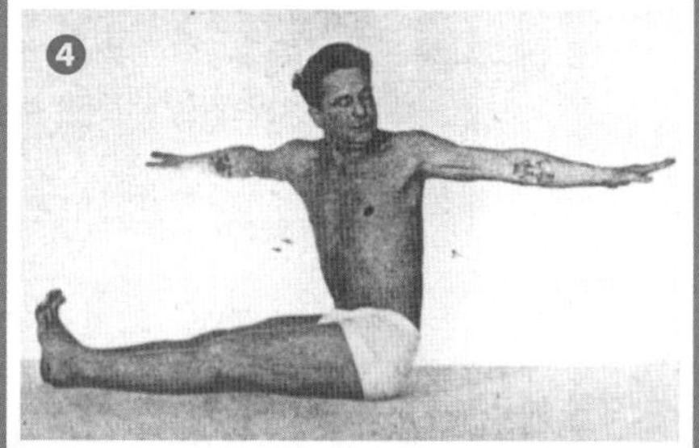

지시 사항 왼쪽으로 3회, 오른쪽으로 3회 반복하며, 각 횟수를 더할수록 점점 더 멀리 가동 범위를 늘리려고 노력한다.

주의 사항

자세 ❶ 두 팔과 다리를 단단히 고정한다. 견갑골을 모아 고정한다. 척추만 트위스트 한다. 몸을 트위스트 할 때 오른쪽과 왼쪽 어깨에 턱을 닿게 하려고 노력한다.

20 잭 나이프
Jack Knife

자세 ❶

1 사진과 같이 자세를 취한다.
2 척추 전체를 매트에 자연스럽게 붙인다.

자세 ❷

1 두 팔을 쭉 펴서 몸에 붙인다. 손바닥은 매트나 바닥으로 향한다.
2 두 다리를 모아 위로 올린다.
3 무릎은 고정시키고 발끝은 포인트한다.
4 숨을 천천히 들이마신다.

자세 ❸

1 두 팔로 단단히 매트나 바닥을 누른다.
2 무릎을 단단히 고정시키고 다리를 척추선을 따라 들어 올리는데
3 매트로부터 약 13cm 정도 위로 척추를 들어 올린다.

자세 ❹

1 '잭나이프'처럼 두 다리를 차며 똑바로 들어 올린다.
2 머리, 목, 어깨와 팔에 온몸이 실리도록 한다.
3 숨을 천천히 내쉰다.
4 자세 ❸으로 돌아온다.
5 숨을 천천히 들이마시고
6 자세 ❷로 돌아온다.
7 숨을 천천히 내쉰다.

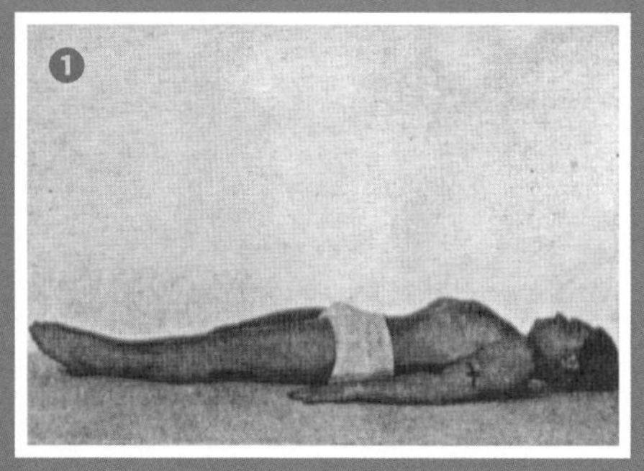

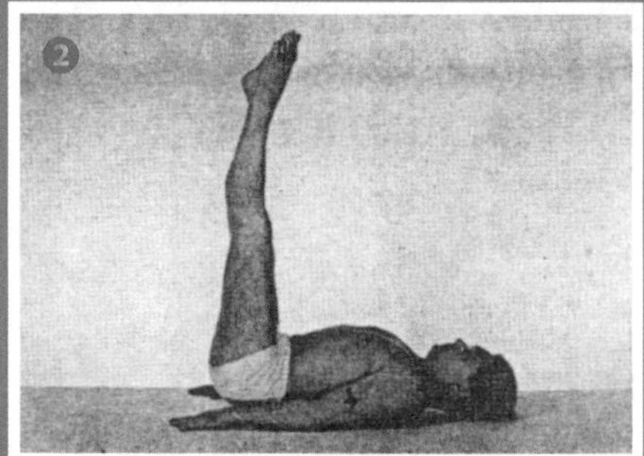

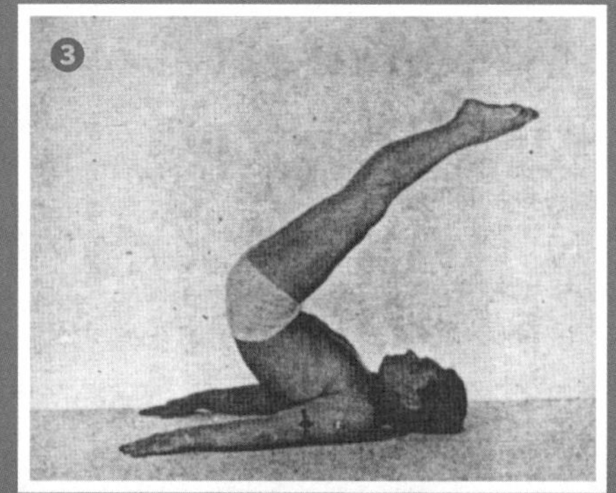

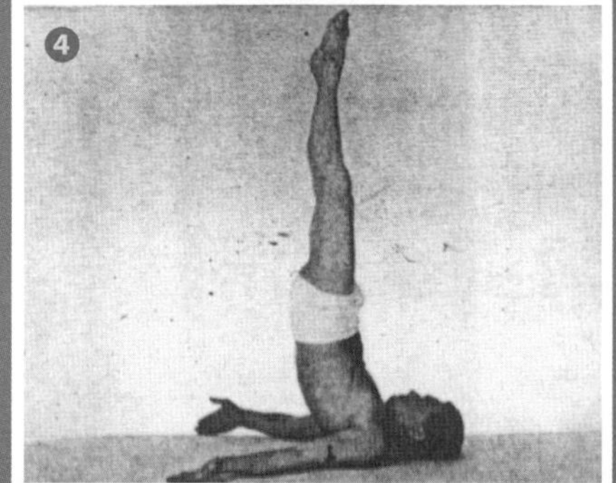

지시 사항　3회 반복한다.

주의 사항

자세 ❷ 두 다리를 사진과 같이 최대한 직각으로 복근의 힘을 사용하여 들어 올린다. 주의할 점은 이 자세를 취할 때 허리가 아픈 사람은 하지 말아야 한다는 것이다. 발끝은 포인트한다.

자세 ❸ 자세를 취할 때, 마음속으로 2 카운트를 센다.

자세 ❹ 자세를 취할 때, 마음속으로 2 카운트를 센다.

21 사이드 킥
Side Kick

자세 ❶

1 사진과 같이 자세를 취한다.
2 두 손을 서로 잡고 고정한다.
3 머리를 든다.
4 시선은 앞을 똑바로 응시한다.
5 어깨선과 나란하게 팔의 자세를 취한다.
6 몸의 오른쪽을 대고 매트나 바닥에 길게 눕는다.

자세 ❷

1 두 다리를 모아 약 60cm 정도 몸통보다 앞으로 놓는다.

자세 ❸

1 숨을 천천히 들이마신다.
2 왼다리를 '스윙' 동작으로 앞으로(자기 몸통 방향) 최대한 들어 올린다.
3 왼다리를 약 30cm 정도 뒤로 보냈다가
4 '스윙' 동작으로 왼다리를 다시 앞으로 들어 올리는데, 처음보다 더 멀리 들어 올린다.

자세 ❹

1 숨을 천천히 내쉰다.
2 왼다리를 '스윙' 동작으로 뒤로 최대한 멀리 뻗는다.
3 왼다리를 약 30cm 정도 살짝 앞으로 보냈다가
4 '스윙' 동작으로 왼다리를 다시 뒤로 뻗는데, 처음보다 더 멀리 뻗는다.

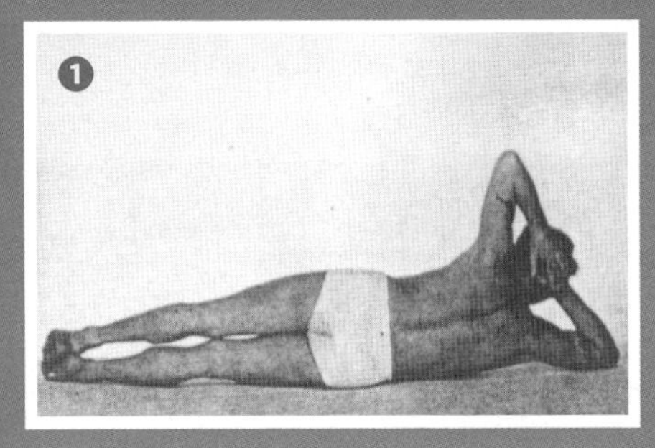
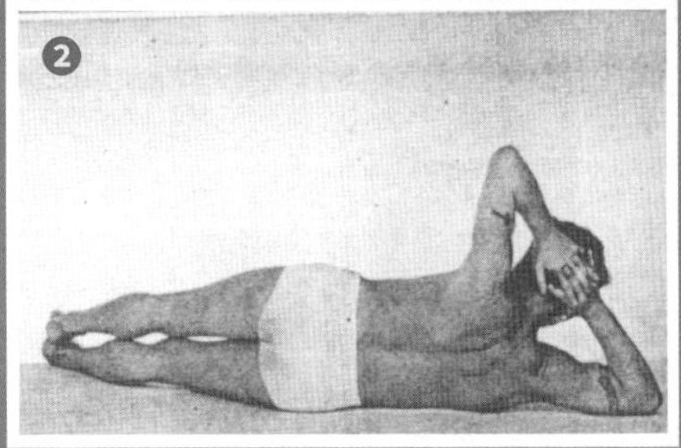
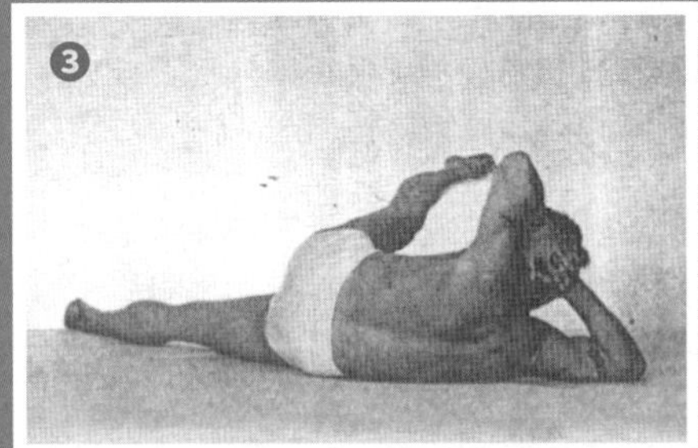
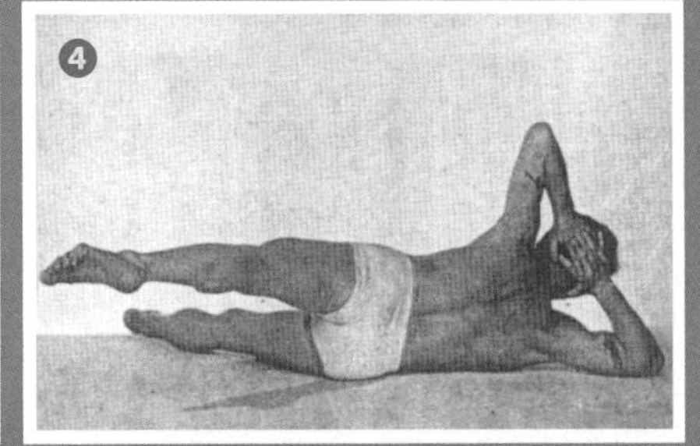

지시 사항 왼다리를 3회 반복한 뒤, 반대 방향으로 자세 ❶을 취하며 매트나 바닥에 왼쪽으로 눕는다. 오른다리를 3회 반복하며 움직인다. 자세 ❷ ❸ ❹를 차례로 연결한다.

주의 사항

자세 ❸ 머리를 들고, 팔꿈치는 활짝 벌리며, 온몸을 단단히 고정한다. 다리를 움직일 때는 자연스럽게 다리만 움직인다. 다른 쪽 다리는 단단히 매트에 고정한다.

자세 ❹ 옆으로 누운 자세로 균형을 유지한다.

22 티저
Teaser

자세 ❶

1 사진과 같이 자세를 취한다.
2 머리는 바로 세운다.
3 두 다리는 모으고, 무릎을 고정시키며, 발끝은 포인트한다.
4 두 팔은 알맞은 각도로 몸에 붙인다.
5 손끝은 앞 방향을 향한다.

자세 ❷

1 머리를 앞으로 숙인다.
2 턱을 가슴에 가까이 대고, 복부를 안으로 집어 넣는다.
3 척추선을 따라 뒤로 마디마디 내려가며
4 사진에서 보이는 각도로 다리를 들어 올린다.

자세 ❸

1 숨을 천천히 들이마신다.
2 사진과 같이 두 팔은 두 다리와 평행하게 들어 올린다.
3 척추선을 따라 앞 위쪽으로 몸통을 감아 올린다.
4 엉덩이를 축으로 균형을 유지한다.

자세 ❹

1 숨을 천천히 내쉬고
2 자세 ❷로 돌아가며
3 숨을 천천히 들이마신다.

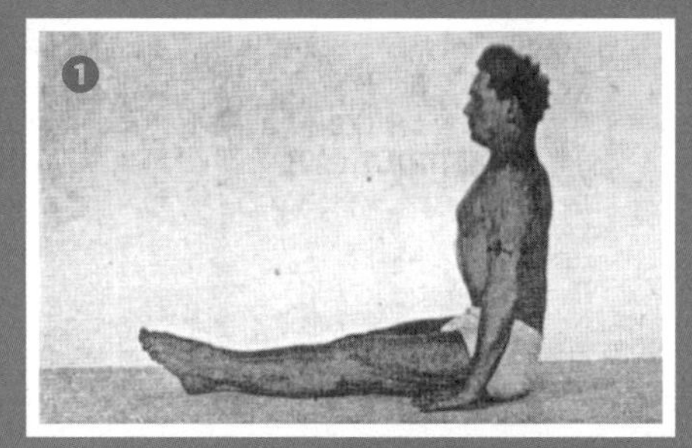

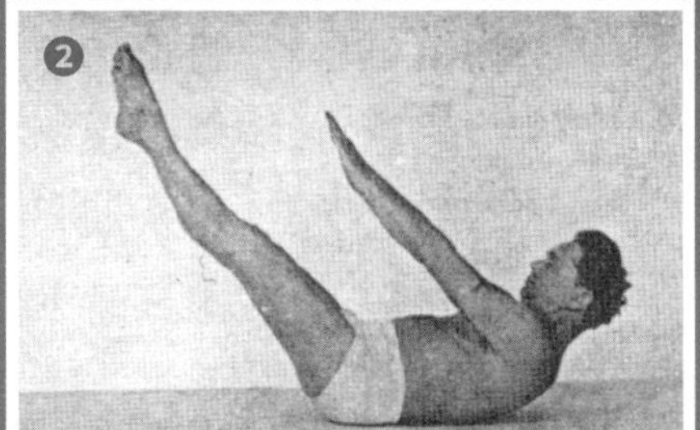

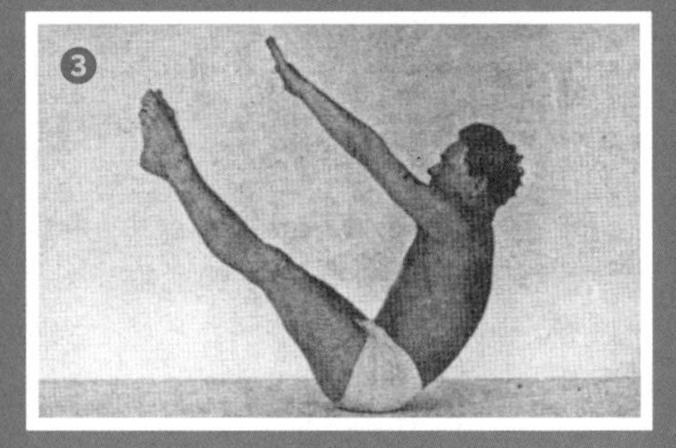

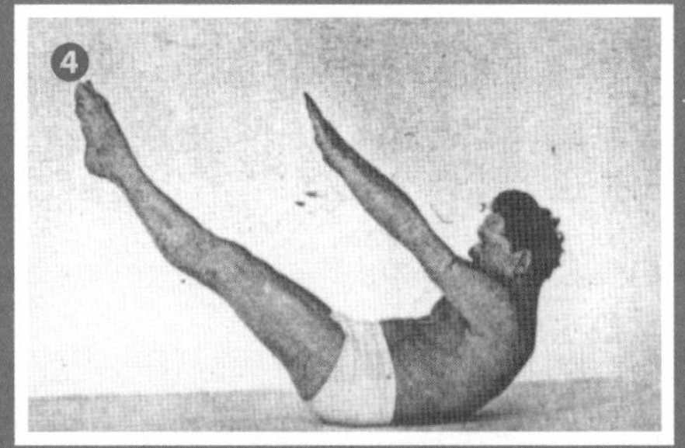

지시 사항 3회 반복한다.

주의 사항

자세 ❸ 두 팔은 두 다리와 평행하게 유지한다. 등은 알맞게 둥글게 한다. 가슴은 안으로 끌어 올린다.

23 힙 트위스트
Hip Twist with Stretched Arms

자세 ❶

1. 사진과 같이 자세를 취한다.
2. 두 팔을 알맞은 각도로 취하고
3. 뻗은 팔은 매트나 바닥에 단단히 고정시킨다.
4. 손바닥으로 누르되 손가락은 뒤쪽을 향한다.
5. 두 다리를 모아 앞으로 쭉 펴고, 발끝은 포인트한다.

자세 ❷

1. 숨을 천천히 들이마신다.
2. 모은 두 다리를 스윙하면서
3. 두 무릎을 고정시키고, 발끝은 포인트한 채
4. 최대한 높이 다리를 들어 올린다.

자세 ❸

1. 두 다리를 내릴 때 숨을 천천히 내쉰다.
2. 다리가 매트나 바닥에 닿지 않게 하며 스윙한다.

자세 ❹

1. 숨을 천천히 들이마신다.
2. 두 다리를 오른쪽으로 스윙하면서 최대한 높이 들어 올린다.
3. 숨을 천천히 내쉬며 움직임을 시작하는데
4. 두 다리를 왼쪽으로 스윙하면서 최대한 크게 원을 그린다.
5. 이때 매트나 바닥에 다리가 닿지 않게 한다.

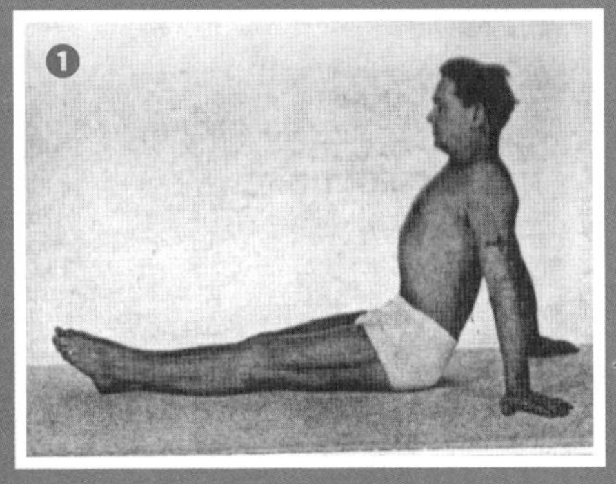

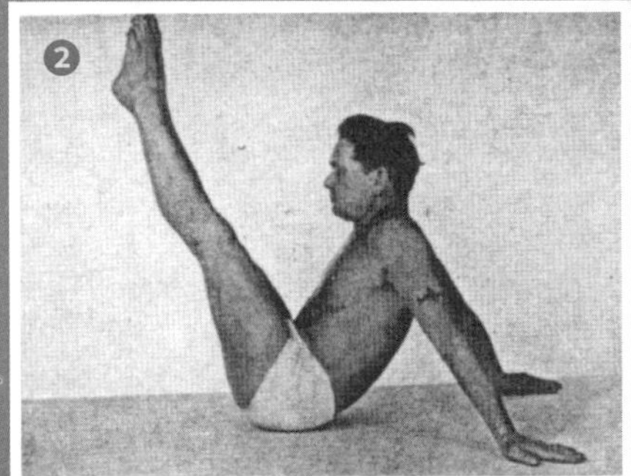

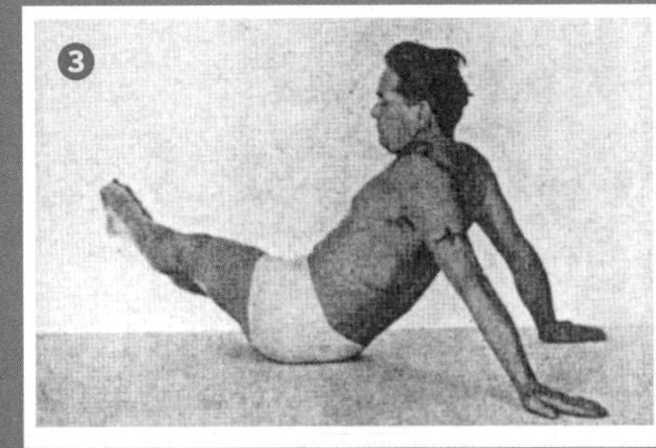

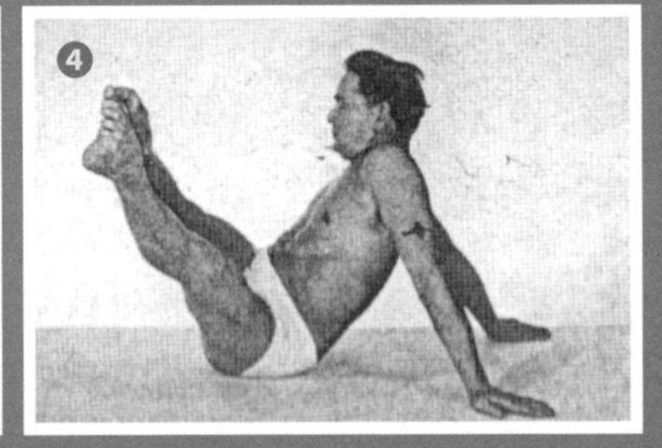

지시 사항 오른쪽으로 1회 후 왼쪽으로 1회 원을 그린다. 총 3세트의 원을 그린다.

주의 사항

자세 ❶ 가슴은 가능한 한 안으로 누른다.

자세 ❷ 턱은 내린다.

자세 ❹ 다리로 원을 그릴 때 스윙하면서 최대한 높이 머리에 닿을 정도로 든다. 다리와 힙만 움직인다.

24 수영하기

Swimming

자세 ❶ ❷

1 사진과 같이 자세를 취한다.

2 두 팔을 앞으로 뻗는다.

3 손바닥은 아래로 향한다.

4 머리와 가슴을 최대한 높이 올린다.

5 가슴은 매트나 바닥 위로 들어 올린다.

6 발끝은 포인트한다.

7 무릎은 편 채로 고정시킨다.

8 이 운동을 할 때는 자연스럽게 움직이면서 숨을 들이마시고 내쉰다. 마음속으로 1부터 10까지 센다.

자세 ❸

1 왼다리를 올릴 때 오른팔을 동시에 최대한 높이 들어 올리며

자세 ❹

1 반대로 오른다리를 들 때 왼팔을 들어 올린다. 자세 ❷-8을 참조하라.

지시 사항 앞서 지시한 대로 이 운동을 반복한다.

주의 사항

자세 ❸ 왼다리와 오른팔을 최대한 높이 들어 올린다. 왼다리와 오른팔을 내릴 때 절대로 매트나 바닥에 닿지 않는다. 오른다리와 왼팔을 올릴 때도 최대한 높이 들어 올리며, 내릴 때 역시 매트나 바닥에 닿지 않게 한다. 몸을 흔들리지 않게 단단히 고정한다. 팔과 다리만 움직인다.

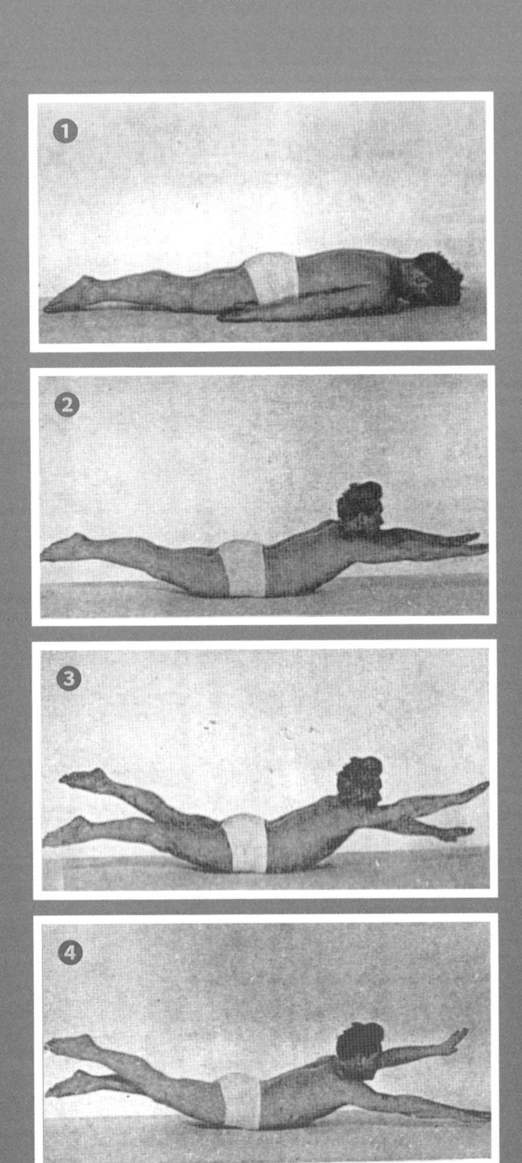
1
2
3
4

25 다리 당기기-앞 방향
Leg-Pull—Front

자세 ❶

1. 사진과 같이 자세를 취한다.
2. 두 팔은 어깨너비만큼 벌리고
3. 두 손은 어깨에서 수직으로 매트에 고정한다.
4. 머리는 몸통과 일직선을 유지한다.
5. 두 다리를 붙인다.
6. 발끝은 포인트하며 발가락을 매트나 바닥에 댄다.
7. 발뒤꿈치를 모은다.
8. 무릎은 편 채 고정시킨다.

자세 ❷

1. 숨을 천천히 들이마신다.
2. 오른다리를 들어 올리며 뒤로 가능한 한 높이 올린다.
3. 숨을 천천히 내쉰다.
4. 오른다리를 내리며 자세 ❶로 돌아간다.

자세 ❸

1. 숨을 천천히 들이마신다.
2. 왼다리를 들어 올리며 뒤로 가능한 한 높이 올린다.
3. 숨을 천천히 내쉰다.
4. 왼다리를 내리며 자세 ❶로 돌아간다.

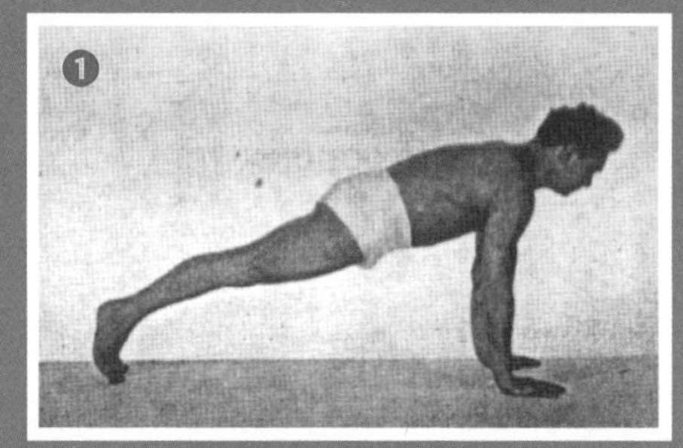

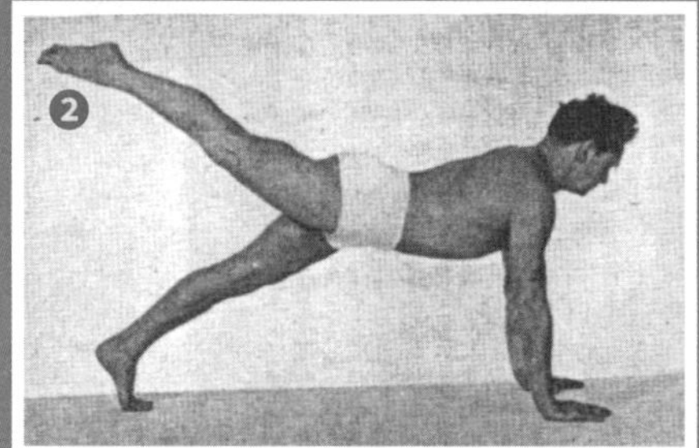

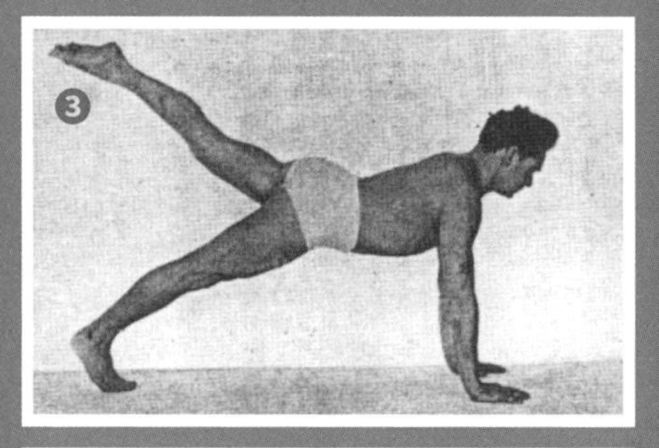

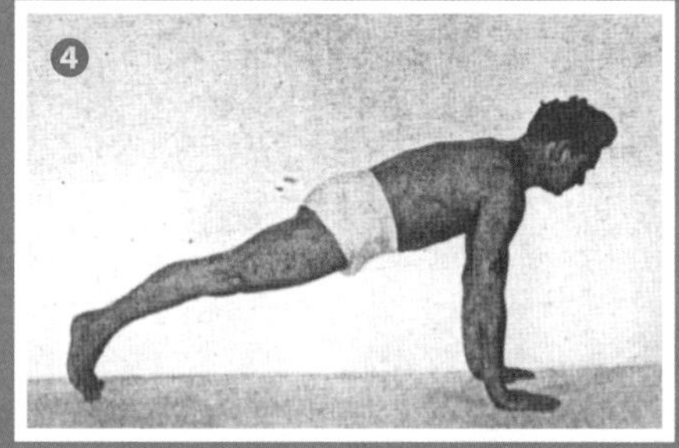

지시 사항　오른쪽과 왼쪽을 번갈아 3회 반복한다.

주의 사항

자세 ❶ 팔은 어깨너비만큼 벌린다.

자세 ❷ 무릎은 고정한 채 다리만 움직인다.

자세 ❸ 무릎은 고정한 채 다리만 움직인다.

26 다리 당기기

Leg-Pull

자세 ❶

1 사진과 같이 자세를 취한다.
2 두 팔은 어깨너비만큼 벌리고
3 두 손은 어깨에서 수직으로 매트에 고정한다.
4 머리는 몸통과 일직선을 유지한다.
5 두 다리는 붙인다.
6 발끝은 포인트하고, 발뒤꿈치를 모은다.
7 두 무릎은 고정시킨다.

자세 ❷

1 숨을 천천히 들이마신다.
2 오른다리를 최대한 높게 들어 올린다.
3 숨을 천천히 내쉰다.
4 오른다리를 내리며 자세 ❶로 돌아간다.

자세 ❸

1 숨을 천천히 들이마신다.
2 왼다리를 위로 최대한 높게 들어 올린다.
3 숨을 천천히 내쉰다.
4 왼다리를 내리며 자세 ❹, 즉 처음 자세로 돌아간다.

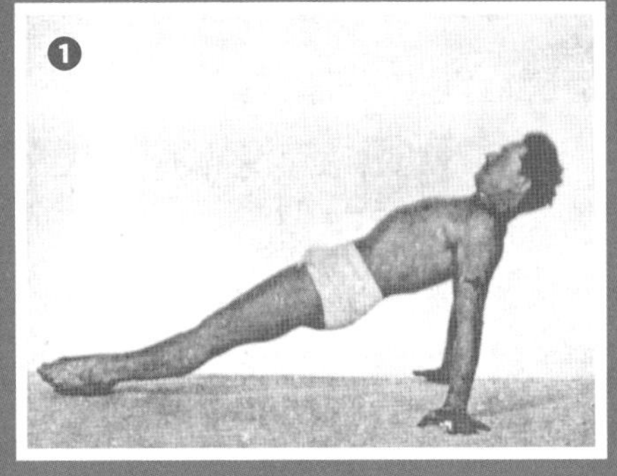

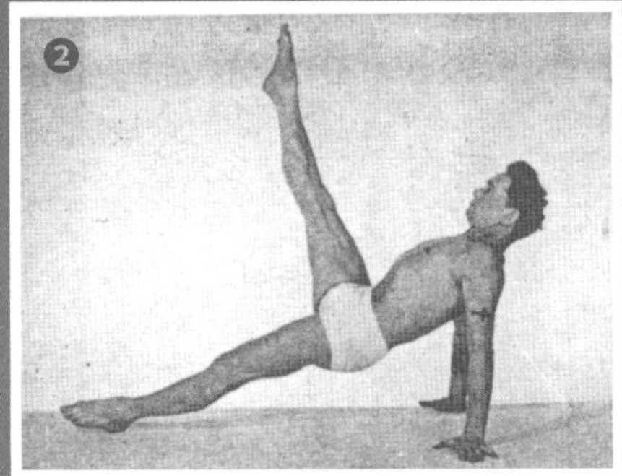

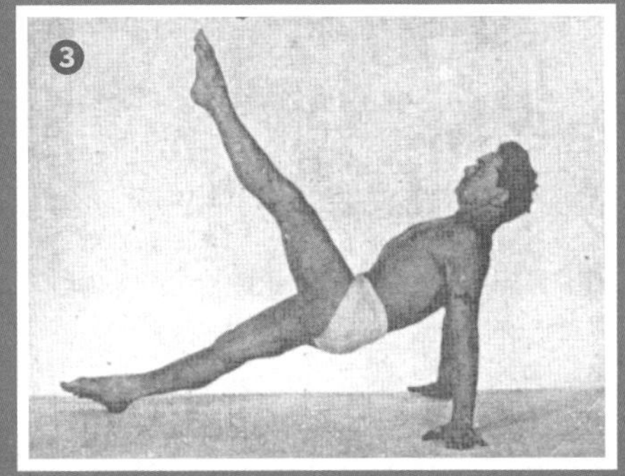

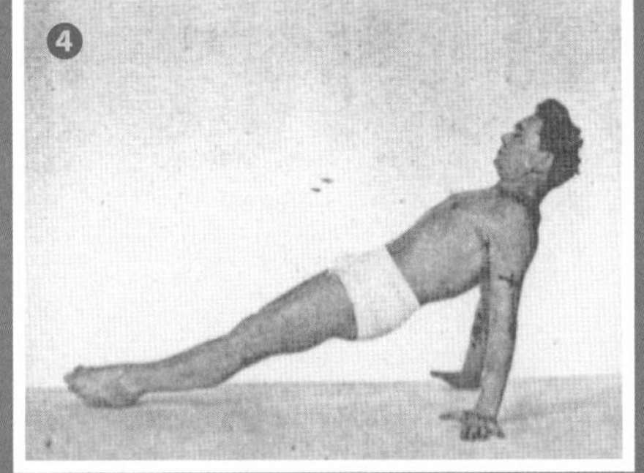

지시 사항 오른쪽과 왼쪽 3회씩 반복한다.

주의 사항

자세 ❶ 두 팔은 어깨너비만큼 벌린다.

자세 ❷ 무릎은 고정한 채 다리만 움직인다.

자세 ❸ 무릎은 고정한 채 다리만 움직인다.

27 무릎 대고 사이드 킥

Side Kick Kneeling

자세 ❶

1 사진과 같이 자세를 취한다.

자세 ❷

1 왼쪽 무릎을 바닥에 대고, 왼팔로 몸을 지탱하고 나서

2 무릎을 고정시켜 오른다리를 몸통 선과 나란하게 쭉 펴며, 발끝은 포인트한다.

3 오른손은 머리 뒤를 받치고, 팔꿈치는 가능한 한 많이 뒤로 젖힌다.

자세 ❸

1 빠르게 숨을 들이마시는 동안

2 오른다리를 앞으로 스윙하여 최대한 멀리 뻗는다.

자세 ❹

1 빠르게 숨을 내쉬는 동안

2 오른다리를 뒤로 스윙하여 최대한 멀리 뻗는다.

자세 ❷ ❸ ❹를 오른쪽과 왼쪽을 바꿔서 시행

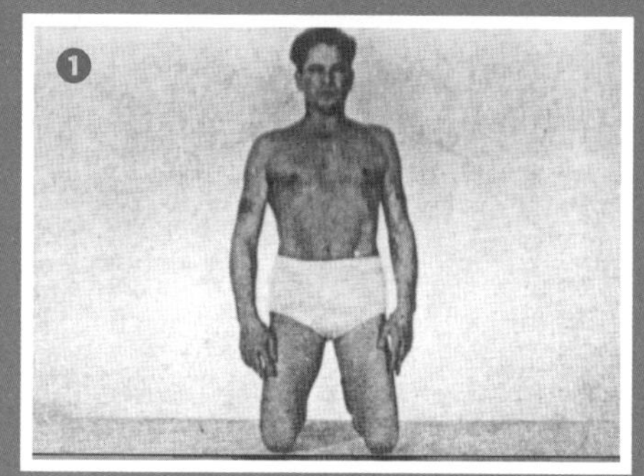

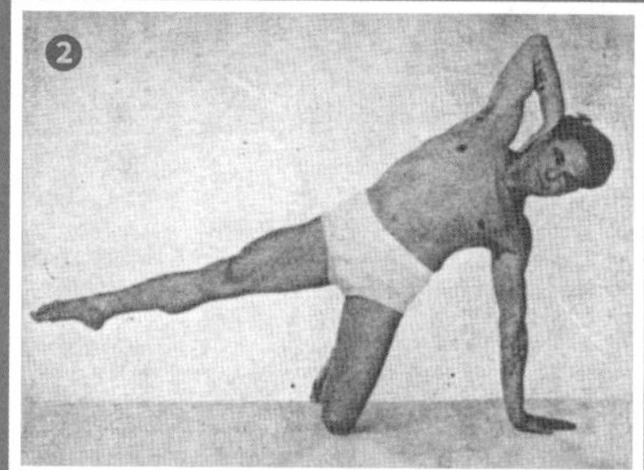

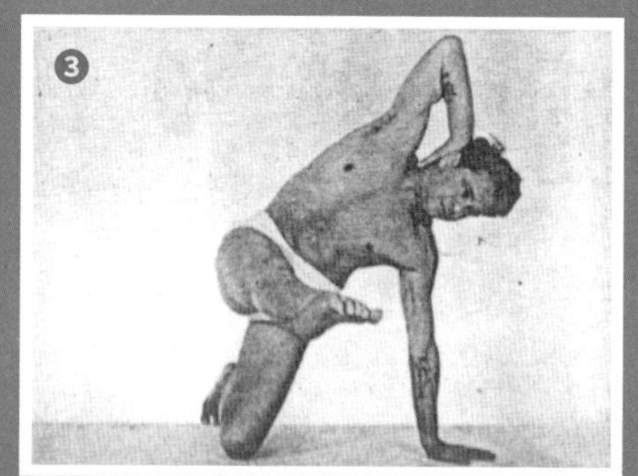

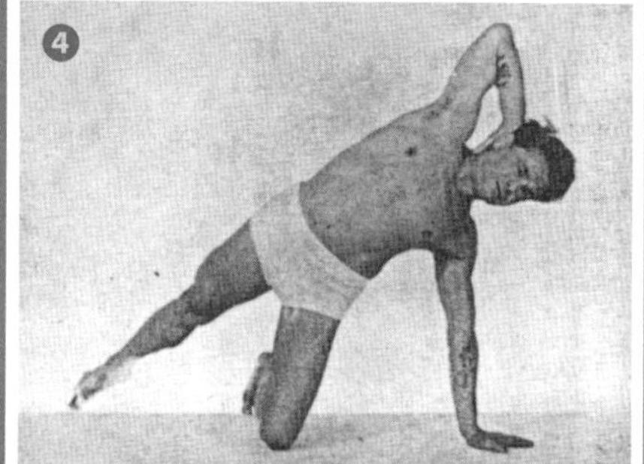

지시 사항　오른다리와 왼다리를 각 4회씩 반복한다.

주의 사항

자세 ❷ 머리는 들고, 팔꿈치는 뒤 방향으로 젖히며 가슴을 펴고 복부는 집어넣는다.

자세 ❸ 몸은 단단히 고정한 채 다리만 움직인다.

자세 ❹ 숨을 빠르게 들이마시면서 다리를 힘차게 앞으로 보낸다. 숨을 빠르게 내쉬면서 다리를 힘차게 뒤로 보낸다.

정리　허리선과 힙에 집중한다. 균형과 협응력에 신경 쓴다.

28 옆구리 늘이기
Side Bend

자세 ❶

1 사진과 같이 자세를 취한다.

자세 ❷

1 오른팔을 어깨선과 나란하게 유지한다.
2 왼팔은 몸에 붙인다.
3 머리는 들고, 턱은 집어넣는다. 시선은 정면.
4 천천히 숨을 들이마신다.

자세 ❸

1 머리를 왼쪽으로 돌려 턱이 왼쪽 어깨에 닿는다는 느낌으로 자세를 취하고
2 오른쪽 종아리를 매트나 바닥에 닿을 정도로 낮춘다.
3 천천히 숨을 내쉰다.
4 자세 ❷로 돌아간다.
5 숨을 천천히 들이마신다.

지시 사항 오른쪽, 왼쪽 각 3회씩 반복한다.

주의 사항

자세 ❷ 몸은 단단히 고정한다. 머리는 들어 올린다. 가슴은 펴고 복부는 집어넣는다.

자세 ❸ 종아리를 내릴 때 매트나 바닥에 닿게 한다.

정리 팔, 어깨, 팔목에 신경 쓴다. 이 운동은 힙과 옆구리를 스트레칭하며 균형감과 협응력을 발달시킨다. 처음에는 자세 ❷와 ❸을 번갈아 시행하고, 한 달쯤 지난 뒤에는 자세 ❹와 ❷를 번갈아 시행한다.

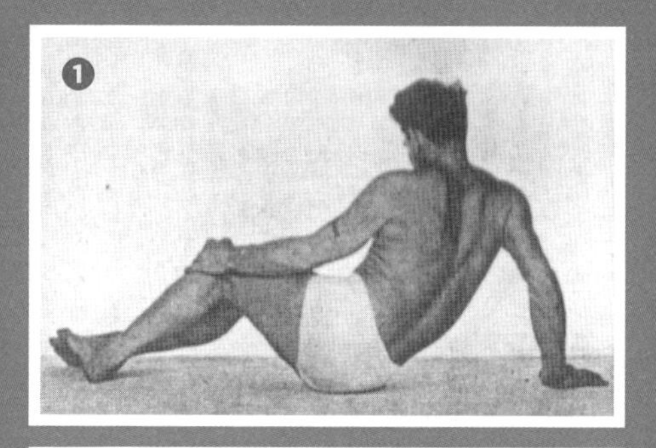
1

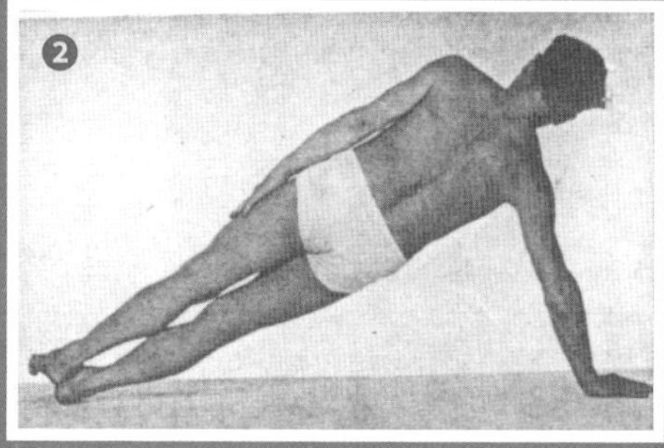
2

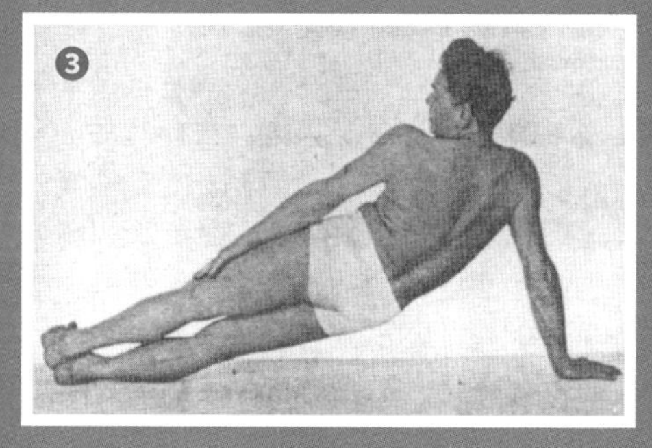
3

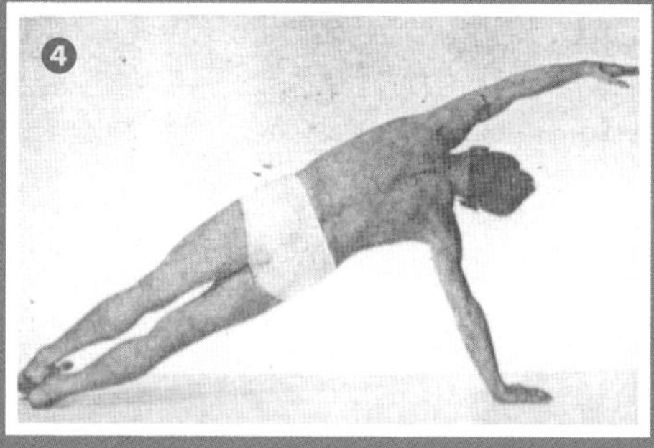
4

29 부메랑

Boomerang

자세 ❶

1 사진과 같이 자세를 취한다.

2 숨을 천천히 들이마신다.

3 직각으로 몸을 세우고 앉아, 머리를 든다.

4 복부는 집어넣는다.

5 왼다리를 오른다리 위로 포개고, 두 팔은 몸에 붙인다.

6 손은 앞 방향으로 향하게 하여 매트나 바닥에 놓는다.

자세 ❷

1 숨을 천천히 내쉬면서

2 뒤로 등을 대고 구르며 사진처럼 최대한 멀리 간다.

3 오른다리를 왼다리 위로 포개어

자세 ❸

1 숨을 천천히 마시면서

2 앞 방향으로 굴러 되돌아오며

3 두 팔을 스윙하며 뒤로 멀리 뻗는다.

자세 ❹

1 숨을 천천히 내쉬면서

2 두 다리를 매트나 바닥에 대고

3 머리가 무릎에 닿으며

4 손바닥을 위로 한 채 두 팔은 최대한 멀리 뒤쪽 위 방향으로 뻗는다.

5 다시 자세 ❷로 되돌아간다.

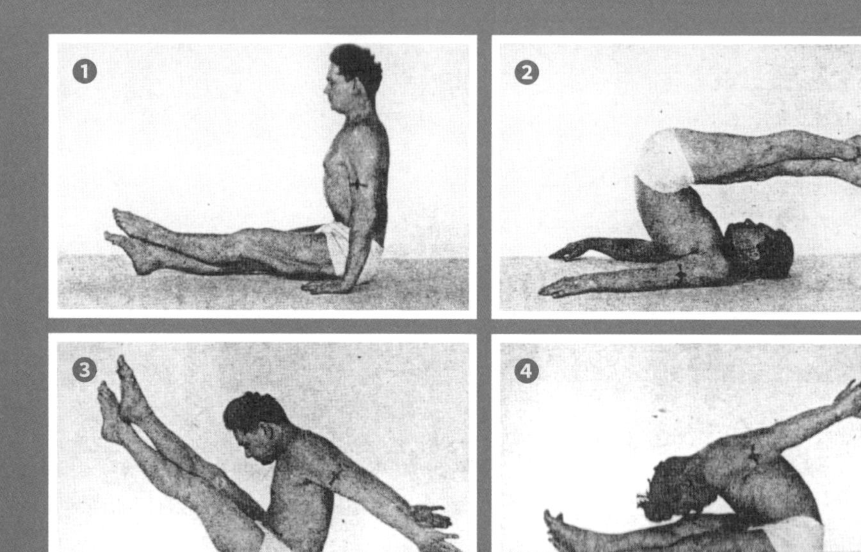

지시 사항 6회 반복한다. 처음에는 오른다리를 왼다리 위로 포개어 이 동작을 하고, 그다음에는 왼다리를 오른다리 위로 포개어 이 동작을 한다.

주의 사항

자세 ❷ 두 팔과 어깨로 매트나 바닥을 단단히 누른다. 다리가 머리 뒤로 넘어간 자세에서 교차된 다리를 서로 바꾸어 자세 ❸으로 이어 간다.

자세 ❹ 머리가 무릎에 닿도록 한다. 손바닥을 위로 한 채, 두 팔을 최대한 멀리 뒤쪽 위 방향으로 뻗는다.

30 물개 동작

Seal

자세 ❶

1 사진과 같이 자세를 취한다.

자세 ❷

1 숨을 천천히 들이마신다.
2 머리를 가슴 쪽으로 숙이고, 복부는 밀어 넣는다.
3 두 무릎을 구부려 벌리고, 두 발바닥과 발뒤꿈치를 붙인다.

자세 ❸

1 숨을 천천히 내쉰다.
2 두 팔은 두 다리 안쪽으로 넣어 마치 넝쿨처럼 두 다리를 각각 감싸는데
3 왼팔은 왼다리 아래를 지나서
4 왼손으로 왼발을 꽉 움켜쥔다.
5 오른팔은 오른다리 아래를 지나서
6 오른손으로 오른발을 꽉 움켜쥔다.
7 두 발바닥과 발뒤꿈치를 붙인다.
8 숨을 천천히 들이마시면서
9 뒤로 등을 대고 굴렀다가

자세 ❹

1 숨을 천천히 내쉬면서
2 등으로 굴러서 올라오며
3 꼬리뼈 부분을 축으로 중심을 잡고 물개처럼 발바닥으로 두 번 박수를 친다.

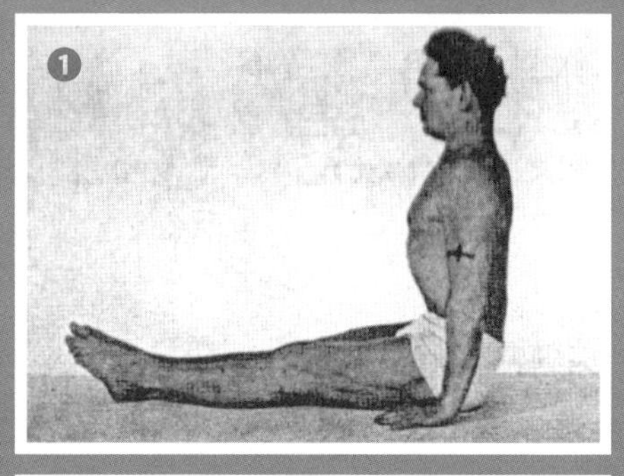

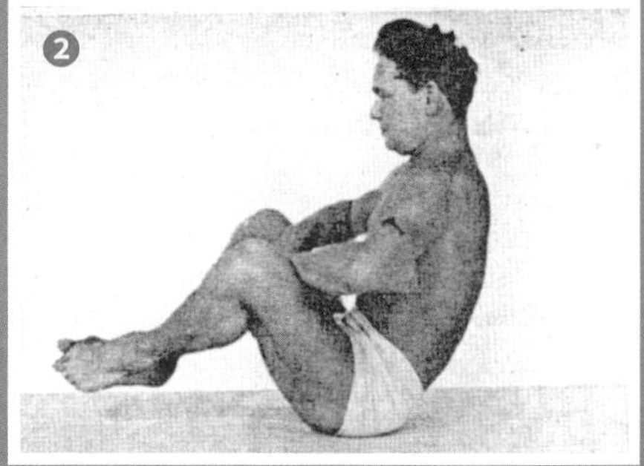

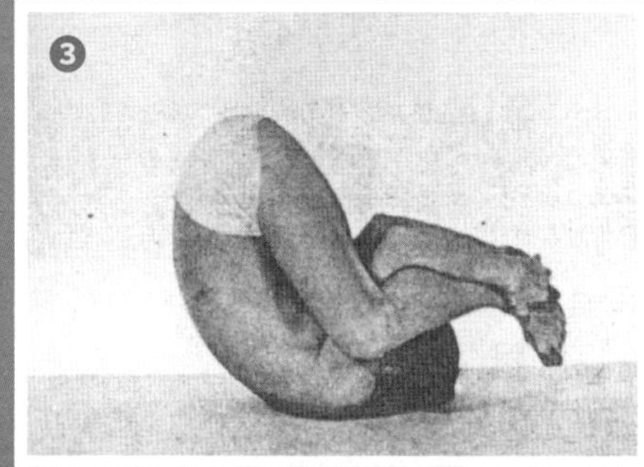

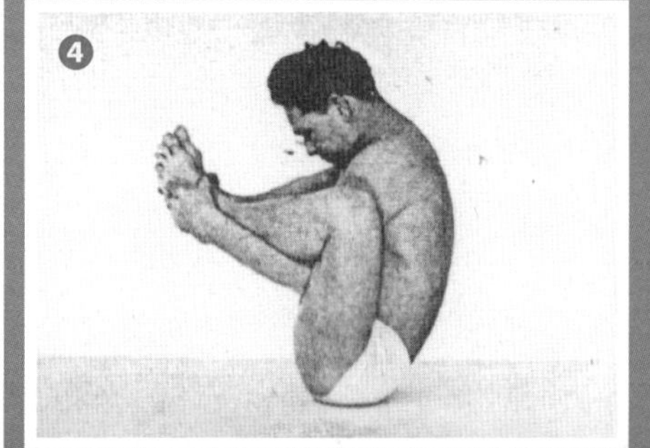

지시 사항 6회 반복

주의 사항

자세 ❷ 몸을 앞으로 웅크리고, 가슴을 안으로 밀어 넣는다. 다리가 매트나 바닥에서 뜨도록 상체를 뒤로 넘긴다.

자세 ❸ 엉덩이를 축으로 하여 뒤로 등을 대고 굴렀다가 다시 앞으로 굴러 일어난다. 뒤로 구를 때는 숨을 들이마신다.

자세 ❹ 뒤로 굴렀을 때, 어깨와 머리가 매트나 바닥에 닿되, 엉덩이와 다리가 들려 올라가는 순간에 몸무게가 너무 머리에 실리지 않도록 주의한다. 숨을 내쉬면서 앞으로 올라온다.

31 게 동작
Crab

자세 ❶

1 사진과 같이 자세를 취한다.
2 숨을 천천히 들이마신다.

자세 ❷

1 숨을 천천히 내쉰다.
2 두 다리를 인디언 좌식 자세Indian-fashion처럼 꼰다.
3 머리를 앞으로 숙여, 턱을 가슴에 댄다.
4 복부는 안으로 밀어 넣는다.
5 두 발을 단단히 잡는데, 오른손으로 왼발을 잡고 왼손으로 오른발을 잡는다.
6 두 무릎을 어깨로 가까이 당긴다.

자세 ❸

1 숨을 천천히 들이마시면서
2 뒤로 가능한 한 멀리 구른다.
3 숨을 천천히 내쉬면서
4 다시 굴러 올라오는데

자세 ❹

1 머리가 매트나 바닥에 닿을 정도까지 올라온다.
2 자세 ❸으로 돌아오면서 숨을 천천히 들이마신다.
3 다시 숨을 내쉬면서 굴러 올라온다.
4 자세 ❹처럼 머리가 매트나 바닥에 닿도록 한다.

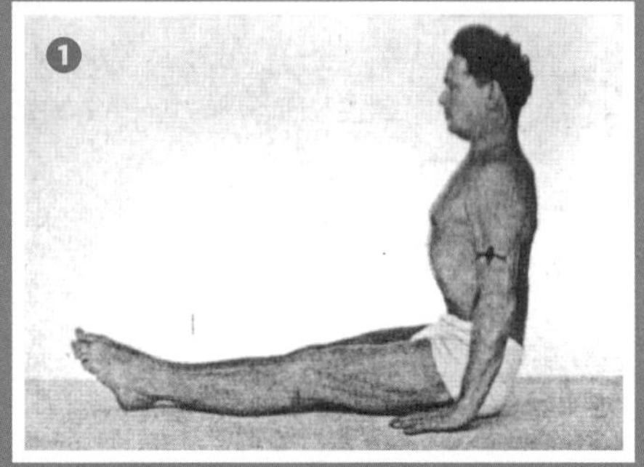

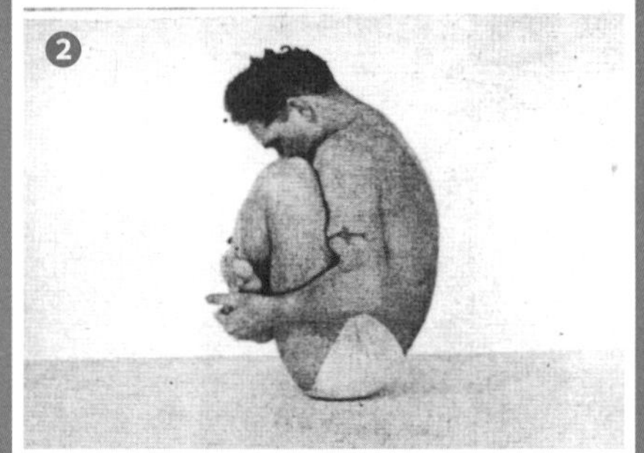

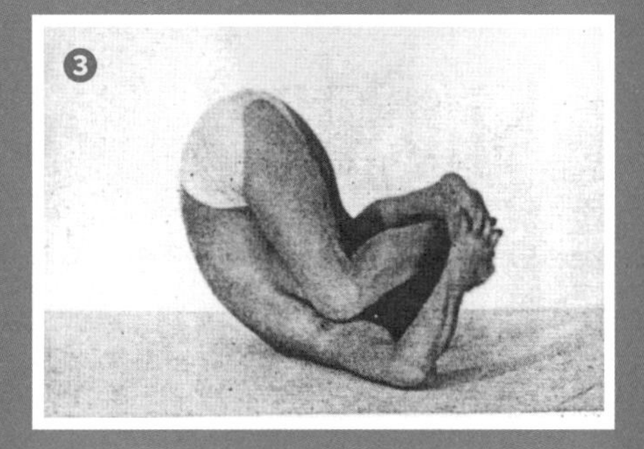

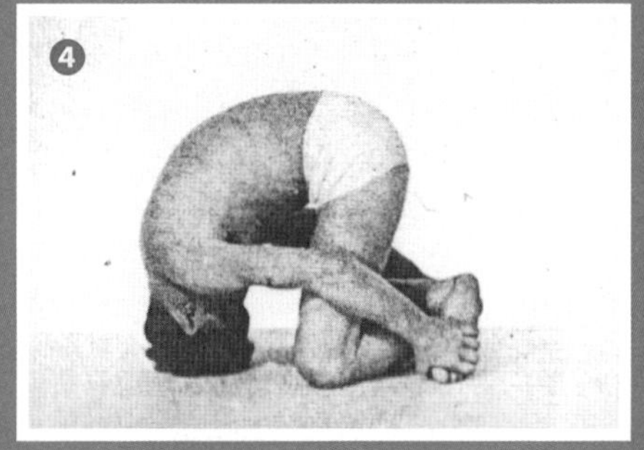

<u>지시 사항</u> 6회 반복

<u>주의 사항</u>

자세 ❷ 머리를 가슴 쪽으로 최대한 가깝게 유지한다. 복부는 안으로 밀어 넣고, 등은 둥글게 한다. 두 무릎은 어깨 쪽으로 가까이 당긴다. 엉덩이를 축으로 삼는다.

32 흔들거리기
Rocking

자세 ❶

1 사진과 같이 자세를 취한다.
2 얼굴을 매트나 바닥에 대고 눕는다.
3 두 팔은 몸에 붙이고 손바닥은 위로 향한다.
4 두 다리를 붙여 쭉 펴고, 발끝은 포인트한다.

자세 ❷

1 두 다리를 구부려, 두 손으로 각각 발을 잡는다.

자세 ❸

1 숨을 천천히 들이마신다.
2 머리를 들어 올리고, 최대한 가슴을 활짝 펴 내민다.
3 두 무릎이 너무 벌어지지 않게 하여 서로 평행선이 되도록 한다.

자세 ❹

1 턱이 매트나 바닥에 가까이 닿도록 몸을 앞으로 굴린다.
2 이후, 몸을 최대한 뒤로 굴려 자세 ❸처럼 올린다.
3 숨을 천천히 들이마시면서, 몸을 앞으로 굴린다.
4 숨을 천천히 내쉬면서, 몸을 뒤로 굴려 젖힌다.

지시 사항 5회 반복

주의 사항

자세 ❷ 머리를 숙이지 말고 들어 올린다.

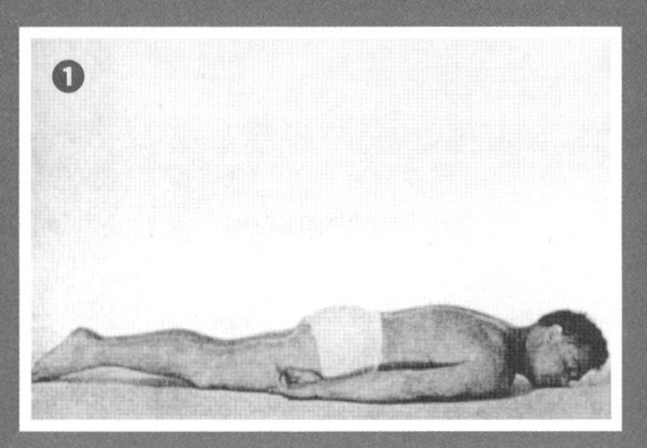
1

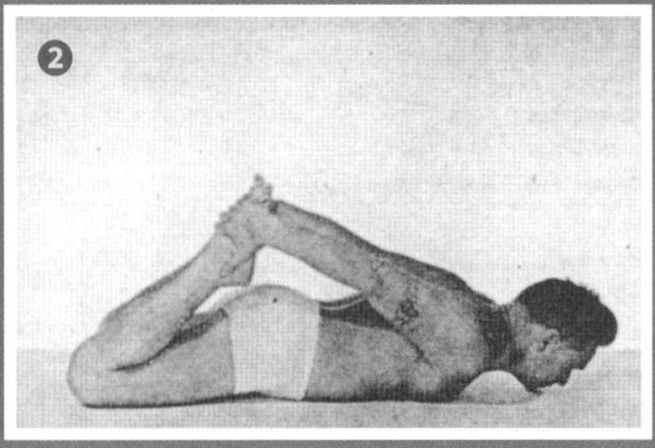
2

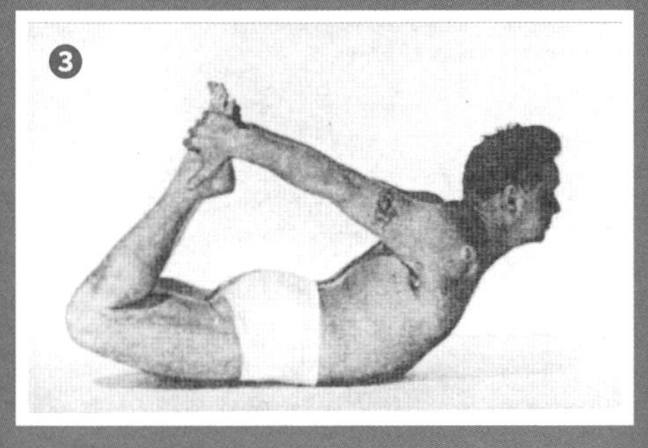
3

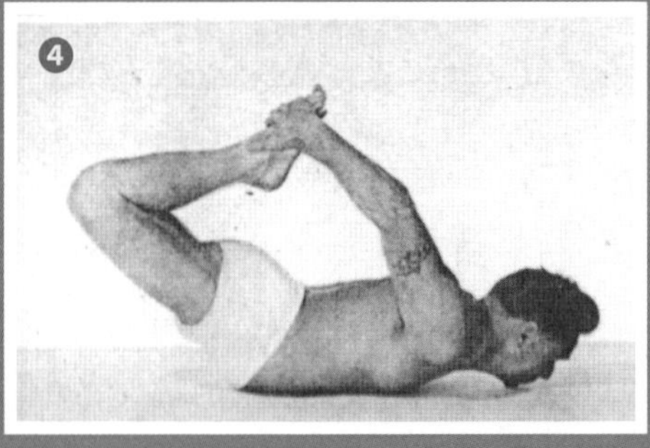
4

33 컨트롤 밸런스

Control Balance

자세 ❶

1 사진과 같이 자세를 취하며 매트나 바닥에 눕는다.

2 두 다리를 붙여 쭉 펴고, 발끝은 포인트한다.

3 두 팔은 몸 옆에 나란히 놓고, 손바닥은 바닥을 향한다.

4 숨을 천천히 들이마신다.

자세 ❷

1 숨을 천천히 내쉰다.

2 다리와 몸통을 뒤로 굴려 어깨, 팔, 목으로 몸을 지탱한다.

자세 ❸

1 숨을 천천히 들이마신다.

2 오른쪽 발끝은 머리 위쪽 매트나 바닥에 닿는다.

3 두 손으로 오른쪽 발목을 단단히 잡고

4 왼다리를 들어 올려 최대한 높이 수직 위로 뻗는다.

자세 ❹

1 숨을 천천히 내쉰다.

2 오른발을 잡고 있던 두 손을 놓는다.

3 왼다리를 내려

4 왼쪽 발끝이 머리 위쪽 매트나 바닥에 닿는다.

5 두 손으로 왼쪽 발목을 단단히 잡고

6 오른다리를 들어 올려 최대한 높이 수직 위로 뻗는다.

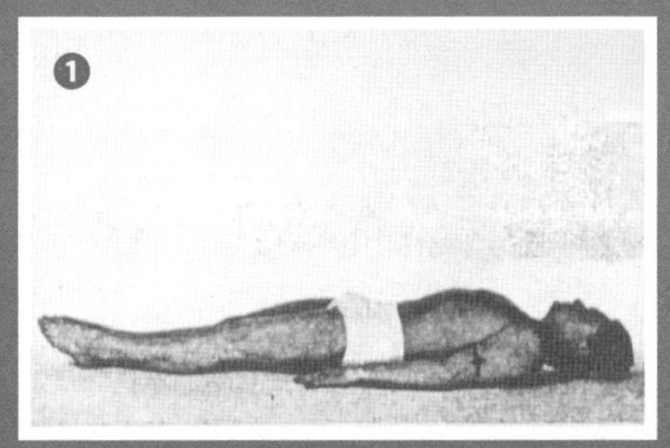

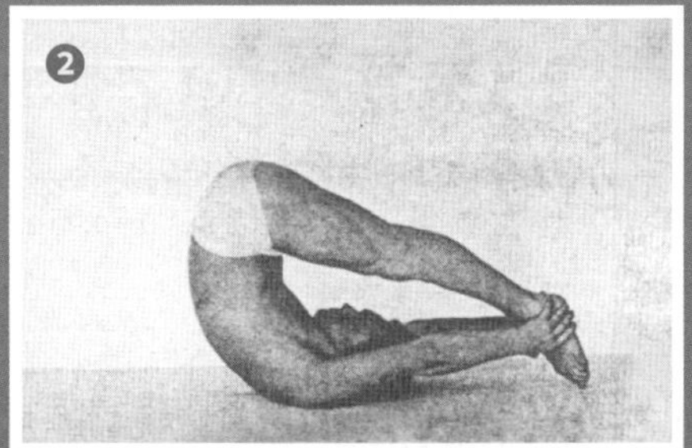

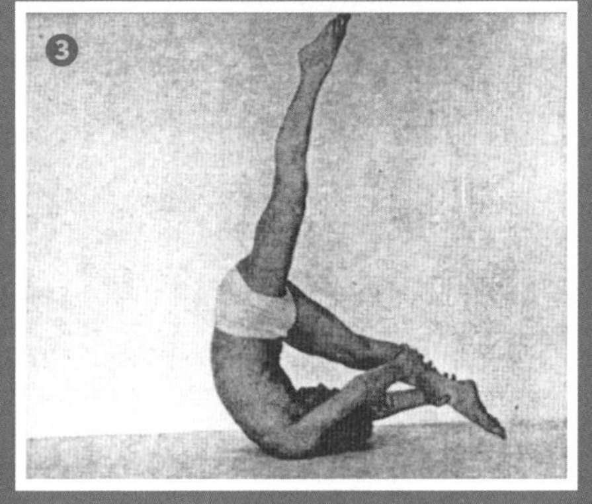

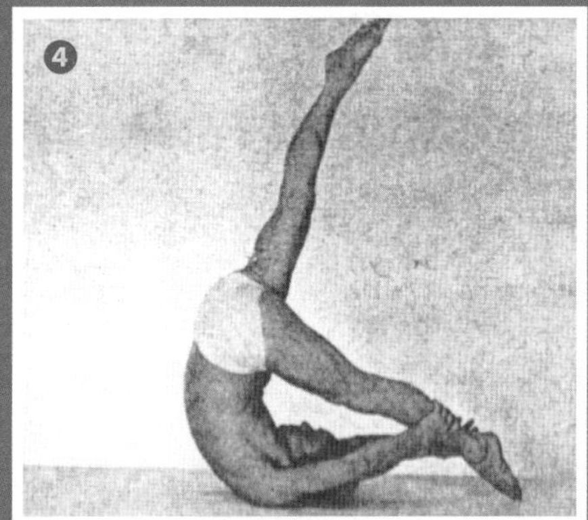

지시 사항 자세 ❸ ❹를 6회 반복

주의 사항

자세 ❷ 어깨, 팔, 목으로 균형을 잡는다. 두 무릎을 고정하고, 발끝은 포인트한다.

34 팔 굽혀 펴기

Push Up

자세 ❶

1 사진과 같이 자세를 취한다.

2 두 팔을 어깨너비만큼 벌리고 손바닥을 펴 매트나 바닥에 대려고 시도한다.

자세 ❷

1 두 발은 단단히 매트나 바닥을 누른다.

2 손바닥으로 매트나 바닥을 걷듯이 앞으로 나아간다

3 머리를 숙이고 계속 앞으로 걷듯이 진행하여

자세 ❸

1 사진과 같이 자세를 취한다.

2 몸을 단단히 고정하고 머리부터 발뒤꿈치까지 일직선을 만든다.

3 발끝과 손바닥으로 몸무게를 중력 반대 방향으로 밀어내듯 지탱하며 자세를 취한다.

4 두 팔은 어깨너비만큼 벌리고, 손끝은 앞 방향이다.

5 머리는 몸의 선과 같게 일직선으로 유지한다.

자세 ❹

1 몸을 단단히 고정하고, 등을 단단히 잠근다.

2 두 팔을 구부리는데, 팔꿈치를 몸에 단단히 붙인다.

3 숨을 천천히 들이마신다.

4 턱이 매트나 바닥에 닿을 정도로 몸을 낮추며, 목을 길게 뺀다.

5 엉덩이는 단단히, 복부는 안으로 밀어 넣으며, 가슴은 매트나 바닥에 닿지 않는다.

6 숨을 천천히 내쉰다.

7 손으로 매트나 바닥을 단단히 밀어 누르며, 몸을 천천히 들어 올린다.

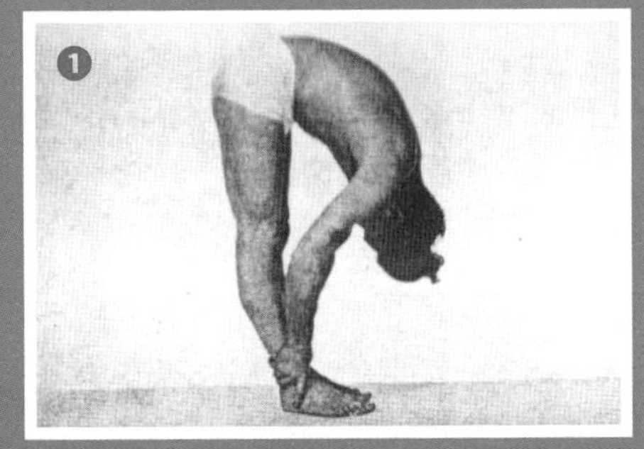

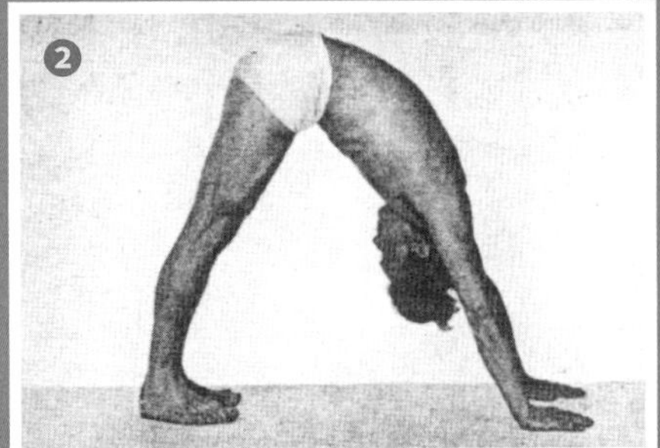

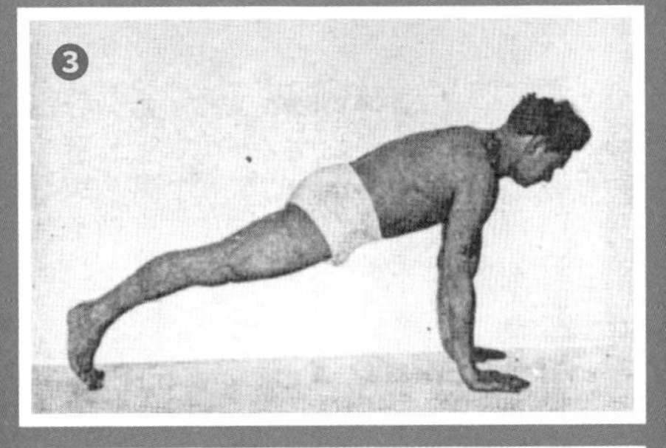

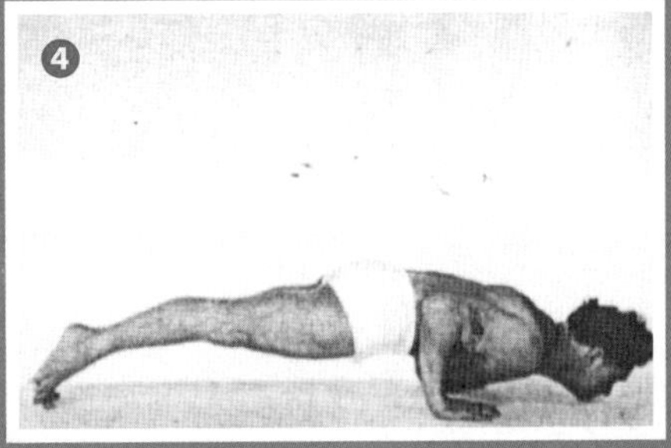

지시 사항 팔 굽혀 펴기를 3회씩, 총 3세트 한다.

주의 사항

자세 ❸ 두 손은 어깨 아래에 위치한다. 엉덩이를 단단히 한다. 머리에서 다리까지 일직선이다. 온몸을 완전히 단단하게 한다. 몸이 흔들거리지 않게, 팔만 굽혀 움직인다.

자세 ❹ 가슴이 아닌 턱만 매트나 바닥에 닿는다.

Part Ⅲ

21세기 필라테스의 진화

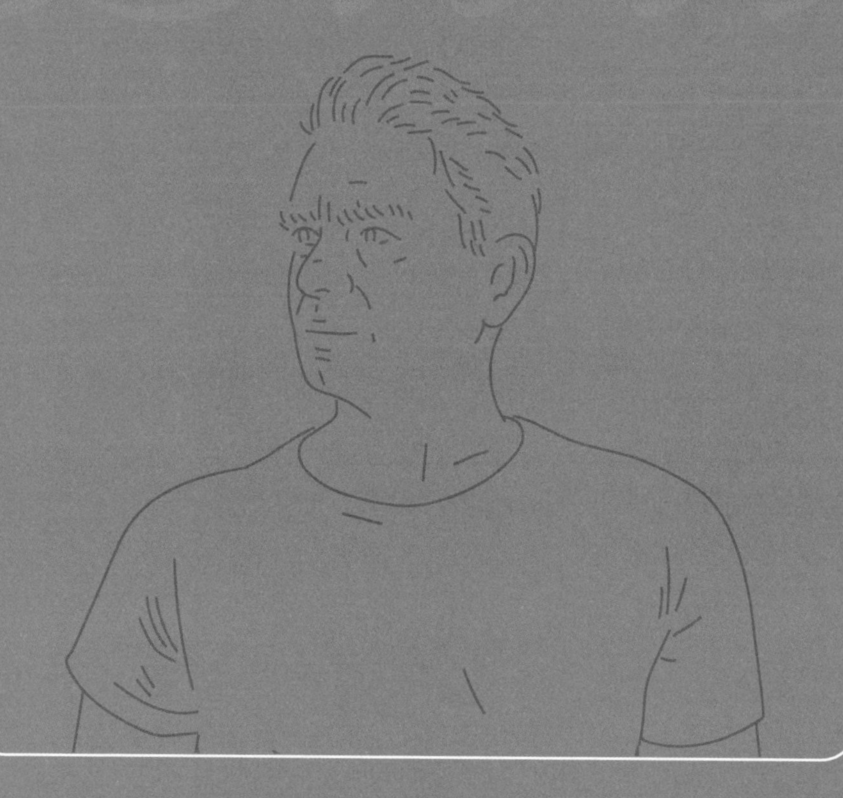

Part Ⅲ 들어가며

『21세기 필라테스의 진화』를 읽기에 앞서

필라테스의 진화는 1934년 『당신의 건강』으로 시작해 1945년 『컨트롤로지를 통한 삶의 회복』으로 이어졌다. 그리고 조셉의 오리지널 피트니스 프로그램에 새로운 운동과 기구가 더해지고, 가치가 새롭게 상승하면서 오늘날까지 계속되고 있다.

21세기의 진화

조셉 필라테스는 19세기 말 독일에서 자라는 동안 경험을 통해 자신만의 피트니스 테크닉을 발전시켰다. 그 당시 많은 개업의들은 특별하게 제작된 기구를 사용하였고, 이것들로 질병을 치료할 수 있다고 주장하였다. 조셉이 직접 쓴 글들에서 보았듯이, 비록 그는 다른 사람들이 내놓는 세부적인 내용에는 강력하게 반대하긴 했지만, 그 근본적인 개념은 옹호했다.

뉴욕에 있던 조셉의 1세대 제자들은 다수가 무용수와 안무가들이었는데, 이들은 훗날 자신들만의 스튜디오를 열었다. 그들은 그들만의 개별적인 형태로 필라테스 메소드를 계속 가르쳐 왔다. 로마나 크리자노스카, 캐시 그란트, 이브 젠트리, 론 플레처 등 그들 대부분은 20세기의 전설이 되었다. 나아가 캐나다의 모이라 스탓, 미국의 조앤 브리발트와 엘리자베스 락캄 등 필라테스 2세대 제자들은 21세기 필라테스 진화의 트렌드를 열었다.

필라테스의 오리지널 운동 시스템은 코어를 강화하고 척추와 사지를 동시에 스트레칭하는 데 초점이 맞춰져 있었다. '스탓 필라테스'는 운동 과학과 척추 재활에 대한 가장 최근의 발견들과 몸과 관련한 현대 지식을 결합시킨, 더욱 진보적인 형태의 운동을 목표로 한다. 스탓의 훈련은 중립 척추와 골반에 대한 해부학적인 개념을 강조할 뿐만 아니라, 골반대와 견갑대의 한층 안정화된 운동을 포함시켜 변화해 왔다. 모이라 스탓은 조셉 필라테스가 설립한 뉴욕 스튜디오에서 로마나 크리자노스카와 함께 공부하고 견습했다.

조앤 브리발트는 1991년 뉴멕시코 산타페에서 미셸 라슨, 이브 젠트리와 함께 필라테스 메소드 아카데미The Institute for Pilates Method를 공동 설립했다. 비록 초기에는 필라테스 메소드 강사를 훈련하는 기관을 생각했지만, 자신들의 방법으로 필라테스 메소드를 확장하여 점차 획기적으로 발전했다. 파트 III의 6장과 7장에서는 조앤의 주요한 두 가지 운동인 '직립 필라테스Standing Pilates'와 '회전 필라테스Circular Pilates'에 초점을 맞춘다. 아카데미를 뉴욕으로 옮기고 피지컬 마인드 아카데미PhysicalMind Institute로 이름을 바꾼 뒤, 그녀는 지금의 많은 필라테스 강사들을 배출해 냈다. 수많은 강사들과 함께 그녀는 수직 및 수평 운동의 생체역학적 논쟁에 대해 새롭게 자각하며 필라테스를 계속 향상시키고 있다.

엘리자베스 락캄은 정형외과적으로, 척추와 만성 통증 진단과 치료를 위한 필라테스 기반의 프로토콜을 개발하고 도입하였다. 그녀는 1985년 스탠퍼드 대학에서 무용을 가르치는 동안 필라테스 테크닉 연구를 시작하였으며, 1세대 필라테스 강사들인 론 플레처, 이브 젠트리, 로마나 크리자노스카에게서 필라테스를 배웠다. 폴스타 필라테스 아카데미Polestar Pilates Education의 공동 설립자인 엘리자베스는 밸런스 바디 아카데미Balanced Body University의 수석 지도자로 북미와 유럽, 아시아에서 교육을 하고 있다. 1992년부터 엘리자베스는 피트니스, 치료, 교육, 홈 마켓 등과 관련된 수많은 DVD를 제공해 왔다.

밸런스 바디 아카데미의 교육 프로그램을 담당하는 또 다른 수석 지도자는 마델린 블랙이다. 필라테스와 무용계에서 이름난 이들, 로마나 크리자노스카, 이브 젠트리, 마리카 몰나르, 아이린 다우드와 함께 작업하면서, 그녀는 동작에 대한 자신만의 혁신적인 연구를 통해 조셉 필라테스의 유산을 확장하며 21세기의 지도자 중 한 명이 되었다. 그녀는 필라테스, 자이로토닉, 요가와 기타 무브먼트 시스템으로부터 새로운 방법론과 접근법을 발전시키고, 통합된 개념 및 테크닉을 전문으로 한다. 이 책의 엮은이는 1993년 샌프란시스코 스튜디오 엠 로케이

션(현재의 소노마 카운티)에 위치한 조앤 브리발트의 피지컬 마인드 아카데미에서 마델린 블랙으로부터 필라테스 자격증을 받았다.

엘리자베스 락캄과 마델린 블랙은 필라테스를 기초로 한 피트니스 교육의 발전에서 주목할 만한 인물이다. 이들은 밸런스 바디Balanced Body사 프로그램의 멘토들이며, 여러 교육생들과 강사들을 지도한 사람들이다. 새크라멘토에 있는 밸런스 바디사의 프로그램 디렉터 엘리자베스는 크고 작은 기구 사용에 대한 교육용 비디오를 개발했다. 여기서 밸런스 바디사를 특별히 언급하는 이유는 우리가 그 제품을 사용하고 교육하기 때문이기도 하지만, 그럴 만한 가치가 있기 때문이기도 하다.

2000년 10월 19일, 밸런스 바디사 그리고 이 회사의 창업자이자 소유주인 켄 엔델만은 미국 연방의 상표 등록 소송에서 승리를 거두었다. 켄과 그의 회사는 숀 겔라거에게 상표권 침해로 고소당했다. 숀 겔라거가 1992년에 필라테스 상표를 등록하였는데 켄과 그의 회사 등이 필라테스에서 영감을 받은 기구를 제작하고 판매했기 때문이다. 요컨대, 그 소송의 결과로 필라테스는 가라테나 요가 같은 일반적인 피트니스 명칭처럼 포괄적인 명칭으로 인정받으며, 상표권 침해 보호를 받을 자격을 상실하게 되었다. 누구나 필라테스라는 명칭을 운동을 가르치거나 기구를 제작하는 데 자유로이 사용할 수 있게 된 것이다.

혁신적인 도구와 기구의 개발

로마나 크리자노스카는 인터뷰에서 필라테스의 '기계machines'에 관한 질문을 받았을 때, 그 단어를 수정해 주었다.

"'기계'는 당신에게 무언가를 해 줍니다. 하지만 필라테스의 '기구apparatus'는 당신 스스로 운동을 하도록 이끌어 몸을 단련시키죠."

알다시피 필라테스의 34가지 오리지널 매트 운동은 어떤 기구나 도구도 사용하지 않아도 되도록 만들어졌다. 로마나는 다음에 주목했다.

"매트 운동을 완벽하게 해낸다면 기구가 필요하지 않습니다. 그러나 사람들은 장난감toys을 갖고 놀기를 좋아하지요".

필라테스 강사로서 우리는 이 말에 동의하지만, 사실 기구들은 단순한 오락물 이상이다. 기구들은 운동을 쉽게 만든다. 학생들은 몸으로 각 운동의 의도를 반영할 수 있도록 도구나 기구와 함께, 혹은 없이 운동을 올바르게 배워야 한다. 조셉의 말처럼 사람들은 "메소드를 몸으로 습득"해야 한다.

각각의 기구나 도구들은 이 책의 앞부분에서 보았듯이 필라테스의 원리로부터 발달해 온 운동들의 고유 레퍼토리를 가지고 있다. 캐딜락, 특별한 의자들과 여러 가지 바렐 등이 눈에 띄지만, 전통적인 필라테스 스튜디오에서 공통적으로 볼 수 있는 가장 커다란 기구는 리포머다. 또한 즐거운 단련을 위해, 여러분은 사용 빈도가 높은 새로운 도구들, 가령 매직 서클, 탄성 튜브, 끈, 폼롤러, 크고 작은 운동용 공, 웨이트 등 독창적인 도구들을 많이 보게 될 것이다.

클래식 필라테스 지도자들은 필라테스의 오리지널 운동에 가까운 형태를 유지한 채 한결같이 일정한 순서대로 가르친다. 또 일반적으로 조셉이 원래 설계했던 기구를 사용한다. 클래식하게 훈련을 받은 지도자들은 조셉이 만든 운동의 완벽한 시스템으로 훈련돼 왔으며, 보통은 조셉 필라테스가 직접 가르친 제자 중 한 명의 계보를 철저히 이어 가는 훈련 방식을 쓴다. 모던/컨템포러리 필라테스는 메소드를 다양하게 분리하고, 오리지널 운동에서 많은 변화를 주어 가르치며, 운동의 순서 또한 다양하게 변화시키는 차이가 있다.

1 필라테스 매직 서클

Pilates Magic Circle

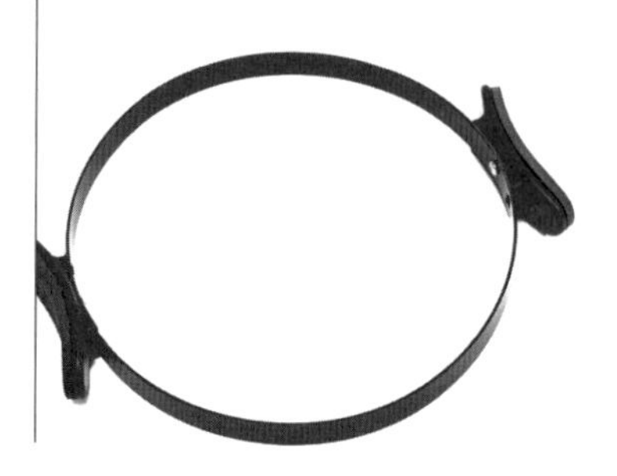

로마나 크리자노스카의 재미난 이야기에 따르자면, 조셉이 코냑 통을 감싼 둥근 원형 철제 고리를 제거하다가 매직 서클의 아이디어를 떠올렸다고 한다.

이 발명품은 쉽게 휘는 금속이나 섬유 유리 고리로 되어 있고, 양쪽에 쿠션 있는 손잡이가 달려 있다. 쿠션재는 고리를 잡고 있을 때 손, 다리, 팔 등을 보호하고, 운동하는 동안 정렬선과 균형 유지를 한층 용이하게 한다. 동시에, 팔과 다리를 강화하는 동안 가슴과 상체를 탄탄하게 만들고, 코어를 강화한다. 매직 서클의 유연성은 운동 중에 다양한 저항력을 제공하고 그 결과 인지 능력을 높여 준다.

인지 능력을 촉진하는 매직 서클

매직 서클의 저항력은 근육을 부풀리는 목적으로 쓰이지 않는다. 다리나 팔 사이에 넣고 서클을 조이는 것은 신경근 수축을 활성화하고, 몸 형태를 잡으며, 관절에 과도한 스트레스를 주지 않으면서 단련된 체형을 발달시키는 데 도움이 된다.

올바른 사용법을 익혀야 효과가 있고 안전하다

운동 중에 매직 서클을 팔이나 다리 사이에 넣고 조이기 전에 잘 고정했는지 확인하자. 느닷없이 서클이 빠질 가능성을 최소화하기 위해 똑바로 정렬하여 중심을 맞추고 대칭적으로 균형을 잡아야 한다. 팔과 다리로 서클을 누르면 튕겨 나가서 가까이 있는 누군가가 다칠 수 있다.

운동 중 손으로 서클을 조이는 동안 손가락을 말아 쥐거나 꽉 움켜잡지 말자. 손목을 곧게 뻗고 손바닥을 펴서 평평하게 유지한다. 손가락은 힘을 빼고 길게 늘이며 손바닥의 불룩한 부위를 이용해 서클 안쪽 방향으로 눌러야 한다. 마지막으로 팔을 살짝 둥글게 유지하거나 무릎을 살짝 구부려 관절에 심한 무리가 가지 않도록 한다.

코어가 답이다

서클을 몸의 어느 부위에 대든지, 어느 근육에 초점을 맞추든지 상관없이 항상 호흡에 먼저 집중하고 코어 근육을 활성화시켜야 한다는 점을 기억하자. 모든 동작은 코어로부터 시작된다. 그리고 '파워하우스'로부터 바깥쪽으로 움직인다.

매직 서클 사용법 | 4가지 변형 동작

❶ 흉곽 운동

매직 서클을 가슴 높이로 들어 올리고 자연스럽게 선다. 매직 서클의 바깥 부분 손잡이 패딩에 손바닥을 각각 대고 손가락은 편다. 숨을 들이마신다. 숨을 천천히 4박자로 내쉬면서 흉근을 긴장시키며 매직 서클을 조인다. 바닥에 누워 다리를 구부리고 발바닥을 바닥에 댄 상태로 이 운동을 할 수도 있다.

❷ 등 운동

등 중간 부분과 윗부분의 밸런스를 잡아 주는 운동으로, 다음을 숙지한다.

직립 자세로 서클을 등 뒤에서 잡는데 역시 손바닥으로 서클의 손잡이 패딩을 잡는다. 숨을 들이마신다. 숨을 천천히 4박자로 내쉬면서 서클을 조일 때, 등 근육을 조이는 동시에 견갑골을 중심선으로 끌어당긴다.

앉은 자세에서 이 운동을 할 수도 있다. 같은 지시를 따르되, 의자를 사용하여 자신에게 편안한 정도에 맞춰 앞으로 당겨 앉거나 뒤로 물러 앉아 거리를 조절하도록 한다.

❸ 이두근 운동

사진과 같이 직립 자세를 취한다. 서클을 오른쪽 어깨 위에 댄다. 손바닥을 손잡이 패딩에 대고 숨을 들이마신다. 숨을 내쉬면서 4박자 동안 서클을 어깨 방향으로 눌러 조인다. 숨을 마시며 긴장을 풀고 다시 반복한다. 몇 번 적당히 반복한 뒤, 서클을 왼쪽 어깨 위에 올리고 같은 방식으로 반복한다.

❹ 활배근 운동

매직 서클을 힙과 손바닥 사이에 두고 잡는다. 손바닥과 손가락은 길게 편다. 숨을 들이마신다. 4박자로 숨을 내쉬면서 매직 서클을 힙 방향으로 조인다. 8회 반복 후 반대쪽도 같은 방식으로 반복한다.

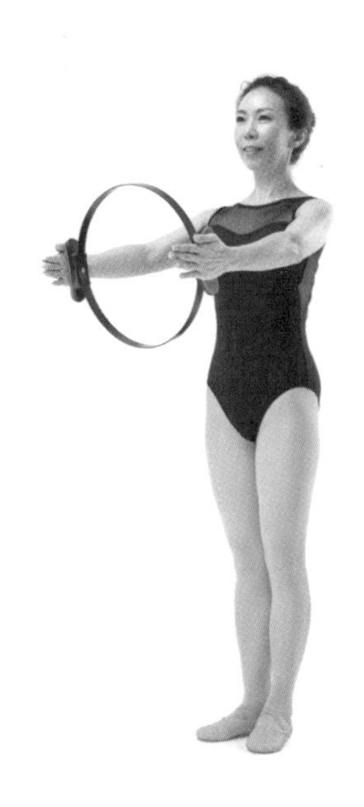

❶

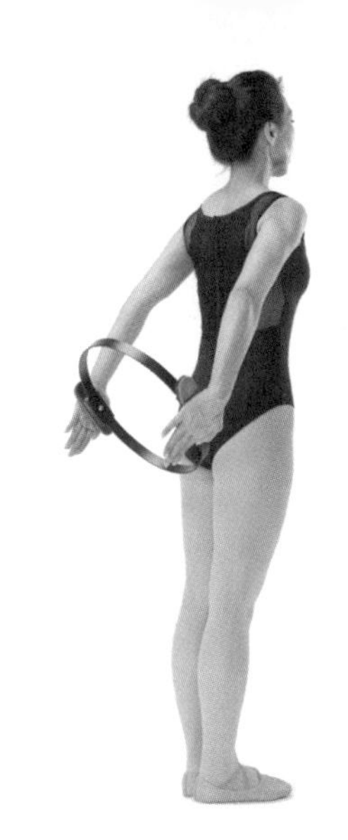

❷

❸

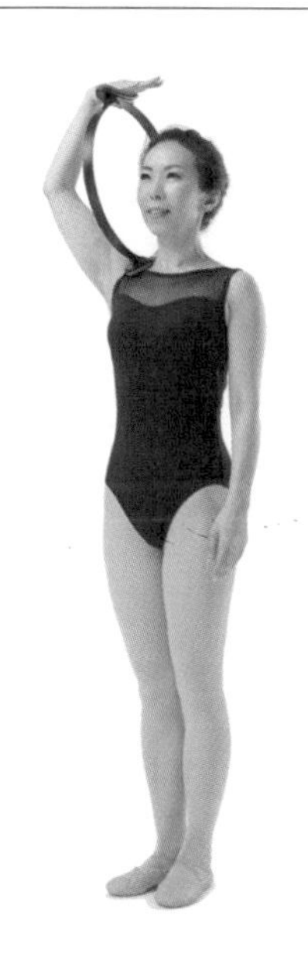

❹

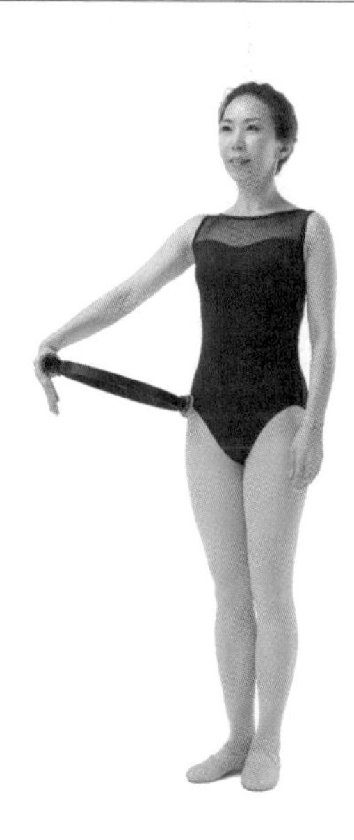

Tip 숨을 천천히 내쉬는 대신 한 번에 훅 부는 연속적 빠른 날숨으로 바꿀 수도 있다. 매직 서클을 들어 올릴 때 어깨는 내리고 긴장감을 푸는 것에 유념한다. 견갑골을 끌어내리는 상상을 해 보라.

횟수 다음 변형 운동으로 넘어가기 전에 각 운동을 8회씩 반복한다. 점점 익숙해지면 횟수를 8~10회 혹은 12회까지 늘릴 수 있다.

매직 서클 사용법 무지개

자세 ❶ 한 다리로 매직 서클을 고정하고 다른 다리를 움직일 준비를 한다

- 오른쪽으로 눕는다. 두 팔로 몸을 고정하여 상체를 지탱한다. 오른다리의 발목을 매직 서클 안에 두고, 서클을 수직으로 세워 바닥에 고정시킨다.
- 만약 이 자세가 등을 불편하게 한다면 바나나 모양처럼 다리를 살짝 앞으로 두어 몸 전체를 둥글게 해도 된다. 그 자세가 더욱 고정된 느낌을 주고 등을 더 편안하게 해줄 것이다.
- 왼다리를 뻗어 매직 서클의 바깥 방향으로 댄다. 발끝은 포인트하며 서클의 앞쪽 바닥에 살짝 댄다. 숨을 들이마신다.

자세 ❷ 숨을 내쉬며 무지개의 곡선을 따르듯이 움직인다

천천히 숨을 내쉬면서 뻗은 왼다리를 들어 올려 서클 바깥쪽을 따라 이동한다.

자세 ❸ 무지개 곡선처럼 움직이는 동안 천천히 계속 숨을 내쉰다

계속 숨을 내쉬며 왼쪽 발끝이 서클 바깥의 무지개 곡선을 따라 뒤쪽 바닥에 다다르게 한다.

자세 ❹ 숨을 들이마시면서 다시 처음으로 돌아간다

숨을 들이마시며 발끝이 무지개 곡선을 따라 서클 위쪽으로 움직인다.

횟수
- 다음 변형 운동으로 넘어가기 전에 6회 반복한다. 점점 익숙해지면 횟수를 6회에서 8~10회로 점차 늘린다.
- 오른쪽으로 누워 반복한 후, 왼쪽도 같은 방식으로 운동한다.
- 초보자들은 서클 안에 다리를 넣고 움직이면 가동 범위를 줄일 수 있다.

Tip

자세 ❶에서 오른팔의 긴장을 풀기 위해, 바닥에 댄 팔의 자세를 바꾸어 손으로 머리를 지탱해도 된다. 혹은 번갈아 가며 팔의 자세를 바꾸어도 된다. 나아가 팔을 완전히 편 채 바닥에 대고, 그 위에 머리를 기대도 된다.

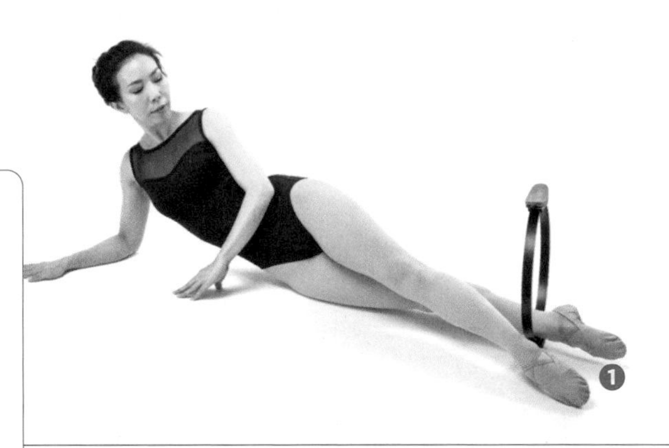

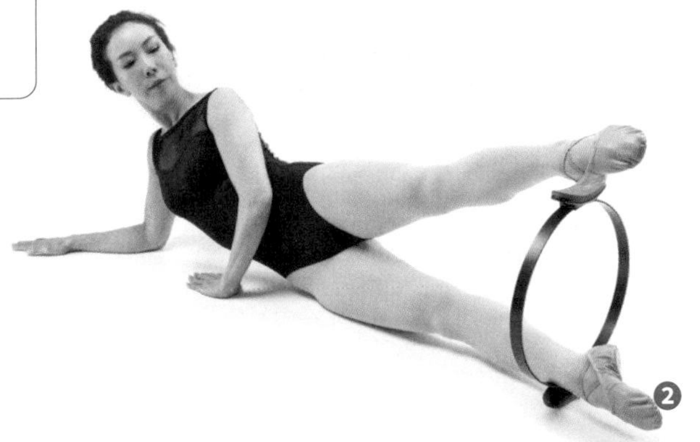

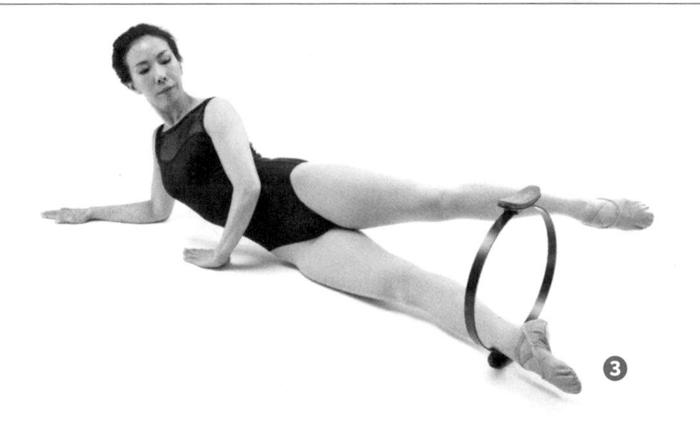

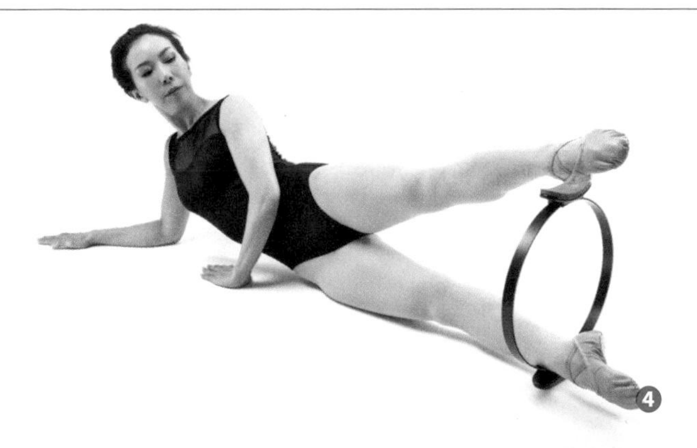

2 웨이트

Weights

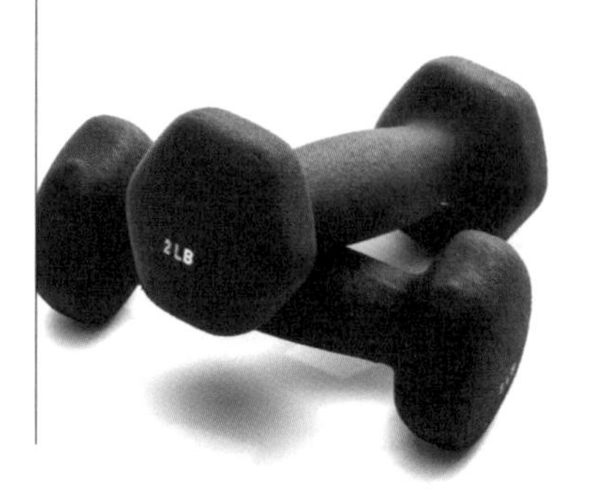

가벼운 핸드 웨이트hand weight는 비싸지 않고 손쉽게 사용할 수 있다. 핸드 웨이트 대신에 손목을 감싸는 웨이트wrist weight를 쓰면 변화된 필라테스 운동을 할 수 있다.

주의 사항

어떤 웨이트를 선택하든 간에, 명심해야 할 점이 있다. 필라테스는 코어를 사용하여 사지로 뻗어 내는 데 집중해야 하는 운동이라는 것이다. 가벼운 웨이트를 사용하면 어깨, 코어, 골반 안정감을 줄 수 있다. 물론 웨이트의 무게는 자신의 체격과 체력에 따라 달라진다. 대략 1~5 파운드(0.5~2.5kg)가 적당하다. 이보다 더 무거운 웨이트는 필라테스 운동의 주요 목적 중 하나인 정렬선 유지에 오히려 문제를 불러올 수 있다. 균형을 깨뜨려 목과 어깨 혹은 허리와 다리에 스트레스를 일으키는 것이다. 코어로부터 팔과 다리로 집중이 쉽게 무너져, 운동의 혜택은 줄어들고 위험은 늘어난다.

부가적 혜택

가벼운 웨이트는 운동을 할 때 더 많은 별도의 근육들을 조절하게 해 준다. 웨이트가 코어로부터 가슴, 어깨, 등, 팔을 통해 밖으로 뻗어 나가거나, 엉덩이와 다리를 통해 아래로 뻗어 나갈 수 있도록 세심한 주의를 기울여야 한다. 필라테스 운동은 호흡과 함께 코어 근육 운동을 병행한다는 점을 기억해야 할 것이다. 가벼운 웨이트는 모든 움직임이 이루어지는 동안 더 집중할 수 있게 도와준다.

무거운 웨이트를 사용하지 않는 이유는, 에너지를 더 많이 소비하여 체중을 줄인다고 착각할 수 있기 때문이다. 몸무게를 줄이거나 심폐 지구력을 늘리는 것은 필라테스의 원리에서는 부가적인 혜택이라고 볼 수 있다.

이두근 운동과 두 다리 뻗기

자세 ❶ 테이블탑 Tabletop

편안하게 등을 바닥에 대고 누워서 시작한다. 무릎을 구부려 두 다리를 들어 올리되, 정강이와 발이 바닥과 평행이 되게 한다. 두 손에 각각 웨이트를 들고 두 팔을 편 상태로 바닥에 편안히 둔다. 손바닥은 천장 방향으로 둔다. 숨을 들이마신다.

자세 ❷ 이두근 운동과 수직으로 다리 들어 올리기

천천히 숨을 내쉬면서

- 두 다리를 수직으로 뻗는다. 꼬리뼈는 매트에 닿는다.
- 머리를 들어 올리며 어깨 역시 들어 올린다.
- 다리 쪽으로 시선을 둔다.
- 팔꿈치를 구부려 웨이트를 드는데, 이때 팔꿈치는 매트에 닿게 한다.

자세 ❸ 두 다리 뻗기와 이두근 뻗기

천천히 숨을 들이마시면서

- 두 다리를 45도로 낮춘다.
- 허리를 매트에 단단히 붙인다.
- 웨이트를 쥔 손을 원래 상태로 내린다.

자세 ❷ ❸을 원하는 만큼 반복적으로 한다

몇 번 반복 후, 두 무릎을 완전히 구부려 가슴 쪽으로 끌어당기며 머리와 어깨를 내리고 두 다리를 바닥에 댄다.

횟수 4회 반복하고 휴식하거나 다른 운동으로 바로 넘어간다. 점점 익숙해지면 횟수를 6~8회로 늘린다.

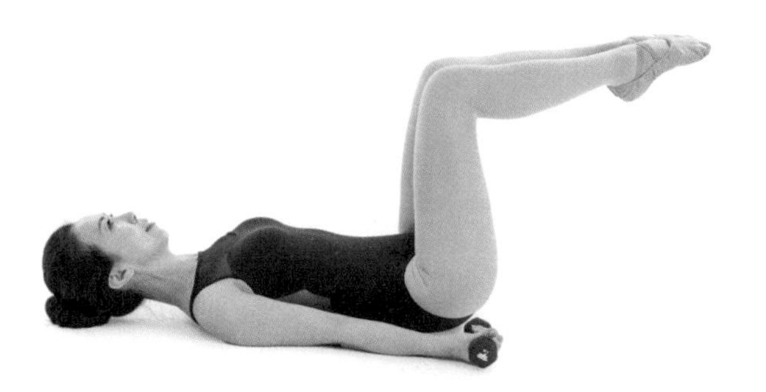

❶

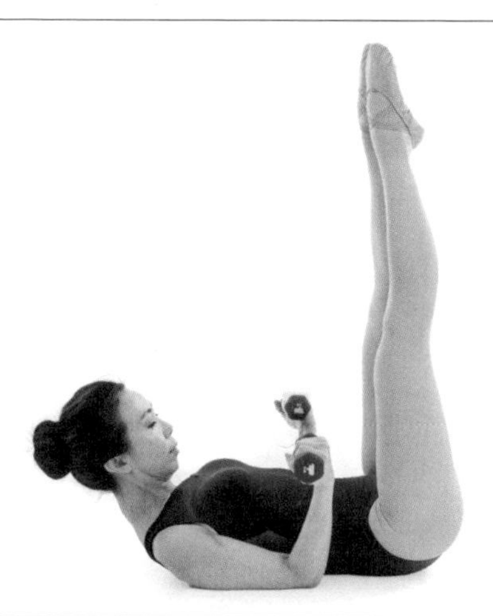

❷

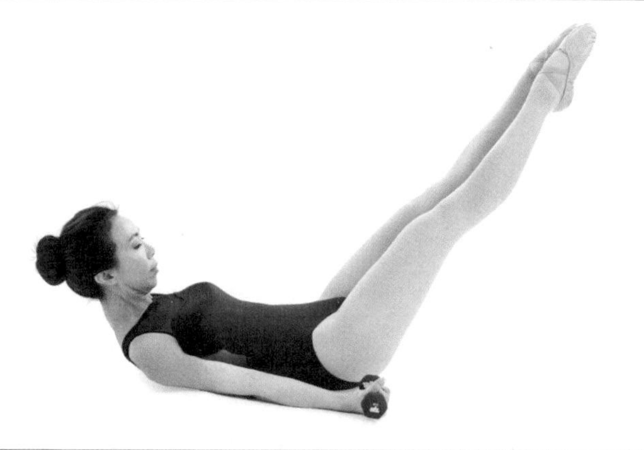

❸

Tip 이 운동을 반복하여 목 주변에 심한 긴장감을 느낄 때는 자세 ❶과 같이 머리와 어깨를 내리고 다리와 팔에 집중한다. 이후 다시 반복될 머리와 어깨를 들어 올리는 동작에 도전하기 위해 잠시 안치한다.

여행 중이나 집, 스튜디오가 아닌 다른 장소에 있을 때, 웨이트 대신 물병으로 이 운동을 할 수 있다.

웨이트와 함께 하는 어깨 브릿지

자세 ❶ 팔 들어 올리기

등을 바닥에 대고 눕는다. 다리를 구부려 발은 바닥에 댄다. 숨을 들이마시면서 웨이트를 든 두 팔을 수직으로 들어 올린다.

자세 ❷ 브릿지로 들어 올리기

숨을 내쉬면서 엉덩이를 들어 올려 브릿지 자세를 취한다.

자세 ❸ 팔을 바깥쪽으로 벌리기

팔을 바깥쪽으로 벌리고 브릿지 자세를 유지한다. 팔을 바깥쪽 아래로 낮추는 동안에는 숨을 들이마신다.

이 움직임을 반복하기 위해 엉덩이를 완전히 내린다

천천히 숨을 내쉬며 척추선을 따라 매트로 몸을 내린다. 그리고 자세 ❶부터 ❸까지 한 시퀀스를 반복한다.

Tip 자세 ❷에서 다시 자세 ❶로 돌아가는 움직임에서, 숨을 천천히 내쉬면서 척추선을 따라 척추 마디마디 하나씩 움직이는지 세심히 인지하도록 한다.

횟수 6회 반복. 점점 익숙해지면 8~10회까지 늘린다.

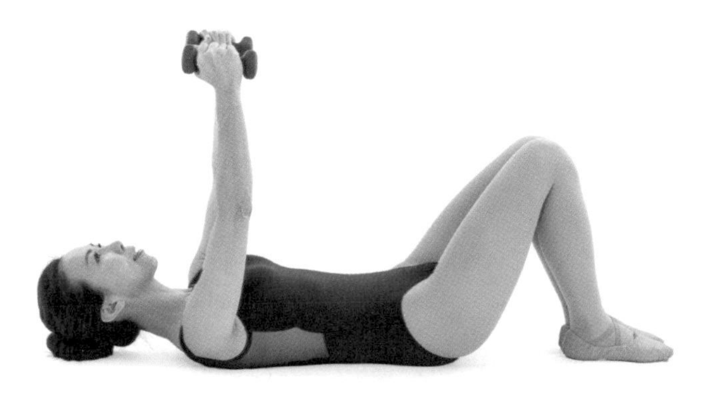

❶

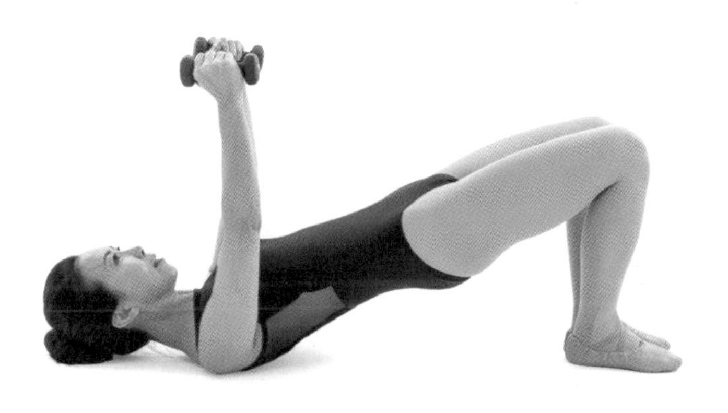

❷

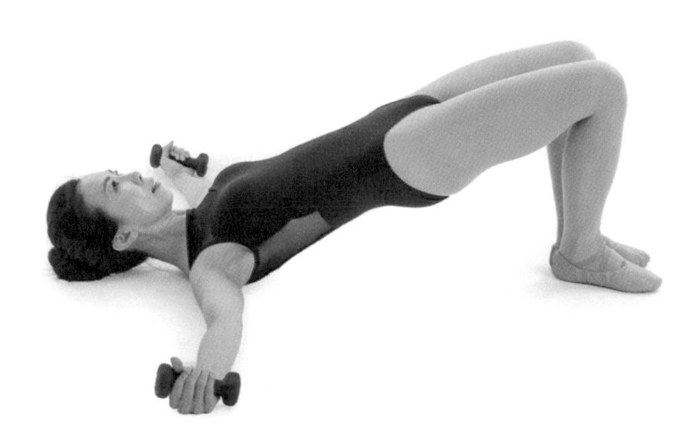

❸

3 좌식 자세 필라테스

Seated Pilates

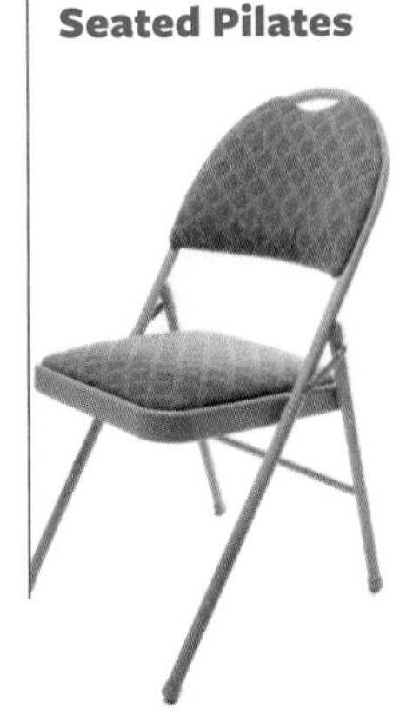

오리지널 매트 필라테스의 '척추 스트레칭Spin Stretch'과 '톱질Saw'은 바닥에 앉아서 하는 운동이다. 이번 장에서는 의자에 앉아서 하는 변형 필라테스 운동을 다룬다. 다양한 역학 연구에서 볼 수 있듯이, 근골격계 질환 중 상당수가 앉아서 일하는 동안의 반복적이고 무리한 움직임에서 비롯되기 때문이다.

좌식 자세 필라테스의 이점

대다수 사람들은 매일 책상이나 컴퓨터 앞에 앉아서 많은 시간을 보낸다. 의자에 앉아 있는 동안 손쉽게 할 수 있는 필라테스 운동으로 짧은 휴식 시간을 취하자. 좌식 자세 필라테스 운동은 가동 범위가 좁은 사람들에게 특히 좋다. 몸 전체를 강화하고 유연성을 늘리도록 쉬운 접근 방식을 쓰는데, 앉아 있는 동안 복부, 다리와 엉덩이 부위까지 운동이 된다.

기본 가이드

의자 운동을 할 때는 등을 세워 바른 자세로 앉고 무릎과 발의 위치를 올바르게 해야 한다. 발은 바닥에 대고 어깨와 팔은 살짝 가볍게 뒤로 넘긴다. 각 운동을 하는 동안 호흡을 최대한 알아차린다. 앉을 때는 의자 앞쪽 끝자락에 앉기보다는 최대한 의자에 등을 바짝 대고 앉는다. 어깨와 힙을 나란히 정렬한 위치에 두는 것도 잊지 말자.

좌식 자세 필라테스는 모두에게 필요하다

필라테스로 얻어지는 움직임의 패턴은 일상생활의 움직임으로 연결된다. 필라테스 전문가들은 이를 필라테스의 이점이라고 강조한다. 좌식 자세 필라테스는 단순히 노인들이나 거동이 불편한 사람들만을 위한 것이 아니다. 거동이 불편해 보이지 않는 많은 사람들도 실은 등, 목, 어깨 통증에 시달리고 있다. 필라테스는 자세를 개선하고, 결과적으로 근육, 인대, 힘줄, 관절의 균형을 잡아 준다.

좌식 자세의 헌드레드 운동

자세 ❶ 좌식 자세 운동

- 발을 바닥에 대고 의자에 앉으며, 무릎을 구부려 의자 앞쪽에 알맞은 각도로 놓고 자세를 취한다.
- 의자 앞쪽 끝부분에 살짝 걸터앉지 말고 의자 안쪽으로 깊게 앉는다.
- 어깨 부근 견갑골은 살짝 가볍게 뒤로 젖힌다. 어깨를 뒤로 당기는 동안 두 팔을 길게 뻗어 낸다.
- 어깨 사이의 밸런스에 집중하고 어깨선이 힙과 나란히 하도록 한다.
- 모든 호흡은 천천히 하는데, 들숨과 날숨을 끊지 말고 연속적으로 한다.
- 누르는 듯한 팔 동작을 100회 한다.(아래 '횟수' 부분 설명 참조)

자세 ❷ 한 다리 들어 올리기 운동

이 운동은 자세 ❶과 비슷하나 한 다리를 들어 올려 팔 동작을 50회 한다. 그러고 나서 반대쪽 다리를 들어 올려 나머지 50회의 팔 동작을 한다.(100회가 한 단위다.)

자세 ❸ 앞쪽 밴드 운동

저항력 있는 고무 튜브나 밴드를 쥐고 이 운동을 하면 좀 더 힘이 든다. 배 부위에 밴드를 대고 저항감이 있도록 팽팽하게 끝자락을 손으로 잡는다. 손바닥은 뒤로 향하여 헌드레드를 시도한다.

자세 ❹ 뒤쪽 밴드 운동

자세 ❸과 비슷하게 한다. 단, 밴드를 등 뒤로 감고 당긴다. 손바닥을 앞쪽으로 향하여 밴드를 잡고 헌드레드를 한다.

Tip 바닥에 앉아서 할 수도 있다. 이때는 책상다리를 하거나 다리를 앞으로 쭉 펴서 한다. 두 팔은 옆으로 좀 더 넓게 벌려 손끝이 바닥에 닿지 않게 한다.

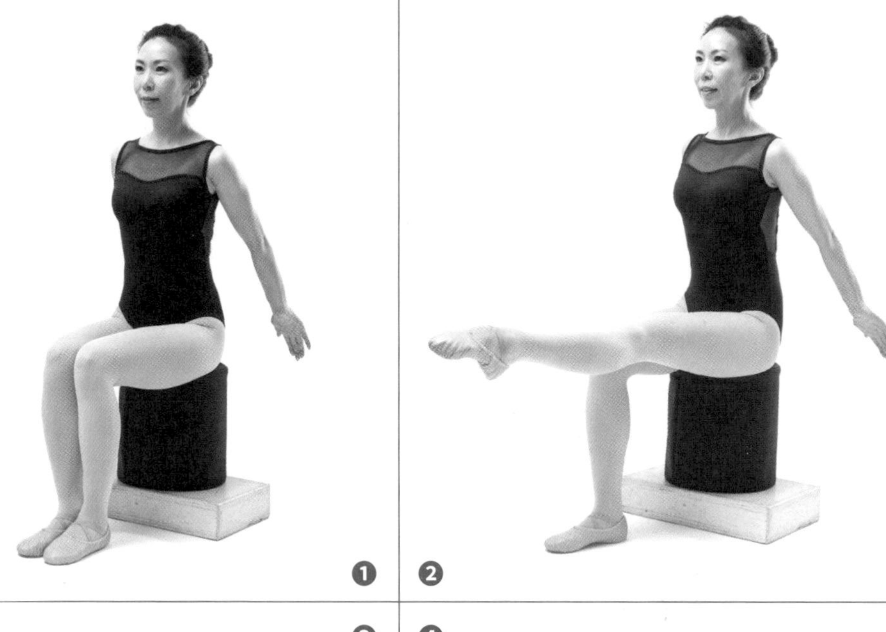

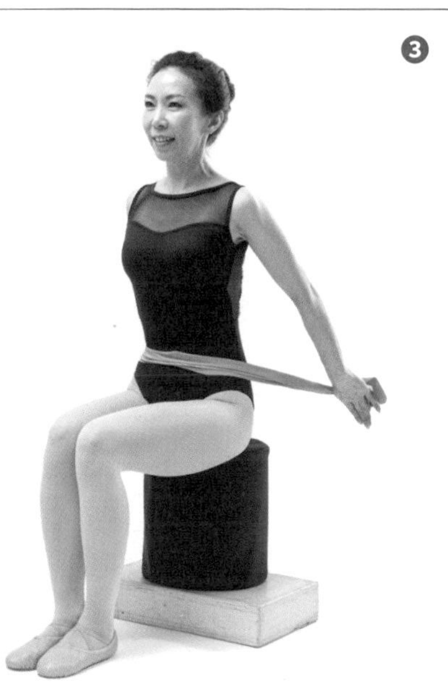

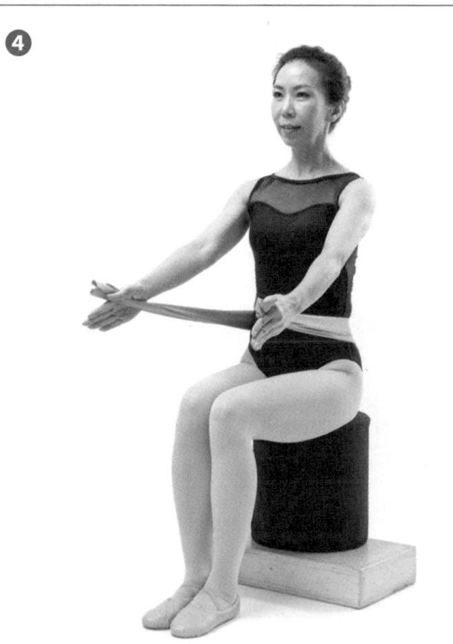

횟수 100회 팔을 움직이는 동안 총 10회의 호흡을 한다. 각 호흡은 정통 필라테스와 같이 한 들숨에 팔 동작 5회, 한 날숨에 팔 동작 5회로 한다. 정통 필라테스의 헌드레드 운동처럼, 한 세트 10회의 팔 움직임은 들숨과 날숨의 한 호흡으로 이루어진다. 그러므로 10회의 호흡은 총 100회의 팔 움직임이 된다.

앉아서 하는 백조 동작

자세 ❶ 시작 자세

- 손은 허벅지 위에 올려 둔다.
- 천천히 숨을 내쉬며 턱을 내리고 시선은 손을 바라본다.

자세 ❷ 척추 뒤로 젖히기

- 천천히 숨을 들이마시면서 턱과 머리를 들어 올린다. 머리가 완전히 젖혀져 목이 뒤로 꺾이는 것을 방지하기 위해 시선을 살짝 아래로 향한다.
- 허벅지 위에 올려 둔 두 손을 지그시 누른다.
- 머리를 계속 위를 향해 올리면서 가슴을 오픈하듯이 끌어 올린다. 이때 머리를 완전히 뒤로 꺾이지 않게 한다.
- 척추를 뒤로 젖히면서 동시에 길게 늘인다.

자세 ❸ 앞 방향으로 둥글게

- 천천히 숨을 내쉬면서 두 손을 들어 올려 가슴 높이에 둔다.
- 시선을 내려 두 손을 바라볼 수 있게끔 한다.
- 동시에 척추와 팔을 둥글게 한다.

자세 ❹ 두 번째 뒤로 젖히기

- 천천히 숨을 들이마시면서 두 팔을 내리며 편다.
- 팔을 뒤쪽으로 보내 누르듯이 뻗는다. 이때, 척추를 들어 올려 뒤로 젖히면서 시선을 들어 정면을 다시 바라본다.

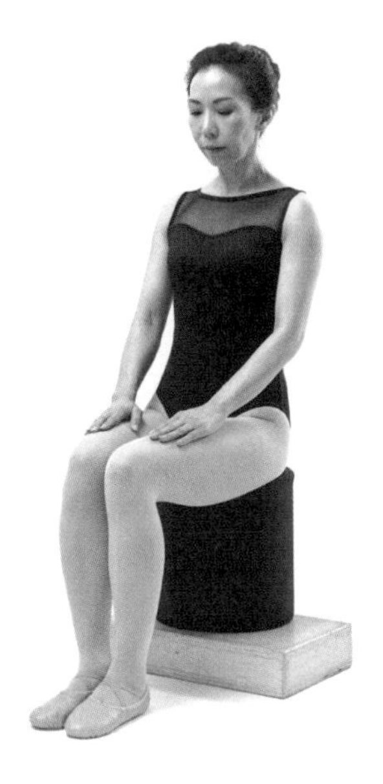

❶

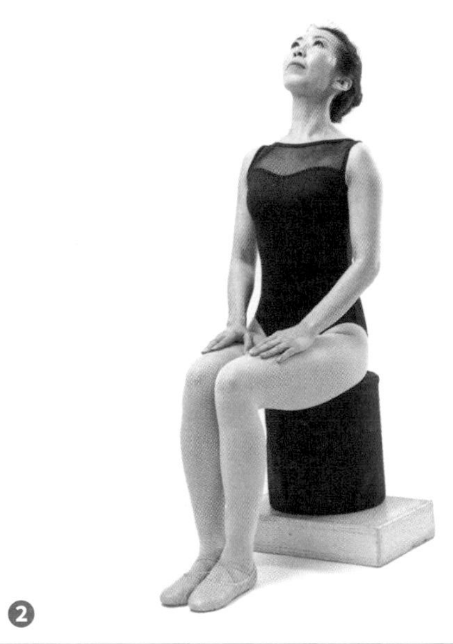

❷

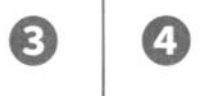

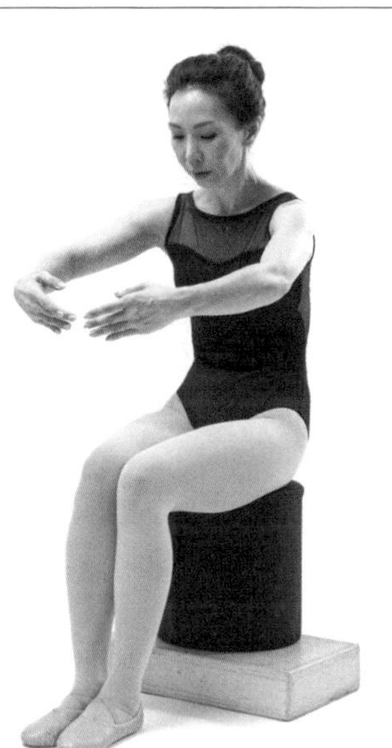

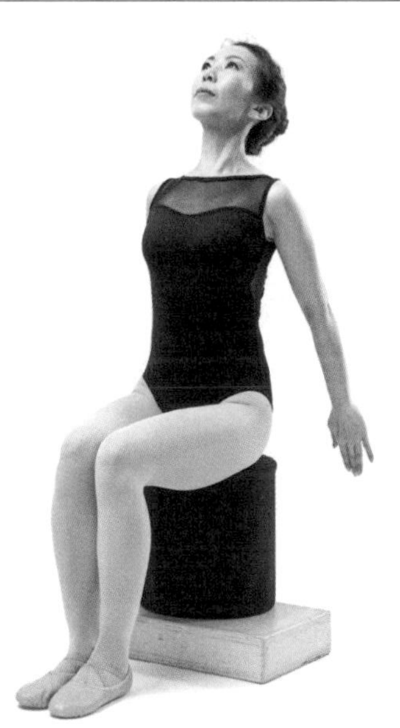

Tip 어떤 방향으로든지 척추를 무리하게 구부리지 않는다. 우아하게 척추를 길게 늘여 젖힌다.

횟수 4회 반복. 점점 익숙해지면 횟수를 8회까지 늘린다.

4

작은 공

Mini Stability Balls

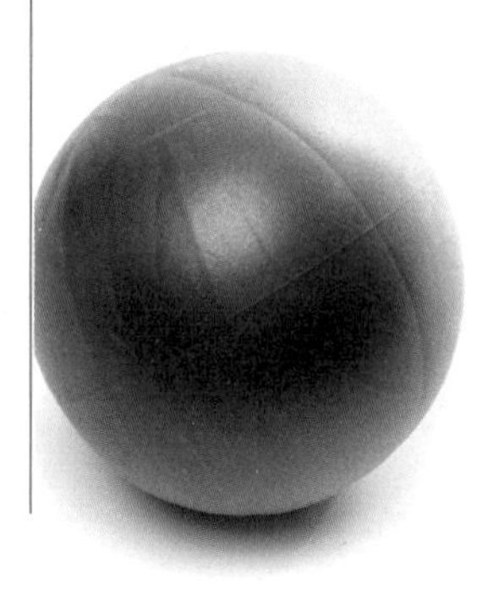

미국 네바다 주의 레슬리 벤더가 코어 트레이닝 메소드Method of Core Training의 일환으로 벤더 볼Bender Ball이라고 불리는 9인치 소프트 공을 출시했을 때, 필라테스인들은 소프트한 작은 공에 관심을 갖기 시작했다. 학생들이 그러하듯이 필라테스 지도자들도 이러한 그녀의 창조력을 흥미롭게 여겨 왔다. 커다란 운동용 공으로 하는 운동들도 이 작은 공으로 대체하여 쉽게 그 변형 동작을 할 수 있다.

많은 경우, 작은 공은 큰 공보다 학생들이 쉽게 사용할 수 있다. 요즘은 많은 회사가 이러한 비슷한 작은 공들을 앞다투어 제작하고 있다. 공을 선택할 때는 너무 쉽게 바람이 빠지거나 금방 망가지는 공은 피하도록 한다.

작은 공으로 하는 필라테스 응용 운동의 이점

포괄적 코어 근육을 강화할 때 작은 공을 사용하면 등 근육의 긴장을 줄일 수 있다. 벤더는 긴장을 완화하고 약한 부위를 강화하려는 목적으로 이 공을 구상했다. 공은 등을 받쳐 주면서 코어 근육을 강화하는 역할을 한다.

필라테스 이점의 범위

작은 공 운동들의 일관된 요소는 손과 다리로 조이는 것이다. 이 운동은 코어 근육에 집중하면서 가슴, 어깨, 팔과 다리를 강화해 준다. 공을 몸의 어느 위치에 두고 운동하느냐에 따라서 다양하고 재미있는 응용 동작을 할 수가 있다. 예를 들어 배 앞에서 공을 들고 조이면 복근에 집중하고 둔부도 강화할 수 있다. 자세를 바르게 하고 다리를 강화할 수 있는, 서서 하는 운동이나 앉아서 하는 운동으로 다양한 응용도 가능하다.

주의 사항

작은 공으로 하는 운동은 꽤 재미있지만, 균형을 통한 코어 근육에 초점을 맞추고 있으니 주의해야 한다. 균형감각에 문제가 있는 사람들은 작은 공으로 하는 운동에 무척 주의를 기울여야 한다.

공과 함께 하는 어깨 브릿지 운동

자세 ❶ 시작 자세

매트에 등을 대고 누워 다리를 구부린다. 다리는 힙 너비만큼 벌린다. 작은 공을 손에 들고 머리 뒤로 팔을 뻗는데, 팔은 매트에 닿지 않게 귀 높이 정도로 위치한다. 등은 바닥에서 떨어지지 않도록 한다. 숨을 들이마신다.

자세 ❷ 공과 함께 둥글게 올라오기

4박자로 천천히 숨을 내쉬면서 머리를 들어 올리고, 등을 둥글게 하며, 어깨 역시 위로 들어 올린다. 배꼽을 안으로 누르듯이 집어넣고, 복부를 둥글게 안으로 깊이 집어넣으면서 맨 밑의 갈비뼈를 골반뼈 위쪽으로 잡아당긴다. 팔을 뻗어 올려 공을 무릎 사이에 끼운다.

자세 ❸ 팔 자세 재정비

4박자로 천천히 숨을 들이마시면서 갈비뼈를 다시 골반뼈로부터 멀리하여 척추를 내린다. 척추뼈 마디마디를 하나씩 매트에 내리면서, 팔을 뻗어 다시 귀 쪽으로 둔다. 몸통이 내려가면서 허벅지로 공을 조여 준다.

자세 ❹ 브릿지 자세로 들어 올리기

4박자로 천천히 숨을 내쉬면서, 엉덩이를 들어 올릴 때 둔부 근육을 수축시킨다. 흉곽 주변에 긴장을 빼고, 몸의 무게를 균등하게 어깨 쪽으로 이동시킨다. 허벅지 안쪽 근육으로 계속 공을 조인다.

자세 ❹에서 ❶로 전환 시

- 4박자로 천천히 숨을 들이마시면서 동시에 엉덩이를 매트로 내린다.
- 4박자로 천천히 숨을 내쉬면서 등을 굴려 둥글게 하며, 머리와 어깨를 다시 들어 올려 두 손으로 공을 잡는다.
- 4박자로 숨을 천천히 들이마시면서 두 팔을 내리며 머리와 어깨를 자세 ❶과 같이 되돌린다. 항상 두 무릎이 벌려 있는 상태를 유지하도록 주의한다.

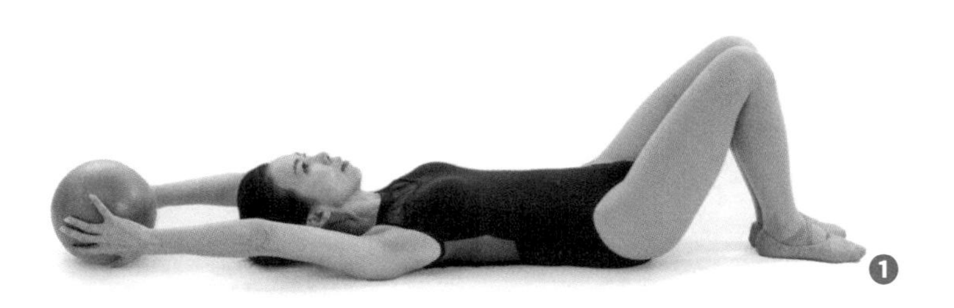

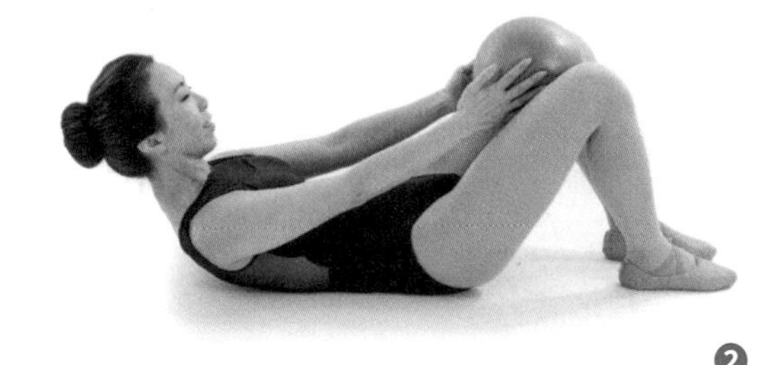

Tip

자세 ❷와 ❹에서 등을 둥글게 할 때, 척추가 동그랗게 말리는 형태에 집중하며 어깨와 등 근육이 너무 심하게 긴장하지 않도록 한다.

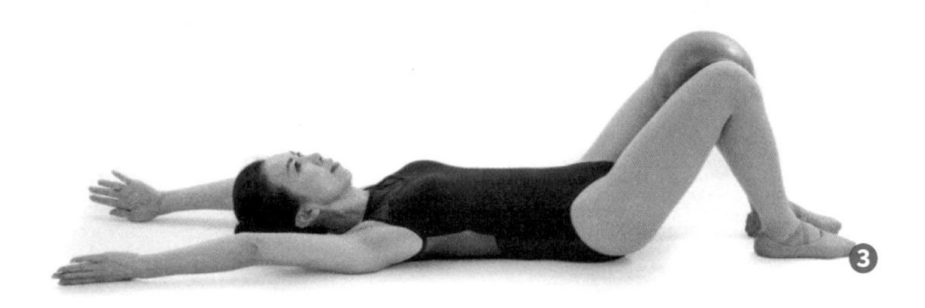

횟수

8회 반복. 익숙해지면 횟수를 10~12회로 늘린다.

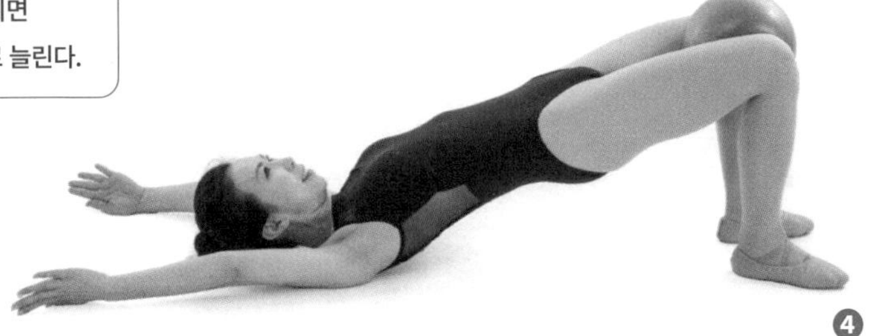

사근 Oblique을 위한 크리스 크로스

자세 ❶ 시작 자세

두 다리를 구부린 테이블탑 자세로 등을 대고 눕는다. 작은 공을 무릎 바로 위 안쪽 허벅지에 댄다. 손을 마주 잡아 머리 뒤에 대고 팔꿈치로 공을 가볍게 눌러 고정시킨다. 숨을 들이마신다.

자세 ❷ 첫 번째 옆으로 돌리는 자세

4박자로 천천히 숨을 내쉬며 왼쪽 팔꿈치를 벌려 뒤로 보내고 오른다리를 앞으로 편다. 다리를 펴는 각도는 적당히 하는데 아래로 내릴수록 더 어려워진다. 숨을 내쉬면서 몸을 돌릴 때 머리와 상체를 가볍게 트위스트 한다.

자세 ❸ 전환 시의 복부 형태

4박자로 천천히 숨을 들이마시면서 왼쪽 팔꿈치와 오른다리를 본래 위치로 돌리는데, 자세 ❶과 같다.

자세 ❹ 두 번째 옆으로 돌리는 자세

4박자 동안 천천히 숨을 내쉬면서 오른쪽 팔꿈치를 벌려 뒤로 보내며 왼다리를 앞으로 쭉 편다. 왼쪽 팔꿈치와 오른다리로 공을 조이듯이 누르며 유지한다. 자신의 운동 강도에 맞추어 다리를 펴는 각도를 선택한다. 다리를 아래로 내릴수록 좀 더 어려워진다. 숨을 내쉴 때 가볍게 상체와 고개를 옆으로 돌리며 트위스트 한다.

숨을 4박자 동안 천천히 들이마시면서 자세 ❶로 돌아가 다시 반복한다.

Tip 각 움직임을 매끄럽게 연결시키면서 호흡과 함께 흐름을 유지하여 복부 사근을 일관되고 깊게 자극한다. 어떤 동작에서든지 호흡을 멈추지 않는다. 동작을 바꾸는 상태더라도 호흡은 계속한다.

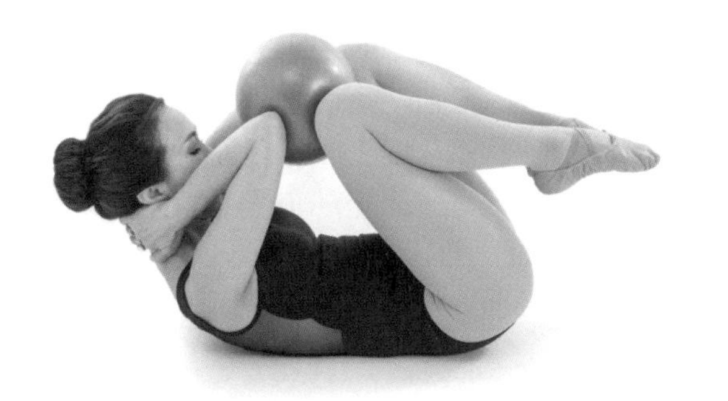

❶

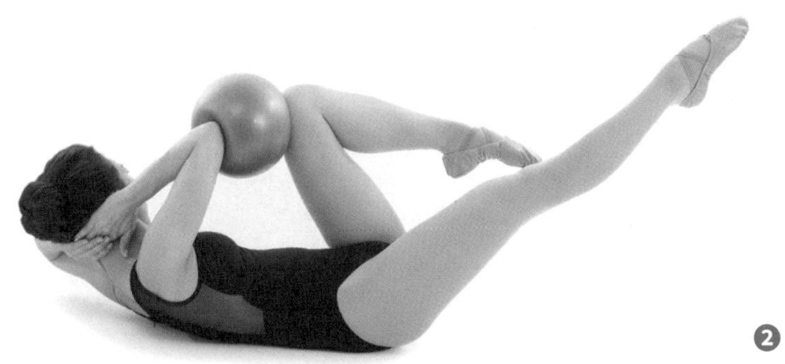

❷

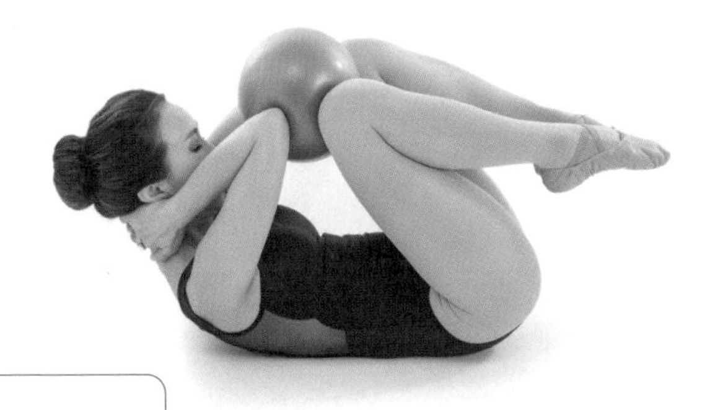

❸

횟수

8회 반복. 익숙해지면
횟수를 10~12회로 늘린다.

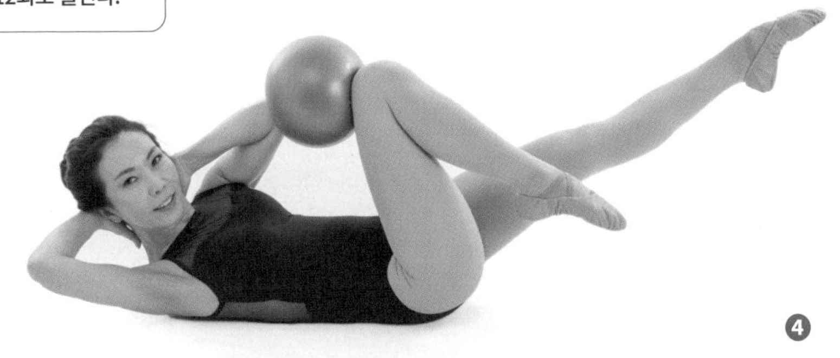

❹

5 탄성 도구를 사용하는 저항력 운동

Elastic Resistance

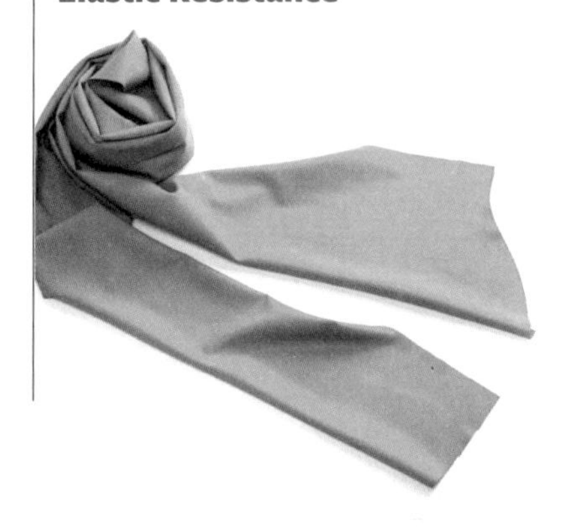

저항력을 주는 탄성 밴드나 튜브는 필라테스 스튜디오, 피트니스 클럽과 수업에서 흔히 보이는 소도구다. 비싸지도 않고 보관하기도 쉽다. 힘과 유연성을 빠르게 단련시키면서, 특정한 움직임의 불편함을 줄이는 효과가 있다. 이 탄성 밴드 운동은 필라테스 기구 중 하나인 리포머에서 하는 운동의 대안으로, 큰 기구 없이도 몇 가지는 간단하게 할 수 있다. 필라테스 기구에 장착된 스프링의 탄성을 탄성 밴드가 대신한다고 생각하면 될 것이다.

탄성 활용 가이드

탄성 밴드나 튜브는 손과 발에 감는 정도에 따라 그 저항력의 강도를 조절할 수 있다. 창조적으로 운동을 설계하면 운동하는 동안 흥미와 재미를 더할 수 있다. 이러한 테크닉들을 합쳤을 때, 원하는 부위의 근육을 늘여 주고 강화하며, 집중력과 운동의 흐름을 도와주는 등 여러 이점을 얻는다.

눕고, 앉고, 서 있는 자세에서는 일반적으로 밴드나 튜브의 중심을 발에 감거나, 단순히 밟거나 깔고 앉는 방식으로 탄성에 따른 저항력을 활용한다. 한쪽 부분은 고정시키고 다른 부분은 잡아서 사용하여 신체를 다방면으로 움직일 수 있다. 밴드의 어느 부분을 잡느냐에 따라 더 어렵거나 쉽게 조절할 수 있다.

주의점

일단 초보자는 탄성의 저항력 없이 움직임부터 먼저 배워야 한다. 움직임에 대한 요소를 배우고 난 뒤에 더 높은 강도로 발전시킬 충분한 상태가 되었을 때 저항력을 가한다. 탄성 밴드를 이용하면 미묘한 이점을 얻을 수 있는데, 스트레칭을 더 깊게 할 수 있으며 코어 강화를 할 때 몸의 어느 부분이든 움직임에 더 집중할 수 있다.(예를 들어 탄성 밴드를 사용하여 '롤 업' 동작을 하거나 다리를 스트레칭할 때 등)

이두근·삼두근 런지 동작

자세 ❶ 이두근 운동 준비 자세

직립 자세에서 오른다리를 앞으로 내밀어 런지 자세를 취한다. 왼다리는 뒤에 위치하며 균형을 위해 발의 방향은 적절히 바깥으로 향한다.(약 30도 정도) 앞에 위치한 오른발에 무게를 실어 밴드의 중앙을 밟고 손으로 밴드의 끝부분을 잡는다. 2박자로 숨을 들이마신다.

자세 ❷ 안으로 감아 올리는 동작

2박자로 숨을 내쉬면서 손으로 밴드를 어깨 쪽으로 당기며 팔꿈치를 최대한 구부린다. 팔 윗부분은 갈비뼈에 바짝 대고 고정한다. 숨을 들이마실 때 팔을 펴서 자세 ❶로 되돌아간다. 자세 ❶과 ❷를 번갈아 가면서 시행한다. 다리를 바꾸어 똑같이 반복한다.

자세 ❸ 삼두근 운동 준비 자세

직립 자세에서 오른다리를 앞으로 내밀어 런지 자세를 취한다. 뒤에 있는 왼다리의 발 방향은 균형을 잡기 위해 약 30도가량 바깥을 향해 둔다. 밴드의 중앙 부분을 오른발로 짚고 두 손으로 밴드의 끝부분을 잡는다. 몸통을 앞으로 기울여 왼다리의 선과 몸통의 선을 맞춘다. 팔을 구부려 밴드를 당긴다. 팔꿈치는 몸통 뒤쪽 위 방향으로 들어 올린다. 이때 숨을 들이마시며 2박자를 센다.

자세 ❹ 런지 삼두근

2박자로 숨을 내쉬면서 팔을 편 채 몸통 뒤로 밴드를 잡아당긴다. 팔 윗부분은 갈비뼈와 가깝게 둔다. 숨을 들이마시면서 손을 앞으로 하여 자세 ❸으로 돌아간다. 자세 ❸과 ❹를 반복한다. 다리를 바꾸어 똑같이 반복한다.

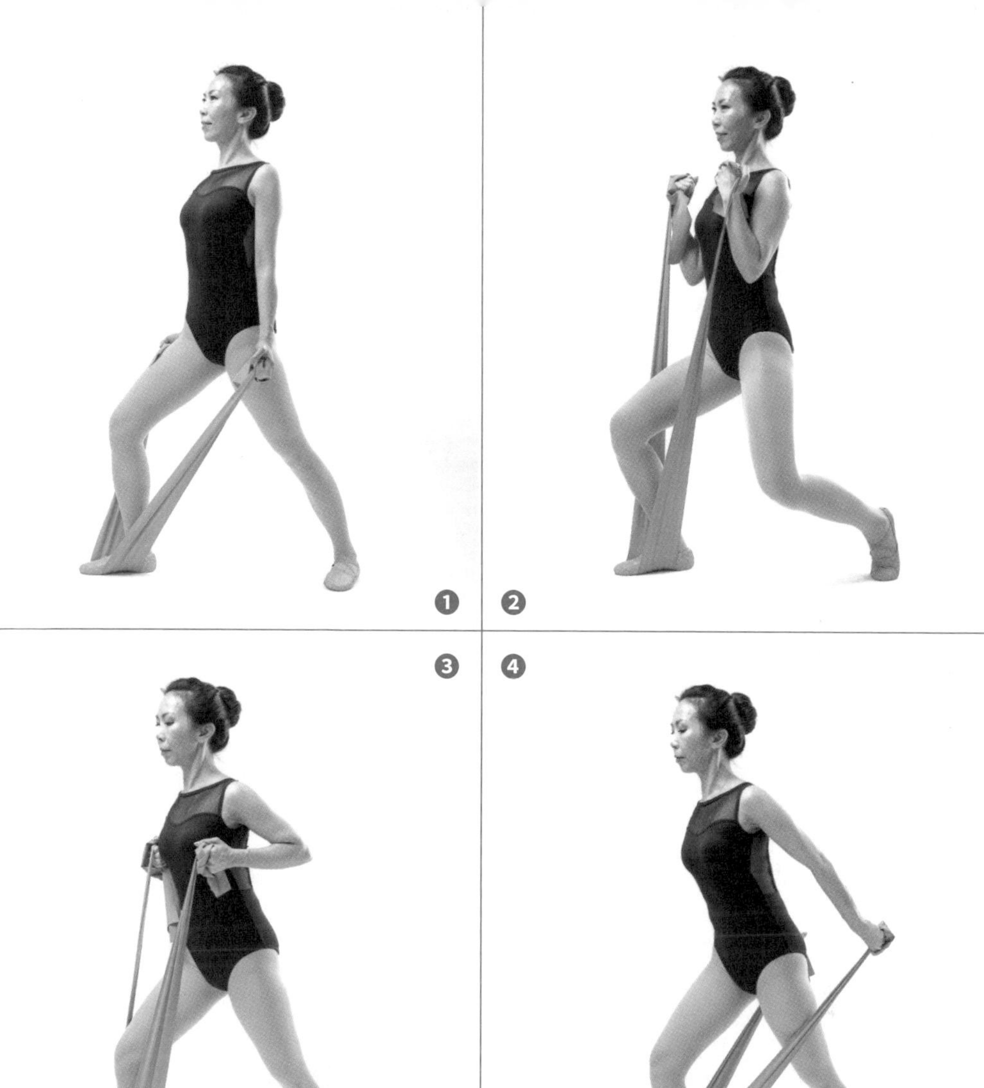

Tip 강도를 높여 실행할 경우, 호흡을 2박자 대신 1박자로 할 수 있다. 또 뒤에 위치한 발의 뒤꿈치를 들어 올려서 할 수도 있고, 들어 올렸다가 내리기를 반복하면서 할 수도 있다.

횟수 8회 반복 후 다리를 바꾸어 다시 8회 반복한다. 익숙해지면 횟수를 10~12회로 늘린다.

밀어내기와 들어 올리기 콤보

자세 ❶ 시작 자세

등을 대고 누워 테이블탑 자세로 다리를 구부린다. 밴드를 발에 감싼다. 팔의 윗부분은 매트에 고정시킨다. 숨을 들이마신다.

자세 ❷ 몸을 말아 준비하기

4박자로 숨을 천천히 들이마시며 머리를 들어 올려 등을 앞으로 둥글게 마는데, 어깨 역시 들어 올린다. 갈비뼈 맨 밑부분을 골반 맨 윗부분 방향으로 당기면서 배꼽을 안으로 밀어 넣듯이 배를 힘껏 안으로 집어넣는다.

자세 ❸ 밀어내기

팔꿈치를 매트에 단단히 댄다. 계속 숨을 4박자 동안 내쉬면서 다리를 뻗는다. 다리의 각도는 개인의 운동 수준에 따라 다르게 한다. 다리가 매트 쪽에 가까울수록 강도는 높아진다. 다리가 천장 방향인 위로 올라갈수록 운동은 더 쉬워진다.

자세 ❹ 들어 올리기

4박자 동안 천천히 숨을 들이마시면서 편 다리를 90도까지 들어 올린다. 자세 ❶로 되돌아가면서 숨을 다 들이마신다. 몇 회 반복한다.

Tip 자세 ❷ ❸에서 4박자의 날숨이 너무 길게 느낀다면 2박자로 한다. 강도를 높이고 싶다면 자세 ❷ ❸에서 4박자로 말아 올리고 4박자로 다리를 편다.

횟수 8회 반복한다. 익숙해지면 10~12회로 늘려 간다.

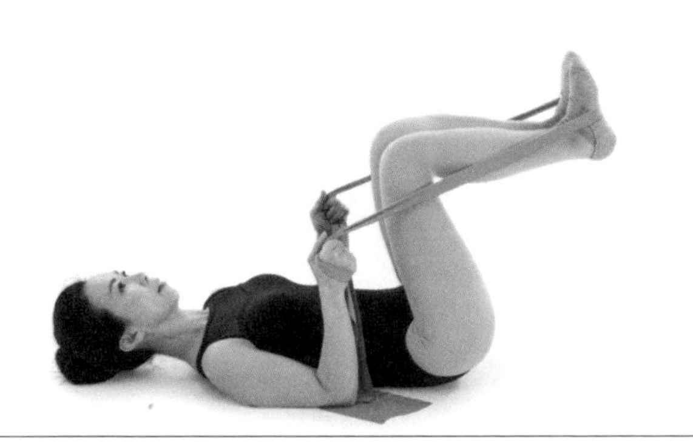

❶

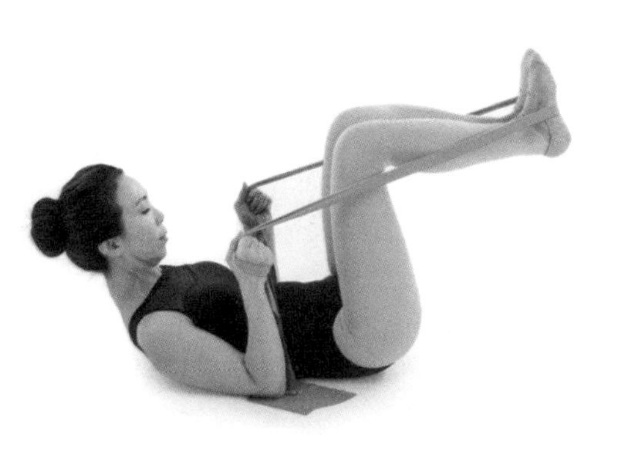

❷

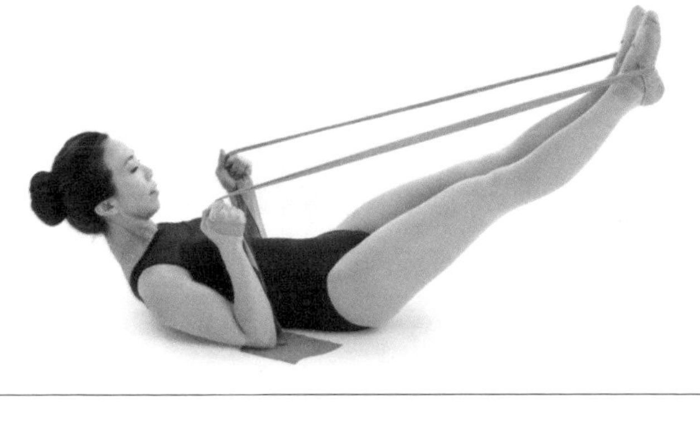

❸

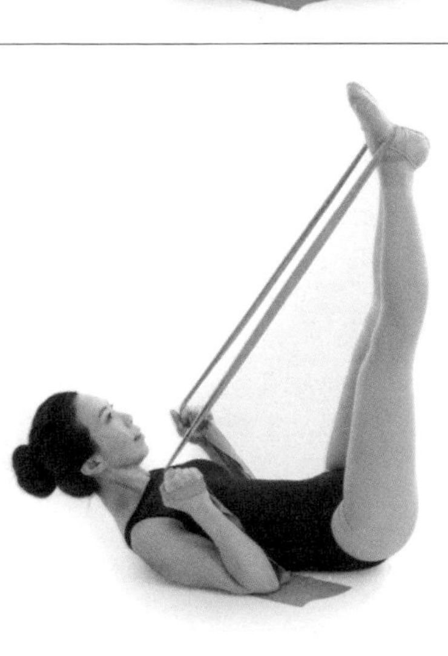

❹

6 직립 운동

Standing Work

론 플레처는 그만의 독특한 필라테스를 만들어 낸 사람이다. 최초로 매트 필라테스 운동에서 직립 자세를 만들어 내기도 했다. 플레처는 그의 테크닉을 필라테스라는 이름으로 사용하지 않고, 플레처 테크닉이라고 불러 왔다. 임상에서 자세 문제는 일반적으로 직립 자세에서 진단한다. 플레처는 일상생활에서 코어를 통한 자세를 강조하기 위해 시각적인 심상을 교육했다. 플레처 스탠딩The Fletcher Standing과 센터링Centering™은 그의 스탠딩 프로그램의 기초다.

20세기의 혁신가, 플레처

다른 필라테스 혁신가들처럼 플레처의 운동은 본래의 기초 필라테스에 해부학적, 생리학적 접근을 추가하여 교육한다. 발의 위치와 관절, 정지와 이동 상태에서의 좌우 대칭, 역학적인 골반 고정, 방향과 높이에 대한 공간 인지 등이 주요 요소다. 또 하나의 독특한 특징은 '플레처 수건 운동Fletcher Towelwork®'인데, 이는 바bar, 막대기, 작은 공을 대체할 수 있다. 그의 가르침은 간단한 운동에서부터 어렵고 복잡한 어깨 견갑골, 흉부, 머리, 척추의 움직임까지 폭넓게 걸쳐 있다.

20세기와 21세기의 혁신가,
브리발트와 피지컬마인드 아카데미

1991년 조앤 브리발트는 미셸 락캄, 이브 젠트리와 함께 뉴멕시코 산타페에서 필라테스 메소드 아카데미를 공동 창설했다. 현재는 피지컬마인드로 알려져 있으며, 수많은 강사를 배출한 기관 중 하나가 되었다. 그녀의 직립 운동은 플레처 테크닉과 비슷하며, 역시 자신만의 테크닉을 발전시켜 왔다.

가슴 펴기

자세 ❶ 직립 자세

처음에는 다리를 힙 너비만큼 벌리고 서서 시도하며, 점차 중심 잡기가 익숙해지면 두 다리를 모아서 시도한다. 어깨는 편안히 내린다.

자세 ❷ 뒤로 누르기

4박자 동안 천천히 숨을 들이마시면서 발뒤꿈치를 들어 올리고 두 팔을 뒤로 뻗는다.

자세 ❸ 한 방향으로 머리 돌리기

호흡을 멈추는 동안 발뒤꿈치를 들어 올린 자세를 유지하며 천천히 머리를 돌려 한 방향을 바라본다.

자세 ❹ 반대 방향으로 머리 돌리기

계속 호흡을 멈춘 채 천천히 머리를 반대 방향으로 돌린다. 숨을 4박자로 내쉬면서 자세 ❶로 되돌아온다. 고개는 정면이며 발뒤꿈치를 내린다. 몇 회 반복한다.

Tip 발뒤꿈치를 들어 올려 이 자세를 유지하는 동안, 다리의 중심을 잡아 왼쪽과 오른쪽의 균형을 유지한다. 발의 볼 앞쪽에 살짝 무게를 두고 수직으로 들어 올려 균형을 유지한다.

횟수 6회 반복한다. 익숙해지면 횟수를 8~10회로 늘린다.

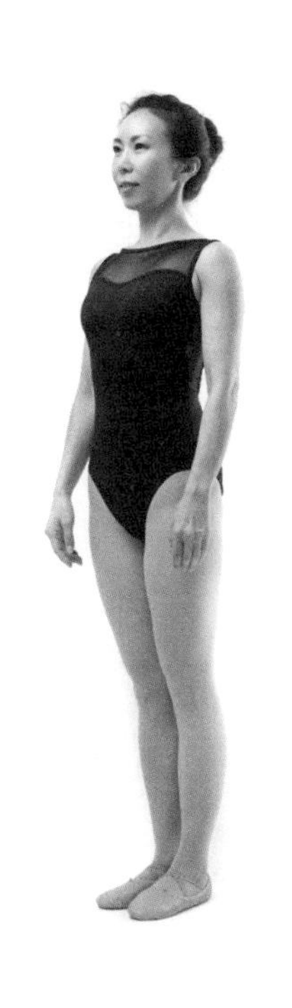

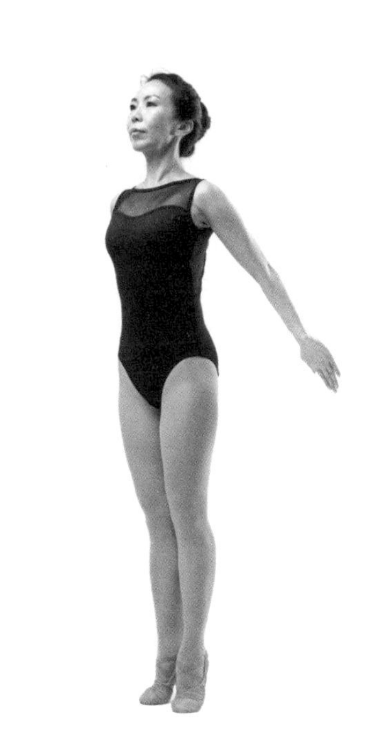

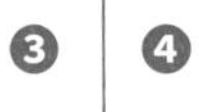
❶ ❷
❸ ❹

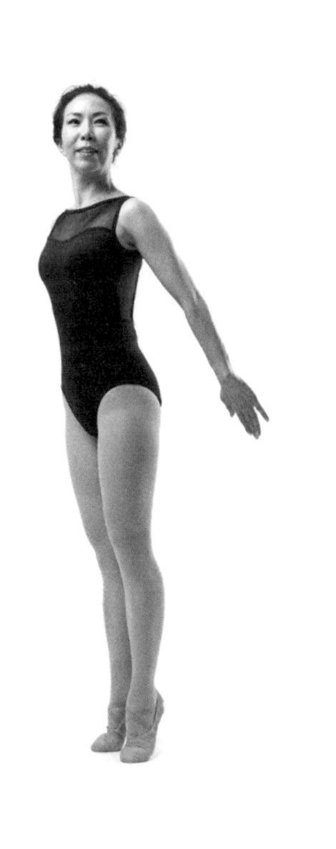

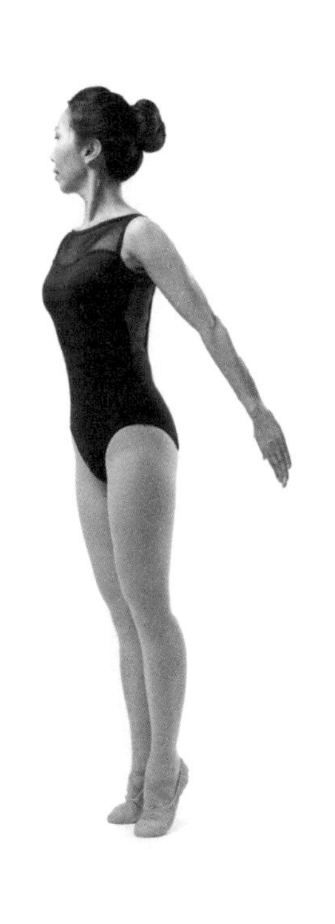

네 방향으로 다리 움직이기

준비 자세

다리는 골반 너비만큼 벌려 자연스럽게 선다. 균형을 잡기 위해 긴 막대기, 지팡이, 폴 기둥을 한 손으로 잡고 준비 자세를 취한다.

자세 ❶ 외전근

4박자로 천천히 숨을 들이마시면서 왼다리를 왼쪽 방향으로 들어 올린다. 초보자는 무릎을 정면으로 향하고 다리의 각도를 들 수 있는 만큼 시도한다. 점차 익숙해지면 무릎 방향을 위로 향하고 다리를 점차 높이 올린다. 숨을 들이마시는 동안 몸 전체를 위로 솟구치는 느낌으로 길게 늘인다.

자세 ❷ 내전근

4박자로 천천히 숨을 내쉬면서 왼다리를 오른다리 앞으로 교차하는데, 발뒤꿈치부터 움직임을 유도하듯이 움직인다.

자세 ❸ 앞으로 다리 들어 올리기

왼다리를 원 상태로 되돌리면서 숨을 1박자로 들이마신다. 3박자로 숨을 들이마시면서 왼다리를 앞으로 들어 올린다.

자세 ❹ 뒤로 다리 들어 올리기

4박자 동안 천천히 숨을 들이마시면서 왼다리를 뒤로 뻗어 들어 올린다. 아니면 살짝 무릎을 구부려 발레에서의 '에티튜드Attitude' 자세처럼 들어 올린다. 이 총 4가지 자세를 끊임없이 이어서 한다. 다리에 긴장이 심하지 않게 움직이며, 4가지 자세의 운동이 끝나면 원 자세로 돌아온다.

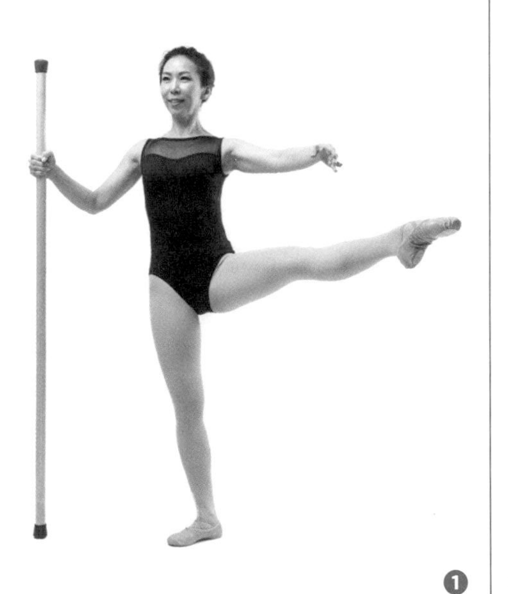

❶

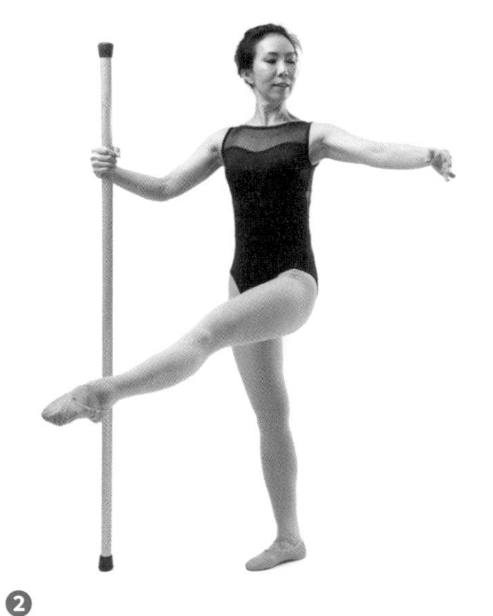

❷

❸

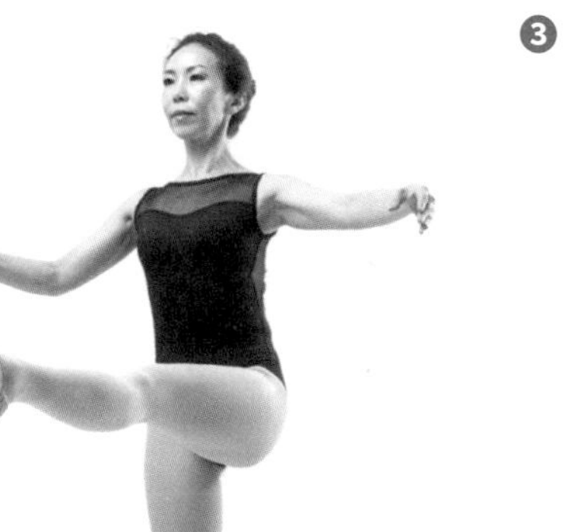

❹

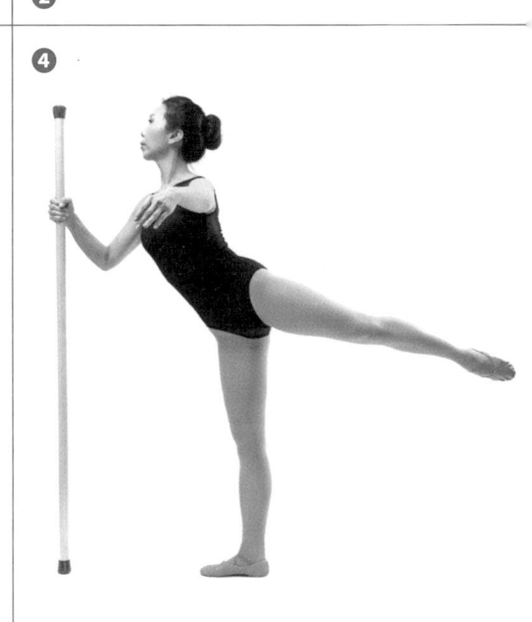

Tip 다른 필라테스 운동과 마찬가지로, 네 방향에서 부드럽게 흐르는 동작으로 시행한다. 호흡의 흐름에 맞춰 다리를 움직인다.

횟수 각 다리당 8회 반복한다. 익숙해지면 횟수를 10~12회까지 늘린다.

7 회전 운동
Circular Work

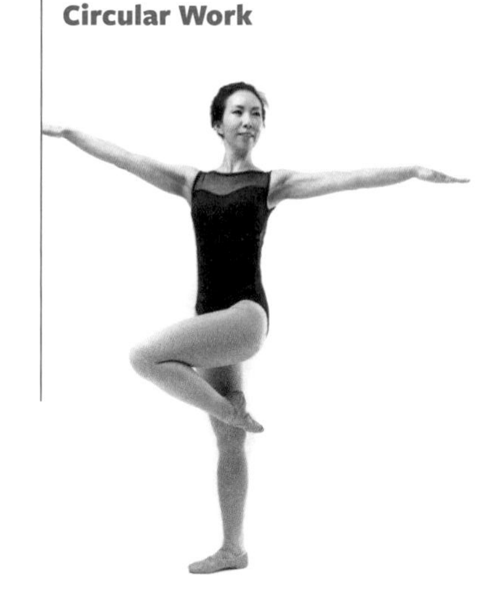

회전 운동은 피지컬마인드에서 개발되었는데, 조앤 브리발트 초보자 과정 301 코스에서 이를 소개했다. 초기의 스탠딩 운동을 입체적으로 확장한 운동으로, 물리치료사인 마리카 몰나가 함께 개발했다. 필라테스에 입문하는 노년층에게 큰 도움을 주는 회전성 운동을 추가하여 만든 운동이다.

그리스 정신-육체에서 발전한 필라테스

정통 필라테스를 근본으로 변화해 온 운동들에는 단순히 직선 같은 1차적인 움직임 외에도, 브리발트의 회전 운동과 같은 회전성과 입체성으로 공간을 가로지르는 큰 움직임의 동작들도 있다. 이러한 움직임을 실행할 때 '브레인 커넥터 펀더멘탈Brain Connector Fundamental'이라는 것을 쓰며, 뇌가 신체와 결합된다. 이 훈련은 팔과 다리, 사지를 복잡하게 움직임으로써 정신과 육체의 연결을 강화하는 데 중점을 둔다.

회전 운동의 이점

사람들은 일상에서 특정한 단순 움직임을 하다가 스스로 부상을 입는다. 차를 평행 주차할 때, 어떤 사물을 들어 올리거나 잡기 위해 손을 뻗을 때, 비트는 동작을 하면서 다치는 것이다. 많은 사람들이 회전성 움직임에 약하다. 이들은 보통 상체와 하체를 연결하여 안전하게 움직이기 어려워한다. 필라테스에서 영감을 얻은 회전 운동은 힘을 기르는 동시에 신체 조정력과 밸런스를 발달시켜 주면서 이러한 문제들을 해결한다.

전반적으로 필라테스 회전 운동은 학생들과 강사들에게 밸런스와 자기수용 인식을 활발하게 해 주는 움직임이다. 특히, 노인들을 가르칠 때 효과적이며 흥미를 유발하는 운동이다.

균형 잡고 회전하며 한 다리 올리기

자세 ❶ 준비 자세

발을 모아 자연스럽게 선다.

자세 ❷ 한 다리 올리기

4박자로 천천히 숨을 들이마시면서 왼다리 무릎을 구부려 들어 올리며 두 팔을 옆으로 뻗어 들어 올린다.

자세 ❸ 들어 올린 다리 방향으로 몸통 돌리기

4박자로 천천히 숨을 내쉬면서 두 팔, 머리, 몸통을 왼쪽으로 돌린다. 시선은 움직임에 따르도록 한다.

자세 ❹ 팔을 들어 올려 끝내기

- 4박자로 천천히 숨을 들이마시면서, 왼다리를 앞으로 뻗으며 두 팔을 위로 뻗는다.
- 4박자로 천천히 숨을 내쉬면서, 운동을 마치며 자세 ❶로 되돌아온다.

Tip 머리는 몸통과 같은 방향으로 움직인다. 골반은 정면을 향하도록 한다.

횟수 왼쪽 방향으로 6회 반복하고 오른쪽 방향으로 6회 반복한다. 익숙해지면 횟수를 8~10회로 늘린다.

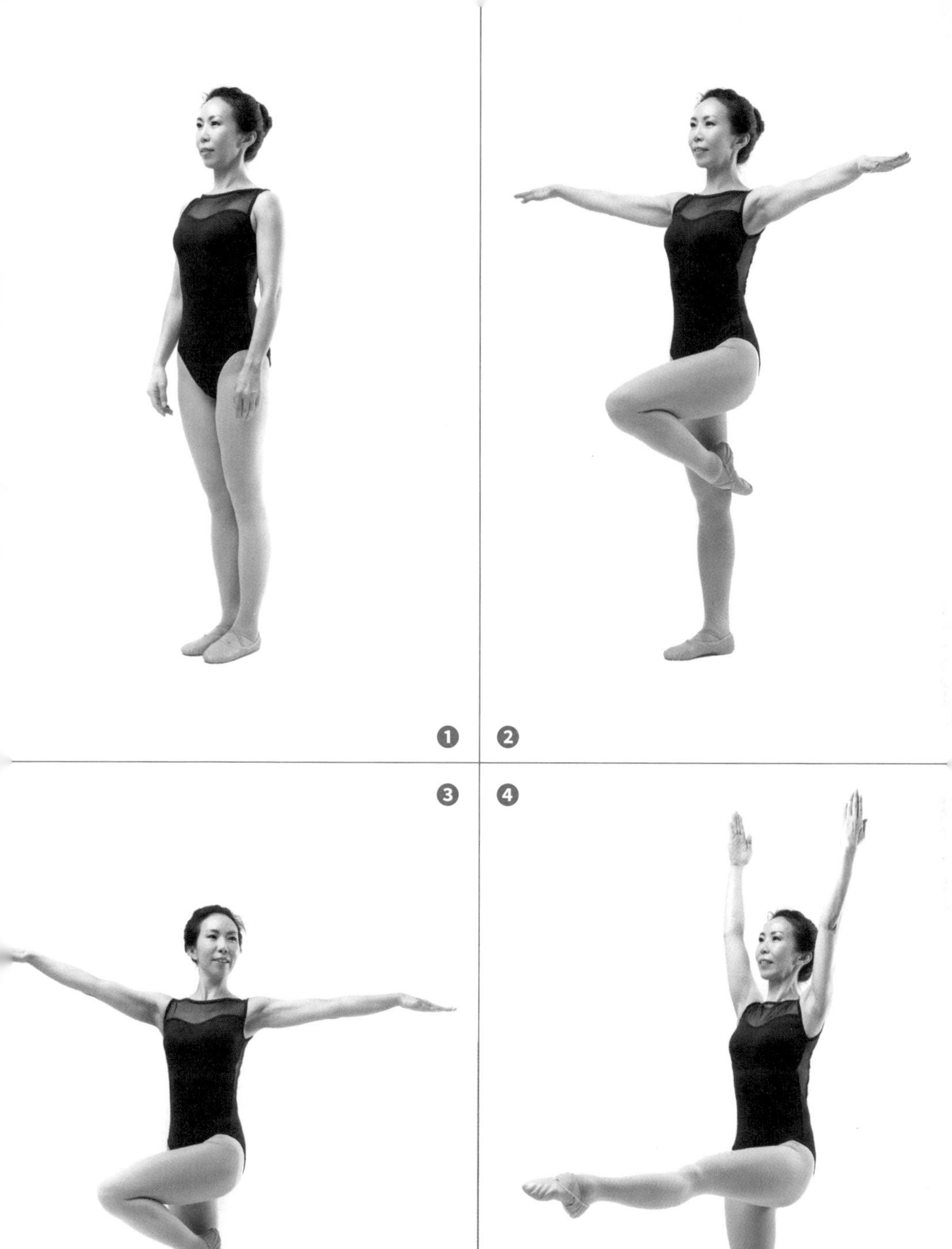

1
2
3
4

두 팔 펴서 사선 방향으로 내려가기

자세 ❶ 준비 자세

두 다리는 앞으로 펴고 골반 너비만큼 벌려서 편안하게 앉는다. 두 팔은 들어 올려 양옆으로 쭉 편다.

자세 ❷ 사선 방향으로 내려가기

4박자로 천천히 숨을 내쉬면서 두 팔, 머리, 몸통을 왼쪽으로 틀어 사선 아래로 위치한다. 왼쪽 손바닥을 뒤쪽 바닥에 댄다. 왼쪽 방향 아래 사선으로 팔을 뻗으면서 복부를 안으로 넣어 끌어 올린다. 숨을 계속 내쉬면서 꼬리뼈를 구부려 사선 아래 방향으로 몸통이 내려간다.

자세 ❸ 몸을 돌리면서 반대 방향으로 움직이기

사진과 같이 연이어 움직인다.

- 오른팔을 머리 위로 뻗어 왼팔 쪽으로 보낸다. 이때 몸은 바닥에 대고 기지개를 켜듯이 쭉 뻗는다.
- 4박자로 천천히 숨을 들이마시면서 다리와 꼬리뼈를 축으로 봤을 때 몸으로 큰 원을 그리듯 계속 도는 방향인 왼쪽에서 오른쪽으로 몸을 틀 준비를 한다. 시선은 오른손을 바라본다.
- 몸이 내려갈 때 전체적인 움직임의 방향은 왼팔을 따른다. 몸이 바닥에 닿았을 지점에서 몸통의 방향을 바꾸는데, 즉 왼쪽에서 오른쪽으로 등을 바닥에 대고 돌며 바꾼다. 몸통의 회전력이 필요하며, 회전 후에는 자세 ❹와 같이 오른팔이 오른쪽 사선 아래로 향하고 왼팔이 사선 위로 향하게 된다. 시선 역시 바뀌어 왼손에서 오른손 방향을 바라보게 된다.

자세 ❹ 사선 방향으로 일어나기

오른쪽 손바닥을 사선 뒤 방향 바닥을 누르며 오른쪽 엉덩이를 바닥 매트에 댄다. 4박자로 숨을 부드럽게 내쉬면서 왼쪽 손끝을 앞 사선 방향으로 뻗는다. 몸을 손끝의 움직임에 따라 사선으로 올라오며 다시 자세 ❶로 돌아온다. 반대 방향으로 자세 ❶부터 자세 ❹까지 따라 한다.

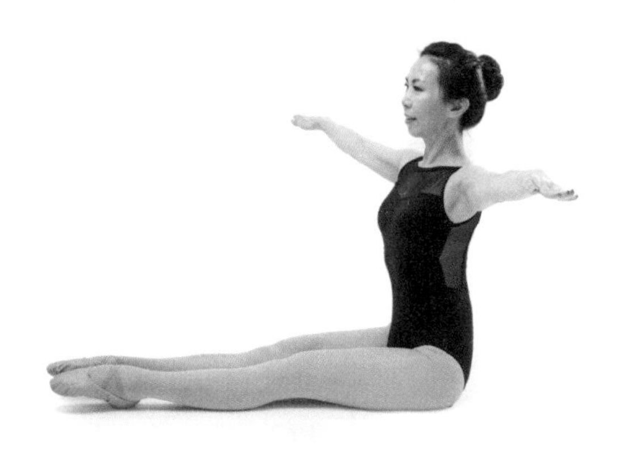

❶

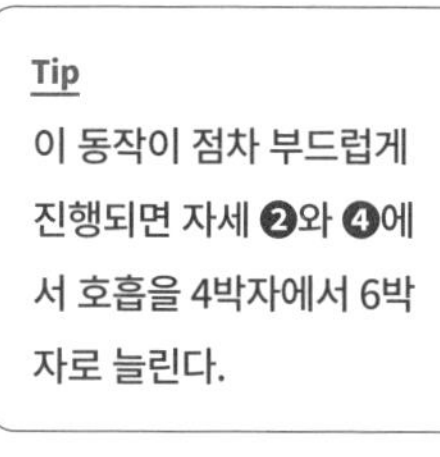

Tip

이 동작이 점차 부드럽게 진행되면 자세 ❷와 ❹에서 호흡을 4박자에서 6박자로 늘린다.

❷

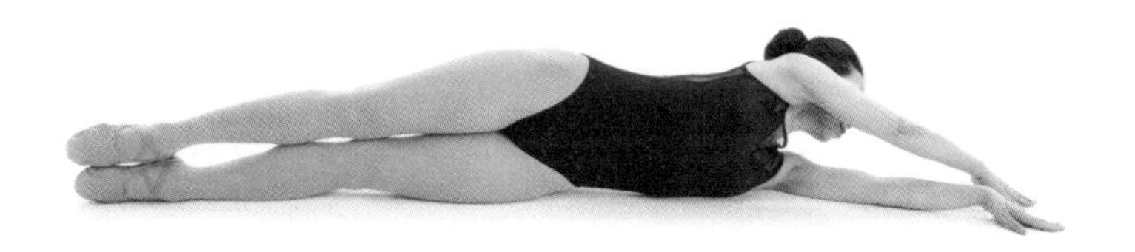

❸

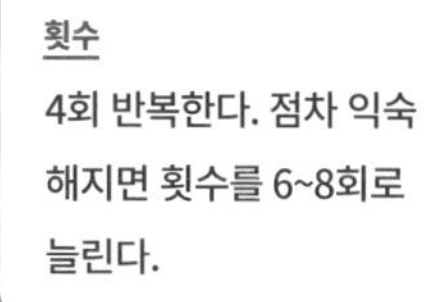

횟수

4회 반복한다. 점차 익숙해지면 횟수를 6~8회로 늘린다.

❹

8 불안정 지지면 운동

Unstable Surfaces

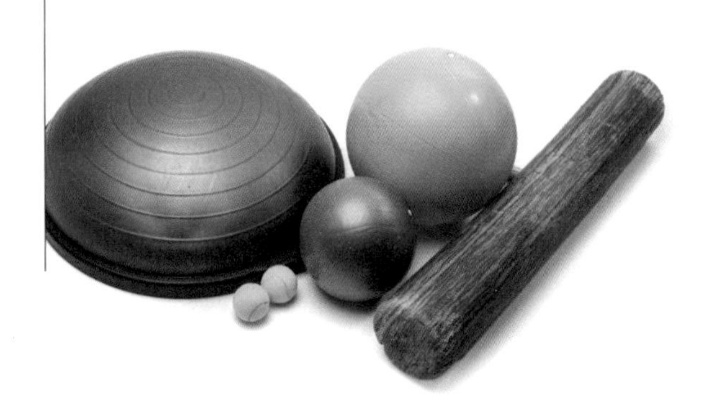

모던 필라테스에서는 중심이 흔들리는 소도구를 이용하여 변형 동작을 한다. 보다 균형 감각과 정렬선에 대한 집중을 끌어내기 위해서다. 이러한 소도구는 학생들의 몸에 대한 인지 능력을 발달시키는 데 효과적이다. 이를 물리치료 분야에서는 자기수용감각 proprioception이라고 한다.

8장에서는 '폼롤러'와 딱딱한 고무로 만들어진 반돔 half-domes 모양의 '엑서사이즈 스톤 exercise stones'을 이용한 몇 가지 운동을 보여 준다. 앞서 4장에서 보았듯이 작은 공이나 커다란 스위스 볼 Swiss Balls로 대신할 수 있으며, '보수 BOSU®'도 사용될 수 있다.

왜 불안정 지지면이 필라테스 운동에 도움이 될까?

이러한 도구들은 우리가 척추와 몸통을 사용할 때 균형을 잡으려 하는 깊은 근육들을 일깨우는 작용을 한다. 앞서 말했듯이 자기수용감각이 발달하고 근육, 뼈, 힘줄, 관절이 강화되어 복잡한 운동이나 일상의 동작에 도움이 된다. 결과적으로 몸에 대한 인지 능력이 발달하는 것이다. 몸의 깊은 중심부인 코어를 사용하여 균형 감각과 정렬선을 발달시키려면, 이러한 소도구를 이용한 운동이 추가적으로 필요하다.

안정성이 먼저다

불안정 지지면의 도구를 안전하게 잘 사용하려면 가동성, 밸런스, 조정력을 갖추기에 앞서 안정성을 확고히 유지해야 한다. 여기서 쓰는 도구들은 간단한 디자인으로 되어 있으며, 균형 감각, 몸에 대한 인지, 근육 동원muscle recruitment, 척추 및 몸의 다른 부위를 강화하고 가동화mobilization하는 다양한 테크닉을 보여 줄 수 있다.

폼롤러에 누워 한 다리로 원 그리기

자세 ❶ 준비 자세

폼롤러에 등을 대고 누워 손바닥으로 롤러 옆 바닥을 짚는다. 왼쪽 무릎을 구부리고 발은 바닥에 댄다. 오른다리를 들어 올려 무릎을 구부리고 테이블탑 자세를 만든다. 천천히 숨을 들이마시면서 오른다리를 위로 뻗어 자세 ❷와 같이 한다.

자세 ❷ 원 그리기

계속 숨을 4박자로 들이마시면서 오른다리를 오른쪽 방향으로 살짝 벌리고 아래로 내리면서 왼다리 방향으로 향하는 원을 그리기 시작한다.

자세 ❸ 계속 원 그리기

계속 원을 그려 나간다. 원을 반 정도 그렸을 때, 숨 들이마시기를 끝내고, 숨을 천천히 내쉬면서 자세 ❸ ❹로 이어 가며 원을 그려 나간다.

자세 ❹ 마칠 때는 강하게

- 자세 ❷와 같이 오른다리가 원위치로 되돌아올 때 숨을 내쉰다. 이때 코어를 사용하는데 복부를 안으로 집어넣어 가슴 방향인 위로 끌어당긴다.Scoop in and up
- 자세 ❷ ❸ ❹를 한 방향으로 4회 반복한 후 반대 방향으로 4회 더 반복한다. 이렇게 총 8회가 한 세트다. 반대쪽 다리도 마찬가지로 시행한다.

도전 과제

불안정한 지지면에서 운동을 하면 운동 수준이 높아진다. 아래 중 하나 이상을 선택하면 밸런스에 대한 인지를 높여 코어 근육을 더 사용할 수 있다.

- 아래쪽의 다리(사진 속에서 움직이지 않고 구부린 다리)를 완전히 펴서 시행한다.
- 위쪽의 다리 즉, 원을 그리는 다리의 동작을 더 크게 하여 복부에 더 힘이 가도록 한다.
- 원을 그릴 때 다리가 올라가는 시점에 재빨리 들어 올린다.
- 다리를 더 높이 복부 방향으로 들어 올리거나 두 손바닥을 바닥에 대지 않는다.

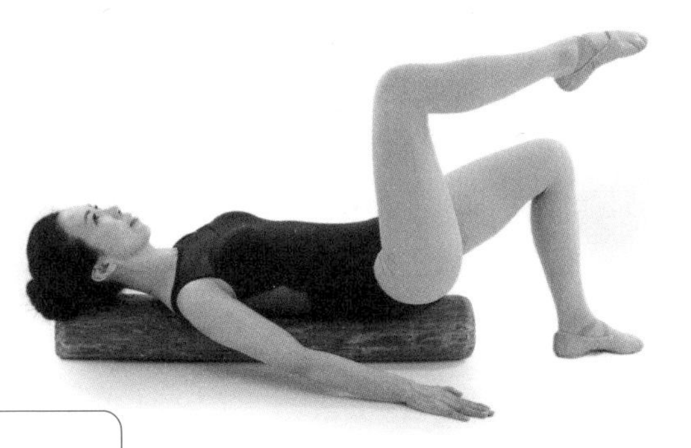

❶

횟수

한 다리로 같은 방향 4회, 반대 방향 4회 원을 그린다. 그 뒤에 다리를 바꿔 같은 횟수로 원을 그린다. 이 모든 것을 총 2번 반복한다. 점차 익숙해지면 각 4회의 원 그리기를 5~6회로 늘린다.

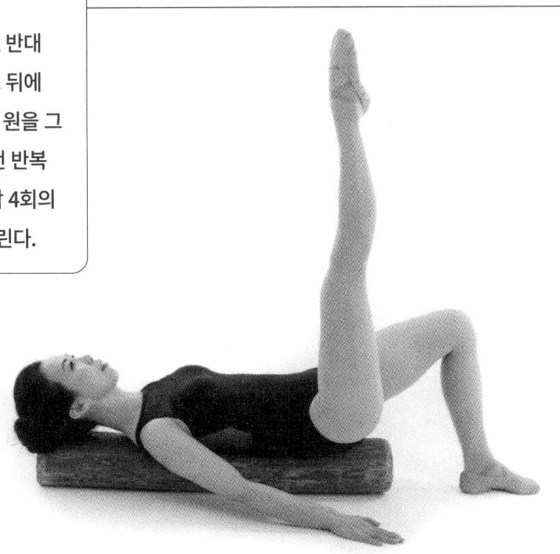

❷

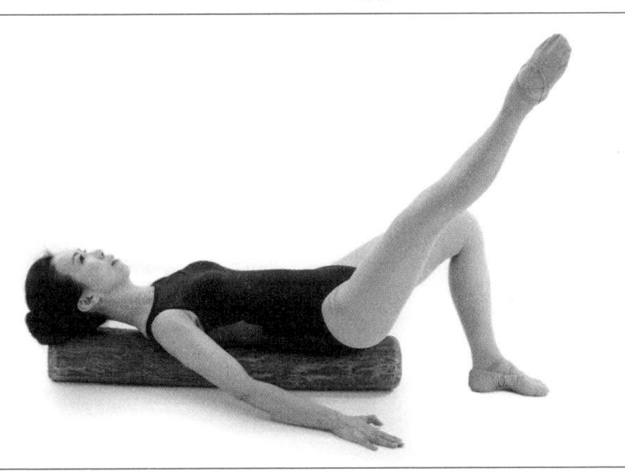

❸

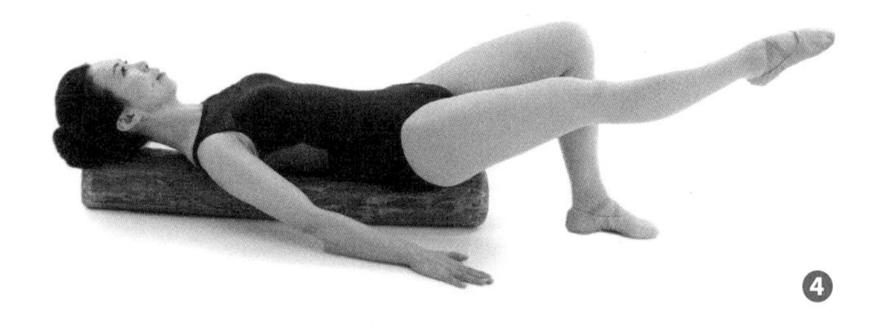

❹

무릎 대고 척추 균형 잡기

자세 ❶ 준비 자세

두 무릎과 손으로 '반구면 half spheres: Stones' 위에서 균형을 잡는다. 균형이 잘 안 잡히면 반구면을 사용하지 않는다. 두 팔은 수직으로 짚으며, 두 손 위로 선을 맞추어 어깨를 손의 수직선상에 위치한다. 두 무릎은 양 골반의 수직선상에 위치한다.

자세 ❷ 척추선 균형 자세

4박자로 숨을 천천히 들이마시며 오른팔과 왼다리를 들어 올려 매트와 평행하게 위치한다. 오른팔은 앞으로 쭉 길게 손가락까지 뻗는다. 왼다리 역시 뒤로 쭉 편다. 발끝도 길게 펴도록 한다.

자세 ❸ 무릎과 팔꿈치 당기기

4박자로 천천히 숨을 내쉬면서 고양이 스트레칭 자세와 같이 둥글게 등을 구부리며 배를 안으로 집어넣는다. 왼쪽 무릎을 앞으로 당기면서 살짝 안쪽 중심선으로 오도록 한다. 동시에 오른쪽 팔꿈치를 배 쪽으로 당긴다.

자세 ❹ 척추선 균형 다시 고정하기

자세 ❸을 거꾸로 하여 팔과 다리를 다시 멀리 뻗는다. 자세 ❷로 돌아가 척추선 균형을 이룬다. 이 동작을 4~6회 반복한 뒤, 반대쪽 다리와 팔로 같은 동작을 반복한다.

Tip 도구 없이도 이 운동을 할 수 있다. 사진처럼 두 개의 작은 공을 손에 쥐고 균형 잡기를 해 볼 수도 있다.

횟수 자세 ❷ ❸ ❹로 이어지는 운동을 4회 반복한다. 익숙해지면 횟수를 6회로 늘린다.

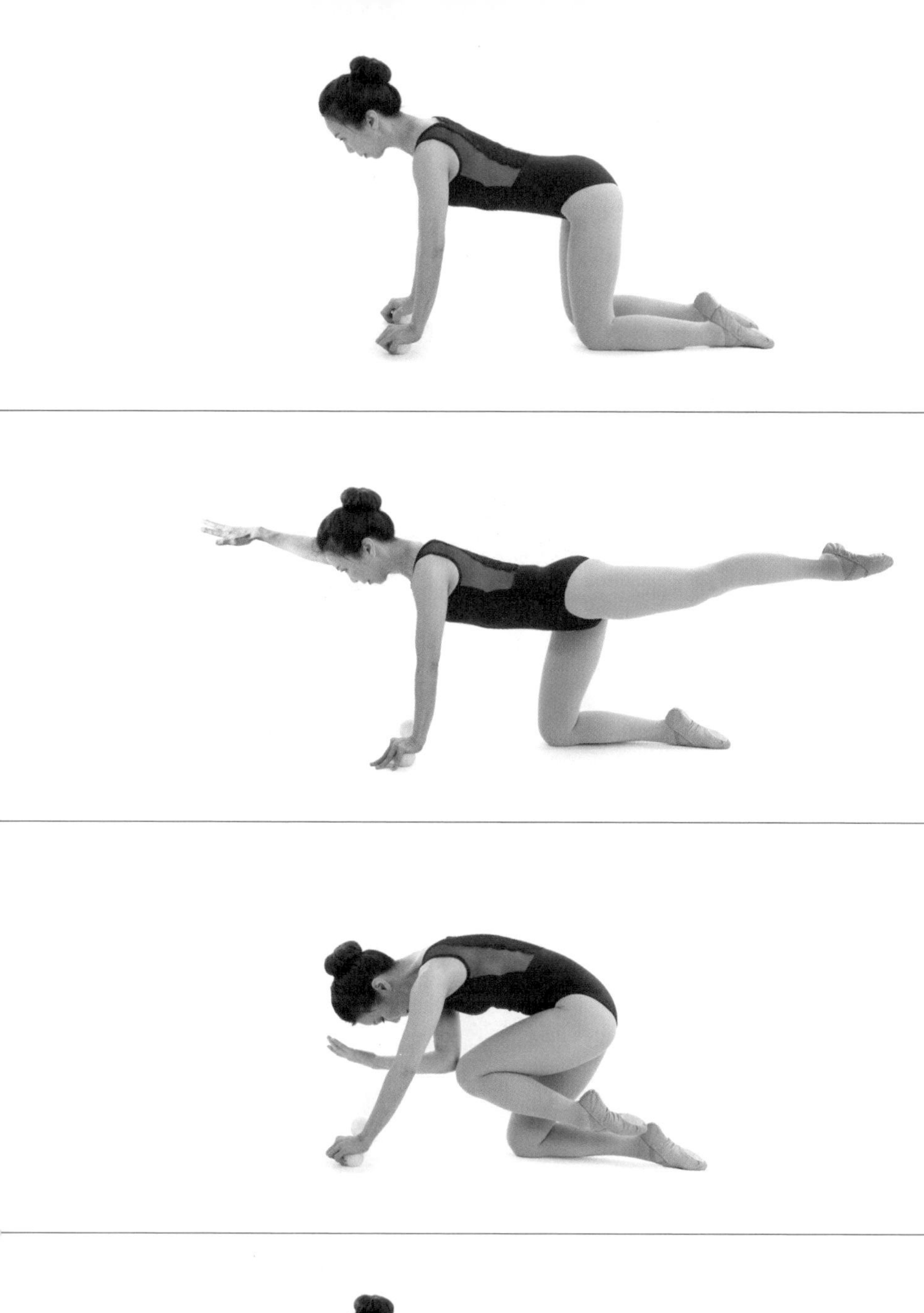

1

2

3

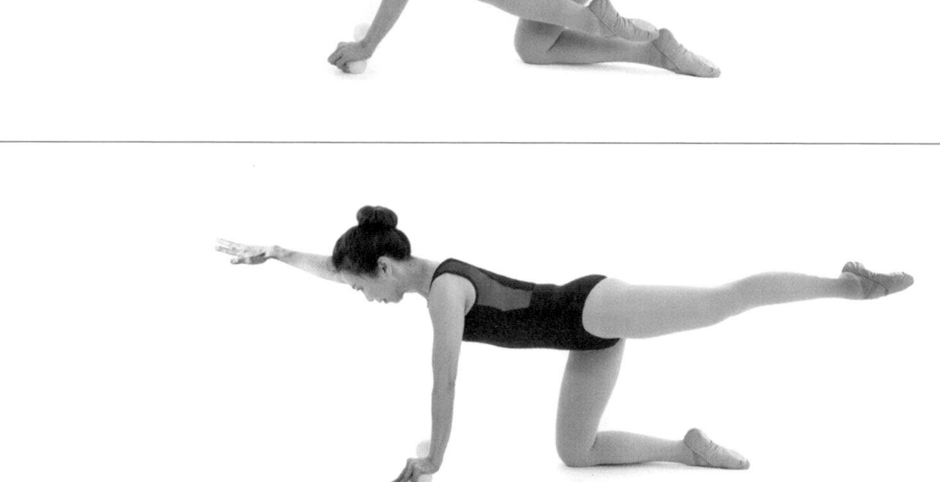

4

9 퓨전 필라테스
Fusion Classes

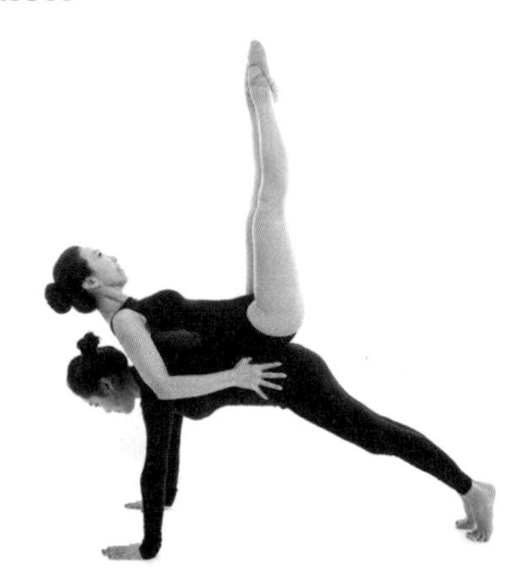

몇몇 학생들과 강사들은 필라테스 외에도 다른 운동을 겸비한다고 말한다. 조셉 필라테스 자신도 몸의 한쪽에서는 근육을 강화하면서, 그 반대쪽에서는 다른 근육을 스트레칭하는 동시성을 강조했다.

21세기에는 이러한 교수법에 대한 의식이 변화해 왔다. 필라테스 운동을 기초로 다른 운동 형태가 창조적인 방법으로 섞이기도 한다.

분야, 도구, 사람의 퓨전

펜실베이니아 주에 있는 조나단 울라의 요길라테스Yogilates는 요가와 필라테스를 융합했다. 이렇게 퓨전 테크닉을 만들고 가르치는 지도자들의 숫자가 늘어나는 추세다. 그중에는 파트너와 함께하는 필라테스 수업도 있다. 두 사람이 등과 등을 맞대거나 발과 발을 맞대고 하는 운동이다. 또 필라테스는 20세기에 주로 무용수들의 사랑을 받아 왔다. 그래서 오늘날에는 무용 동작과 비슷한 필라테스의 변형 동작들도 있다.

질리안 헤셀은 전직 무용수인데, 필라테스 전문가로서 매우 탁월한 테크닉을 지니고 있다. 무용과 필라테스는 모두 힘들어 보이지 않게 흐르듯이 움직인다. 무용은 미학적이며, 필라테스 운동의 결과 또한 그렇다고 볼 수 있다. 퓨전 클래스에서는 이 두 가지의 결합이 자연스럽게 일어나고, 이는 일상생활에서도 쉽고 우아한 자태와 행동으로 이어진다.

퓨전 운동의 공통점

세계 곳곳에서 여러 테크닉을 독창적으로 합친 클래스가 늘어나고 있다. 예를 들어 수중 필라테스, 필라테스와 복싱, 필라테스와 태극권, 가라테, 기공 등의 무술을 섞은 것도 있다.

이 융합된 훈련법에는 모두 공통적인 핵심 요소가 있다. 신체를 발달시킬 때, 더 나은 인식과 균형을 활성화하려 한다는 것이다. 각각의 훈련법은 강한 코어를 필수로 하며, 그 움직임은 코어에서 시작하여 우아하게 사지로 뻗어 나가는 양상을 띠고 있다.

척추 트위스트 & 한 다리씩 스트레칭하기

자세 ❶-1 척추 트위스트를 위한 등 맞대기

좌골에서 수직으로 똑바로 앉아서 파트너와 등과 등을 서로 마주 댄다. 서로 두 팔을 옆으로 뻗어 올린 상태에서 복부를 안으로 밀어 넣는다. 더 깊은 스트레칭을 위해서, 뻗은 두 다리의 발뒤꿈치를 밀어내면서 발끝을 다리 방향으로 당긴다.

자세 ❶-2 각 방향으로 척추 트위스트

어깨와 갈비뼈는 편안하게 아래로 내리고 숨을 내쉬는 동안 몸통을 오른쪽으로 돌린다. 서로의 맞닿은 몸을 유지시킨다. 4박자로 숨을 들이마시면서 자세 ❶-1로 되돌아온다. 왼쪽 방향으로도 같은 움직임을 한다.

자세 ❷-1 한 다리씩 스트레칭하기를 위한 준비 자세

등을 대고 누워서 테이블탑 자세를 취한다. 발뒤꿈치를 밀어내어 발목을 꺾는다.Foot Flexed 발바닥끼리 서로 맞붙인다. 숨을 4박자로 들이마시면서 움직임을 시작한다.

자세 ❷-2 한 다리씩 스트레칭하기

a 4박자로 천천히 숨을 내쉬면서, 각자 머리와 어깨를 들어 올리며 오른다리를 뻗고 왼쪽 무릎은 구부려 가슴 쪽으로 당긴다.

b 정렬선을 위하여 왼손은 왼쪽 발목을 잡는다.

c 오른손은 왼쪽 무릎 바로 아랫부분을 잡는다. 다리를 좀 더 잡아당기면서 엉덩이를 스트레칭한다.

d 4박자 동안 숨을 천천히 들이마시면서 반대쪽 다리로 바꾼다.

e c와 d를 총 4회 반복한다. 자세 ❷-1로 되돌아간다.

f 이번에는 왼다리를 뻗는 자세로 바꿔, 숨을 내쉬면서 a부터 e까지 같은 방법으로 반복한다.

횟수 각 방향(❶-1, ❶-2), 각 다리(❷-1, ❷-2)로 4회 반복한다. 익숙해지면 횟수를 6~8회로 늘린다.

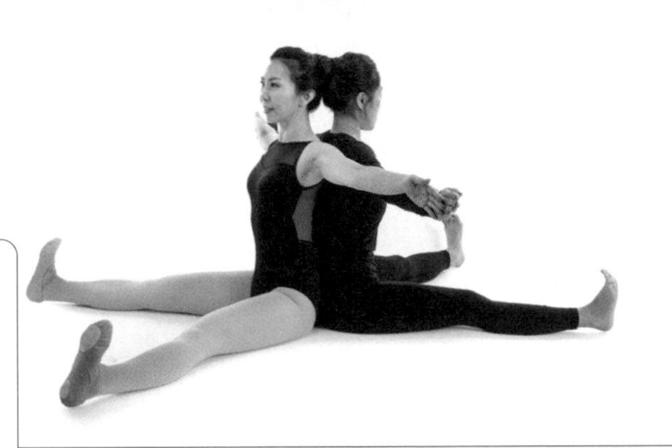

Tip

자세 ❶-1과 ❶-2에서 햄스트링(허벅지 뒤쪽 근육)이 뻣뻣하다면 엉덩이 밑에 담요나 쿠션 등을 깔고 다리를 뻗어 앉은 자세의 올바른 각도를 찾는다.

❶-1

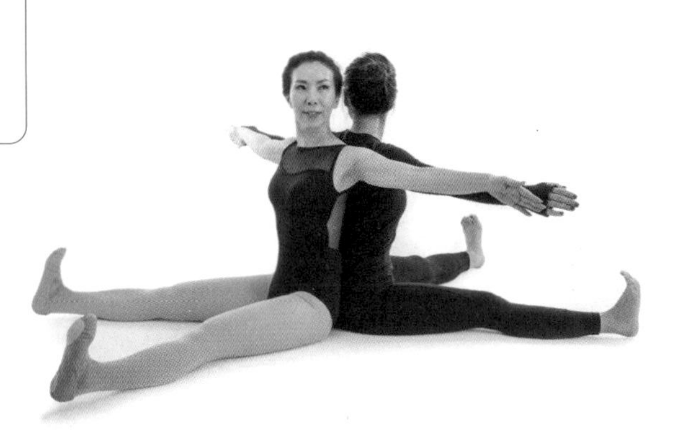

❶-2

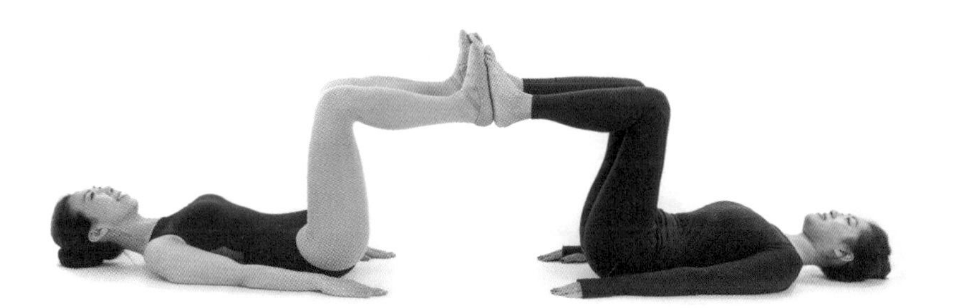

❷-1

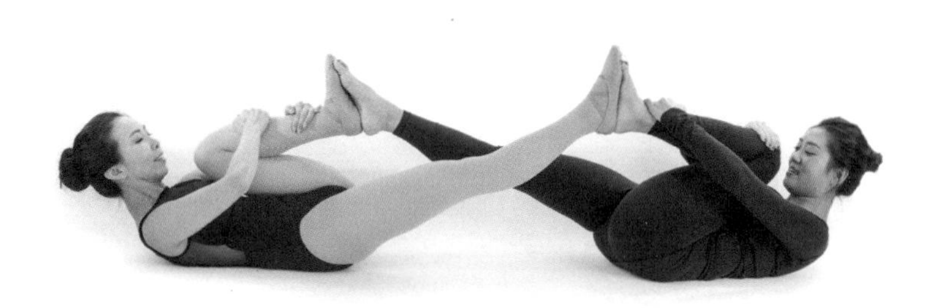

❷-2

옆구리 늘이기

자세 ❶ 준비 자세

발을 살짝 혹은 완전히 바깥쪽으로 돌려서 직립 자세로 시작한다. 막대기, 수건, 밴드 등을 두 손으로 잡고 허벅지 앞쪽에 위치한다.

자세 ❷ 들어 올리기

4박자로 숨을 천천히 들이마시면서, 왼다리를 왼쪽 옆으로 들어 올리고, 오른다리로 균형을 잡으면서 소도구를 잡은 두 팔을 머리 위로 들어 올린다. 발끝은 쭉 편다.

자세 ❸ 옆으로 구부리기

4박자로 숨을 천천히 내쉬면서 왼쪽 무릎을 왼쪽 옆 방향으로 구부려 런지 자세를 취한다. 상체를 왼쪽 옆으로 구부린다. 이때 머리와 수건을 쥔 팔 사이의 간격과 중심을 유지한다.

자세 ❹ 끝마침

- 4박자로 숨을 천천히 들이마시면서 상체를 올려 가운데로 되돌아온다. 동시에 왼다리 무릎을 직각으로 구부려 들고 오른다리로 중심을 잡는다. 천천히 왼다리를 내리며 4박자로 숨을 내쉬면서 팔을 내려 자세 ❶로 되돌아간다.
- 오른다리를 들어 올려 반대 방향으로, 자세 ❷ ❸ ❹를 같은 방식으로 한다.

Tip 순서를 익혀 점차 익숙해지면, 더 빠르고 역동적으로 이 운동을 진행할 수 있다.

횟수 각 방향으로 4회씩 시행한다. 익숙해지면 횟수를 6~8회로 늘린다.

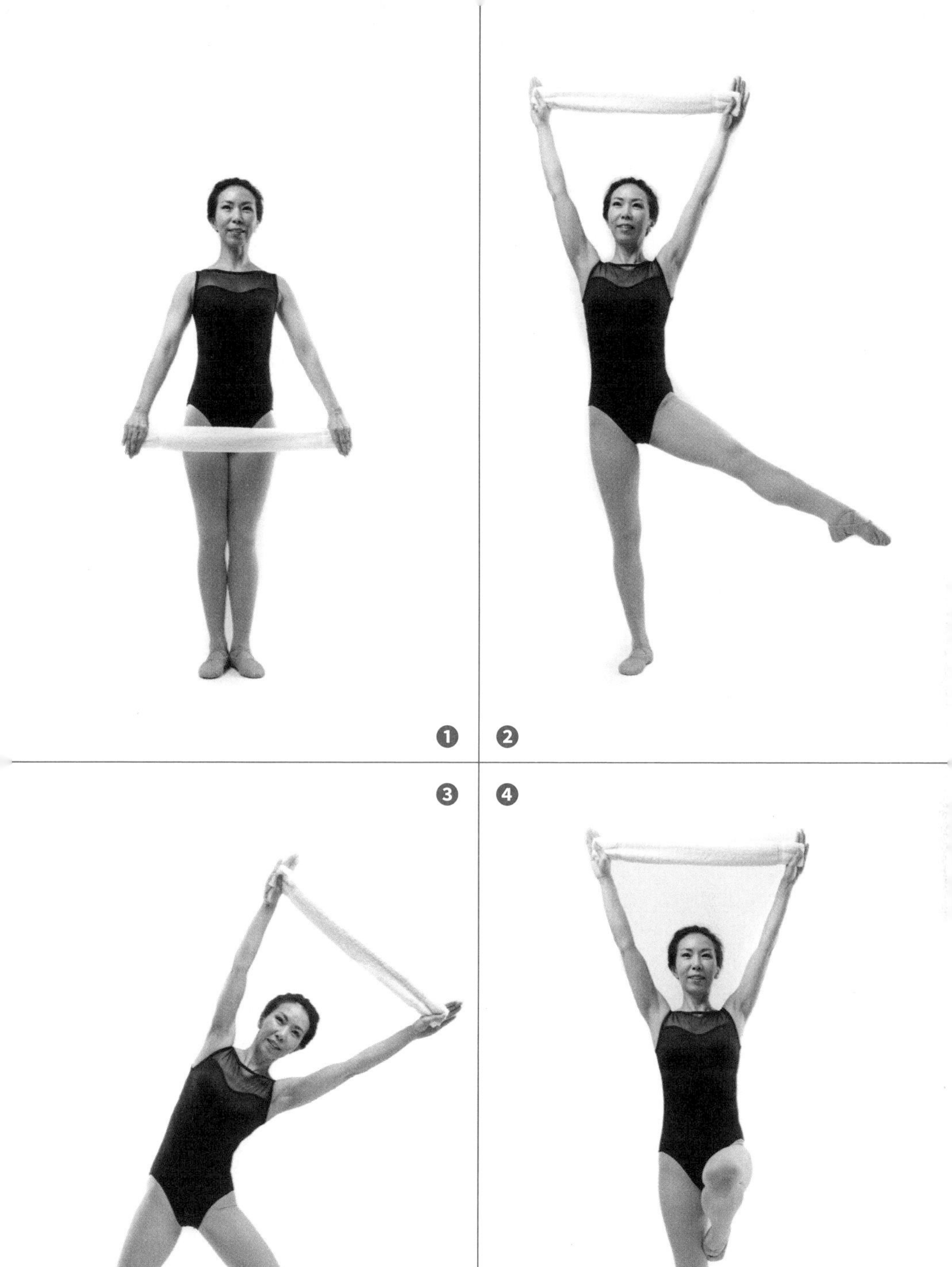
❶
❷
❸
❹

10 스포츠 관련 필라테스

Sports Specific Pilates

기초 필라테스 테크닉은 특정 스포츠의 응용 프로그램과 독창적으로 합쳐져 파급을 일으켰다. 몇몇을 나열해 보자면 승마, 수영, 골프, 테니스, 사이클, 달리기, 스키, 미식축구 등을 위한 필라테스 프로그램과 수업이 발달하였다.

이러한 모든 프로그램은 이 책의 파트 I 『당신의 건강』에 나오는 '몸과 마음의 조화'와 '세심한 호흡법'뿐만 아니라, 파트 II 『컨트롤로지』에 나오는 오리지널 필라테스 운동의 6가지 근본 원리를 담고 있다. 모든 스포츠에는 코어의 힘, 척추와 상체의 유연성, 견갑골 및 팔다리 강화, 몸 전체에 대한 인지, 균형과 자기수용감각의 조합이 필요하다.

승마를 위한 필라테스

필라테스 운동은 몸에 대한 인지를 발달시킬 뿐만 아니라 유연성, 균형, 힘 등을 높여 준다. 필라테스는 승마 선수들에게도 다양한 방식으로 이로움을 주는데, 이를 배우면 말과 기수 모두 더 즐겁고 절제된 경험을 할 수 있다. 특히 필라테스 동작은 척추를 늘이고 코어를 강화하는 데 도움이 된다. 그래서 결과적으로 승마 중에 몸의 안정을 유지하게 한다. 유연성, 힘, 균형 감각이 증가하면 기수는 더 깊게 앉을 수 있다. 동시에 등 아랫부분의 탄력이 강화되고 잠재적으로 엉덩이 부위의 자활 능력이 증가한다.

장점: 유연성 증가, 코어 강화

말을 타는 사람들은 필라테스 동작을 기반으로 안정적인 하체와 코어를 발달시킨다. 그 결과 팔과 다리의 동작이 더욱 자유롭고 부드러워진다. 말에게 더 정확하게 지시하도록 도와주며, 어느 수준에 이르렀을 때는 뛰어 올라타는 능력 또한 발달할 것이다. 승마 선수들은 말을 타고 있을 때와 말을 탄 이후에도 전반적으로 자세가 더 좋아지고 더 편안하게 그 상태를 유지할 것이다. 필라테스를 통해 향상된 자세는 직접적으로 중립적 골반 상태를 더 쉽게 유지하고, 말의 움직임에서 오는 충격을 더 잘 흡수하게 하며, 말과 여러분의 몸이 더 잘 조화를 이루게 한다. 필라테스 테크닉을 승마에 적용한 선수들은 말과의 관계에서 더 큰 친밀감과 신뢰감을 느낀다고 말했다.

수영을 위한 필라테스

수영에는 강한 코어가 필요한데, 이는 필라테스 운동을 통해 발달시킬 수 있다. 필라테스 동작을 배우면 수영하는 사람들은 견갑골, 어깨, 골반과 등이 균형을 잡고 정렬선을 더 잘 유지할 수 있다. 목 근육을 긴장시키지 않고도 물 밖으로 팔을 들어 올리고, 몸에 무리를 주지 않고 더 빠르게 수영하는 것이다. 수영에서 사용되는 코어 관련 근육들은 보다 깊은 가로근transverse abdominals의 강조가 필요하다. 필라테스 동작을 잘 연습하면 복부의 가로근이 강화된다. 느리고 절제된 동작, 집중, 정렬선 유지와 같은 필라테스 테크닉은 수영 실력을 향상시킨다.

장점: 균형감 향상, 코어 강화

필라테스와 수영의 조합은 모든 연령에 좋다. 수영하는 사람들에게는 균형이 중요하고, 균형 측면에서 이 두 가지는 직접 연결되어 있다. 필라테스가 수영처럼 잠재적으로 심장을 강화하는 이점이 있는 것은 아니지만, 수영과 결합되면 전신 건강을 위한 훌륭한 접근법이 된다. 그래서 종종 건강과 재활을 위한 결합 운동으로 추천하고 있다.

필라테스 수업을 들은 수영하는 사람들은 코어가 강화되고, 정렬선, 동작을 곧바로 바꾸는 자세, 위치 선정이 좋아지고, 물에서의 속도가 빨라진다고 말했다. 게다가 필라테스는 물속에서나 물 밖에서 동작과 일치하는 올바른 호흡 패턴을 촉진하는 데 도움이 된다. 여섯 번이나 올림픽 코치를 맡았던 스탠퍼드 여자 수영팀의 수석 코치 리차드 퀵은 필라테스를 훈련 프로그램으로 도입했다.

필라테스로 인해 코어가 강화되고 발달하면, 수영할 때 자연스럽게 팔 힘보다 전신의 균형적인 힘에 더 많이 의지하게 되는 효과를 낳는다. 장거리 수영 선수는 복부에서 사지로 에너지를 확장하는데, 여기에 덧붙여 코어와 함께 팔다리 동작을 조정한 결과, 지구력이 증가했다고 한다. 그 외에도 필라테스는 유연성과 조정력을 향상시키는데, 자연스럽게 부상 위험을 줄이고 기본적인 영법을 나아지게 한다.

골프를 위한 필라테스

필라테스는 골프와 비슷한 코어 원리를 가지고 있으며, 몸과 마음을 조절하도록 해 준다. 필라테스는 움직임의 가동 범위를 넓혀 주는, 대칭적이고 복수의 근육을 사용하는 동작을 가르친다. 골프를 치는 사람들은 필라테스를 통해 균형감이 높아지고 움직임이 유연해진다. 특히 코어와 엉덩이의 안정성, 유연성, 넓은 가동 범위, 효과적인 호흡 패턴이 향상된다. 특히 스윙 동작을 할 때, 힘, 정밀도, 유연성을 얻도록 돕는다. 이는 척추의 굴근flexor, 신근extensor, 회선근rotator뿐만이 아니라, 심부 안정근deep stabilizers, 엉덩이의 굴근과 신근, 외전근과 내전근 등 복수의 근육 사용과 순차적인 근육 발화muscle-firing 때문이다.

장점: 유연성 증가, 코어 안정화

필라테스 훈련은 등을 강화하고, 그로 인해 코어의 안정성이 증가한다. 또 움직임의 회전 가동 범위가 증가되면서 균형이 향상된다. 그 결과 더 깊고 바르게 공을 치게 될 것이다.

골프 전문가는 발의 자세(스탠스), 잡는 방식(그립), 엉덩이를 돌리는 비율을 변화시켜 여러분의 테크닉을 개선시킬 수 있다. 여러분의 몸은 수많은 결점의 원인이 되지만, 필라테스를 통해 재훈련하면 부상을 예방하고, 전반적인 골프 동작을 잘 수행할 수 있으며, 클럽club 스윙의 기초 능력이 향상된다. 또 필라테스는 신체적 한계를 교정한다. 유연성 결여, 코어 힘 부족, 회전력 제한, 골반이나 어깨의 불안정함, 그리고 엉덩이와 다리, 손목이나 팔뚝의 허약함, 전신 힘의 불균형 등이 교정된다.

달리기를 위한 필라테스

필라테스 운동은 우아하고 흐르는 듯한 동작으로 가득하다. 필라테스는 근육을 키우지 않고도 힘을 길러 준다. 이는 당연히 달리기 선수에게 매력적인 부분인데, 필라테스 기반 훈련 체계를 채택한 선수들은 다리와 무릎의 근육통이 경감되고 유연성과 힘을 동시에 길러 준다는 점에 주목해 왔다.

장점: 근육 스트레칭, 호흡법 향상

필라테스는 달리기 선수의 힘을 강화시켜 줄 뿐 아니라 효과적이고 점진적인 스트레칭 루틴을 제공한다. 잘 짜여진 필라테스 운동은, 스트레칭하지 않으면 심각한 부상이나 속도 저하를 불러오는 근육을 스트레칭시킨다. 많은 운동들이 복부의 힘을 강화하는 동안 몸통을 스트레칭하는 데 집중하고, 코어 근육을 워밍업하며, 갈비뼈에 연결된 늑간intercostal(갈비뼈 사이를 연결해 주는 근육으로 허파의 부피 변화에 영향을 준다.)을 스트레칭 하도록 돕는다.

특히 늑간과 관련하여 필라테스는 빼어난 호흡법을 갖추고 있다. 유연한 늑간근은 호흡을 더욱 쉽고 부드럽게 하여 폐의 수용력을 향상시킨다.

모든 스포츠를 위한 필라테스

필라테스에서는 호흡에 집중하며, 이는 모든 스포츠에 도움이 된다. 필라테스 원리와 운동을 효율적이고 세심하게 적용하면 근육이 강화되고 늘어난다. 각 동작들을 배우면 복수의 근육을 더 잘 사용하게 되고, 호흡이 향상된다. 자신이 하는 신체적 활동이나 다른 스포츠에서도 개선점을 쉽게 발견할 수 있을 것이다. 예전에는 스포츠를 한 뒤에 근육에 통증을 느꼈다면, 이제는 통증을 느끼는 시간이 더 짧아지거나 전혀 느끼지 못하게 될 것이다.

역동적인 스포츠는 다리, 팔 혹은 신체의 다른 부위에서 다양한 충격을 견딘다. 축구 선수들은 달리기 선수들처럼 달리는 동안 지속적으로 충격을 겪는다. 테니스 선수들과 기타 라켓 스포츠 선수들은 골프 선수가 경험하는 것과 같은 회전우력回轉偶力, rotational torques과 염좌를 겪는다. 매번 지면을 디디며 받는 다양한 충격은 다리에서부터 등 아랫부분, 그리고 갈비뼈로 이동한다. 필라테스를 통해 발달한 코어의 힘은 전신으로 충격을 대응하고, 완화시키고, 저항하게 한다. 향상된 신체 정렬선과 균형을 갖춘 모든 스포츠 선수들은 더욱 효율적으로 체력을 재분배하게 될 것이다. 종합적으로 인내력이 늘고, 피로감을 덜 느끼며, 통증도 줄어든다.

부록 Part III 21세기 필라테스의 진화
참고 서적 및 DVD

1. 필라테스 매직 서클

BOOK

Ellie Herman's Pilates Props Workbook: Illustrated Step-by-Step Guide
by Ellie Herman

DVD

STOTT PILATES: Fitness Circle Flow *with Moira Merrithew and Wayne Seeto*

Winsor Pilates 20 Minute Circle Workout *by Guthy-Renker*

Winsor Pilates Sculpting Circle *from Winsor Pilates*

West Coast Pilates Magic Circle for Body Balance Work-out *from West Coast Pilates*

Classical Pilates Technique: The Complete Magic Circle Matwork Series
by Bob Liekens

BOOK & DVD

Pilates with Workout Circle Book & DVD Box Set *by Dina Matty*

MAGIC CIRCLE & DVD

Stamina Pilates Magic Circle with Workout DVD *from Stamina*

MP4 Downloadable Videos (3 levels)

Look up "Magic Circle" *at http://www.iAmplify.com*

---

2. 웨이트

BOOK

101 Ways to Work Out with Weights: Effective Exercises to Sculpt Your Body and Burn Fat! *by Cindy Whitmarsh*

DVD

Senior Easy Light Weights Exercise DVD: Seniors/Elderly *by Sunshine*

DVD Kick Butt! WHFN FitPrime PUSH PULL Pilates Yoga Weights *by Heidi Tanner and Kimberly Spreen*

Sexy Body Workout-Pilates with Weights *by Jonathan Urla and Christina Orloff*

Golden Earth Pilates Yoga Wrist Weight Workout DVD *from Golden Earth*

The Authentic Complete Pilates Arm Series w/wo weight+Magic Circle Series; Stdg/Sitting/Lying+The Wall+Pilates Key Principals *by Catherine Isaacson*

WEIGHTs & DVD

Gaiam Mari Winsor's Pilates Bootcamp Kit *from Gaiam*

3. 좌식 자세 필라테스

BOOK

Mind Your Body: Pilates for the Seated Professional *by Juli Kagan*

DVD

Stronger Seniors® Core Fitness: Chair-based Pilates *by Anne Pringle Burnell*

Stronger Seniors® Chair Exercise Program-2 disc Chair Exercise Program *by Anne Pringle Burnell*

Susan Tuttle's In Home Fitness: Chair Pilates *by Susan Tuttle*

Chair Pilates with Nikki Carrion *by FitXpress.com*

Seniors Exercise DVD: Senior/Elderly Sitting Exercises *by Sunshine*

4. 작은 공

BOOK

Franklin Method Ball and Imagery *by Eric Franklin*

DVD

Bender Ball: The Bender Ball Method of Pilates Evolution *from Bender Ball*

Pilates Mini-Ball Advanced Workout *by Leslee Bender*

Pilates: Miniball *by Juliana Afram*

10 Minute Solution: Quick Sculpt Pilates with Toning Ball *by Andrea Leigh Rogers*

Pilates on the Go-Strengthen Your ABS & Back, Improve your Posture *by Michaela Sirbu*

STOTT PILATES: Mini Flex-Ball Workout *by Moira Merrithew*

BALL & DVD

Element Total Body Pilates with Mini Ball Kit *with Lisa Hubbard*

Gaiam Pilates Body Sculpting Workout Kit: 6" Pilates Ball & DVD *from Gaiam*

Stott Pilates Mini Stability-Ball Power Pack *by Stott Pilates*

---

5. 탄성 도구를 사용하는 저항력 운동

BOOK

Ellie Herman's Pilates Props Workbook: Illustrated Step-by-Step Guide *by Ellie Herman*

The Resistance Band Workout Book[Paperback] *by Ed Mcneely and David Sandler*

Sanctband Pilates Essentials[Paperback] *by Angela Kneale*

DVD

Winsor Pilates: Power Sculpting with Resistance(Multiple DVDs) *by Mari Winsor*

Stott Pilates: Intense Sculpting Challenge *by Moira Merrithew*

Pilates Bodyband Challenge *by Ana Caban*

West Coast Pilates CORE Band™ Workouts(3 Levels Available) *from West Coast Pilates*

Senior, Elderly Sitting Chair Pilate's Exercise DVD with Resistance Bands *by Sunshine*

DVD & BAND

Stott Pilates Flex-Band Kit *by Stott Pilates*

The FIRM Sculpt and Tone Pilates *by The Firm*

6. 직립 운동

BOOK

Standing Pilates: Strengthen and Tone Your Body Wherever You Are

by Joan Breibart

DVD

Do More Pilates STANDING *with Niece Pecenka and Bea Wood*

Fletcher Pilates® Towelwork DVD *from Balanced Body*

Standing Pilates *from Yuu Fujita & The PhysicalMind Institute*

The Method-Standing Pilates Blend *by Katalin Zamiar*

Susan Tuttle's In Home Fitness: Standing Pilates *by Susan Tuttle*

ONLINE COURSE

Evolution 201: Matwork, Standing & Circular Pilates *from The PhysicalMind Institute*

ONLINE VIDEO(using TheMethod Pilates' Tye4®)

Tye4® & Standing Pilates *Viewable at: http://www.youtube.com/watch?v=BrIrrMALQEU*

7. 회전 운동

ONLINE COURSE

Evolution 201: Matwork, Standing & Circular Pilates *Course Info and Video Excerpt from The PhysicalMind Institute: http://themethodpilates.com/matwork/evolution-201/*

ONLINE VIDEO

Standing and Circular Pilates using the Tye4®(from TheMethod Pilates) *Viewable at:*

http://www.youtube.com/watch?v=BrIrrMALQEU

Fundamental Pilates Movements with Circularity *Viewable at: http://www.youtube.com/watch?v=oo7xovCXajs*

ONLINE PDF (from the PhysicalMind Institute)

http://www.themethodpilates.com/items/pdf/circular_pilates.pdf

---

8. 불안정 지지면 운동

BOOK

Foam Roller Workbook: Illustrated Step-by-Step Guide to Stretching, Strengthening and Rehabilitative Techniques *by Karl Knopf M.D.*

Pilates: Using Small Props for Big Results *by Christine Romani-Ruby*

Get On It!: BOSU Balance Trainer Workouts *by Jane Aronovitch, Miriane Taylor, and Colleen Craig*

DVD

STOTT PILATES-Stability Ball Challenge *with Moira Merrithew & PJ O'Clair*

STOTT PILATES: Essential BOSU and Intermediate BOSU(2 separate DVDs) *with Moira Merrithew*

Power Systems Pilates Foam Roller Workout DVD *by Power Systems*

OPTP Pilates Foam Roller Workout DVD *from OPTP*

STOTT PILATES: Foam Roller Challenge *by Moira Merrithew*

9. 퓨전 필라테스

BOOK

Yoga and Pilates for Everyone *by Freedman, Gibbs, Hall, Kelly, Monks, and Smith*

Jennifer Kries' Pilates Plus Method: The Unique Combination of Yoga, Dance, and Pilates *by Jennifer Kries*

STOTT PILATES: Intense Sculpting Challenge *by Moira Merrithew*

Yogilates®: Integrating Yoga and Pilates for Complete Fitness, Strength, and Flexibility *by Jonathan Urla*

DVD

Yogilates–Beginner, Intermediate and Advanced Workouts(Separate DVDs) *by Jonathan Urla*

Attitude Ballet and Pilates Fusion *from Bernadette Giorgi*

Piloxing *by Viveca Jensen*

Water Pilates Dvd & Instructional Cd *by Carol Argo*

The Method-Pilates Fusion-A Ballet & Pilates Dance Blend(2006) *by Katalin Zamiar*

10. 스포츠 관련 필라테스

BOOK

A Gymnastic Riding System Using Mind, Body, and Spirit: Progressive Training for Rider and Horse *by Betsy Steiner with Jennifer Bryant*

The Golfer's Guide to Pilates: Step-by-Step Exercises to Strengthen Your Game *by Monica Clyde*

Pilates for the Outdoor Athlete *by Lauri Stricker*

The Complete Guide to Joseph H. Pilates' Techniques of Physical Conditioning:

with Special Help for Back Pain and Sports Training

by Alan Menezes

The Anatomy of Exercise and Movement for the Study of Dance, Pilates, Sports, and Yoga *by Jo Ann Staugaard-Jones*

Sports Pilates: How to Prevent and Overcome Sports Injuries *by Paul Massey*

DVD

Swimalates: Pilates for Swimmers(DVD) *by June Quick*

Hole in One Pilates DVD *by Hole In One(Available at Amazon.com)*

Pilates for Golf(2 DVDs) *from Stott Pilates*

조셉 필라테스의
필라테스 바이블

1판 1쇄 펴냄 2020년 9월 2일
1판 10쇄 펴냄 2024년 7월 26일

지은이 | 조셉 필라테스
엮은이 | 저드 로빈스, 린 반 휴트-로빈스
옮긴이 | 원정희
발행인 | 박근섭
책임편집 | 강성봉
펴낸곳 | 판미동

출판등록 | 2009. 10. 8 (제2009-000273호)
주소 | 06027 서울 강남구 도산대로 1길 62 강남출판문화센터 5층
전화 | **영업부** 515-2000 **편집부** 3446-8774 **팩시밀리** 515-2007
홈페이지 | panmidong.minumsa.com

도서 파본 등의 이유로 반송이 필요할 경우에는 구매처에서 교환하시고
출판사 교환이 필요할 경우에는 아래 주소로 반송 사유를 적어 도서와 함께 보내주세요.
06027 서울 강남구 도산대로 1길 62 강남출판문화센터 6층 민음인 마케팅부

ISBN 979-11-5888-736-0 13510

판미동은 민음사 출판 그룹의 브랜드입니다.